AF001973

150 Jahre
Kohlhammer

Elisabeth Holoch, Maria Lüdeke,
Elfriede Zoller (Hrsg.)

Gesundheitsförderung und Prävention bei Kindern und Jugendlichen

Lehrbuch für die Gesundheits- und Kinderkrankenpflege

Verlag W. Kohlhammer

Dieses Werk einschließlich aller seiner Teile ist urheberrechtlich geschützt. Jede Verwendung außerhalb der engen Grenzen des Urheberrechts ist ohne Zustimmung des Verlags unzulässig und strafbar. Das gilt insbesondere für Vervielfältigungen, Übersetzungen, Mikroverfilmungen und für die Einspeicherung und Verarbeitung in elektronischen Systemen.

Die Wiedergabe von Warenbezeichnungen, Handelsnamen und sonstigen Kennzeichen in diesem Buch berechtigt nicht zu der Annahme, dass diese von jedermann frei benutzt werden dürfen. Vielmehr kann es sich auch dann um eingetragene Warenzeichen oder sonstige geschützte Kennzeichen handeln, wenn sie nicht eigens als solche gekennzeichnet sind.

Es konnten nicht alle Rechtsinhaber von Abbildungen ermittelt werden. Sollte dem Verlag gegenüber der Nachweis der Rechtsinhaberschaft geführt werden, wird das branchenübliche Honorar nachträglich gezahlt.

1. Auflage 2017

Alle Rechte vorbehalten
© W. Kohlhammer GmbH, Stuttgart
Gesamtherstellung: W. Kohlhammer GmbH, Stuttgart

Print:
ISBN 978-3-17-024211-1

E-Book-Formate:
pdf: ISBN 978-3-17-024212-8
epub: ISBN 978-3-17-024213-5
mobi: ISBN 978-3-17-024214-2

Für den Inhalt abgedruckter oder verlinkter Websites ist ausschließlich der jeweilige Betreiber verantwortlich. Die W. Kohlhammer GmbH hat keinen Einfluss auf die verknüpften Seiten und übernimmt hierfür keinerlei Haftung.

Inhaltsverzeichnis

Verzeichnis der Herausgeber und Autoren 9

Geleitwort 11

Vorwort 15

Einführung: Die Bedeutung von Gesundheitsförderung und
Prävention in der pädiatrischen Pflege 17
Maria Lüdeke

1 Grundlegende Konzepte 21
   Elisabeth Holoch
   1.1 Hinführung 21
   1.2 Gesundheitsförderung und Prävention 22
        1.2.1 Prävention 23
        1.2.2 Gesundheitsförderung 23
        1.2.3 Gesundheitsförderung als ressourcenorientierter Ansatz 24
        1.2.4 Fazit 31
   1.3 Entwicklung im Kindes- und Jugendalter 32
        1.3.1 Entwicklung ist individuell, variabel und adaptiv 32
        1.3.2 Entwicklung durch die Bewältigung von Entwicklungsaufgaben 35
        1.3.3 Fazit 37
   1.4 Elterliche Kompetenzen 38
        1.4.1 Parenting 39
        1.4.2 Elternkompetenz 40
        1.4.3 Intuitive elterliche Kompetenzen 41
        1.4.4 Dependenzpflegekompetenz – ein pflegetheoretisches Konzept 44
        1.4.5 Fazit 48
   1.5 Familie 49
        1.5.1 Ansatzpunkte für eine familienzentrierte Pflege 49
        1.5.2 Familie aus systemischer Sicht 52
        1.5.3 Familien- und umweltbezogene Pflege (Marie Luise Friedemann) 54

		1.5.4 Fazit	57
	Literatur		58
2	Gesundheitsförderung und Prävention am Lebensanfang		61
	Katrin Witowski		
	2.1	Exemplarischer Fall	61
	2.2	Einleitung	62
	2.3	Kompetenzen	62
	2.4	Fachwissen zur kompetenten Bewältigung der Situation	64
		2.4.1 Das Neugeborene – Definition und Klassifikationen zur Beurteilung des Reifezustandes	64
		2.4.2 Körperpflege eines Neugeborenen	67
		2.4.3 Stillen und Ernährung	69
		2.4.4 Kinaesthetics Infant Handling	74
		2.4.5 Elternschaft und elterliche Feinfühligkeit	77
		2.4.6 Vorsorgeuntersuchungen	80
		2.4.7 Impfungen	83
		2.4.8 Sorge für einen gesunden und sicheren Säuglingsschlaf	84
		2.4.9 Anleitung der Familie Rebmann	86
	Literatur		88
3	Gesundheitsförderung und Prävention in einer Familie mit einem Kleinkind		91
	Katrin Witkowski, Tobias Bischof und Elisabeth Holoch		
	3.1	Exemplarischer Fall	91
	3.2	Einleitung	92
	3.3	Kompetenzen	92
	3.4	Fachwissen zur kompetenten Bewältigung der Situation	94
		3.4.1 Das Familienzentrum – eine Definition	94
		3.4.2 Familien-Gesundheits- und Kinderkrankenpflegerinnen (FGKiKP) im Familienzentrum	96
		3.4.3 Gesundheitsförderung und Prävention im Kleinkindalter	100
		3.4.4 Gesundheitserziehung in der Kindertagesstätte	119
		3.4.5 Elternschulung und -beratung als Erwachsenenbildung	122
	3.5	Fazit	124
	Literatur		124
4	Prävention von Entwicklungsstörungen von Anfang an		128
	Sabine Kleemeier-Dittus und Kerstin Scholtes-Spang		
	4.1	Exemplarischer Fall	128
	4.2	Einleitung	129

	4.3	Kompetenzen	130
	4.4	Fachwissen zur kompetenten Bewältigung der Situation	131
		4.4.1 Bindung	131
		4.4.2 Feinzeichen und Entwicklungsmodell nach Als und Brazelton	137
		4.4.3 Selbstständigkeitsentwicklung im ersten Lebensjahr	140
		4.4.4 Regulation des Schlaf-Wach-Rhythmus	142
		4.4.5 Erwerb und Regulation eines gesunden Essverhaltens	147
		4.4.6 Frühkindliche Regulationsstörungen	150
		4.4.7 Prävention von frühkindlichen Regulationsstörungen und Förderung der Bindungsbeziehung	155
		4.4.8 Postpartale Depression	163
		4.4.9 Hilfs- und Unterstützungsangebote	165
	Literatur		166
5	**Prävention von Kindeswohlgefährdung**		**170**
	Gerlinde Kohl und Maria Lüdeke		
	5.1	Exemplarischer Fall	170
	5.2	Einleitung	171
	5.3	Kompetenzen	171
	5.4	Das Bundeskinderschutzgesetz (BKiSchG)	172
	5.5	Schutzauftrag der Jugendhilfe	185
		5.5.1 Förderung, Hilfe und Schutz als sozialstaatliche Leistungen	185
		5.5.2 Erzieherische Hilfen im Kontext des Kinderschutzes	187
	5.6	Verfahren in der Jugendhilfe bei Kindeswohlgefährdung	188
		5.6.1 Schutzauftrag nach § 8a SGB VIII	188
		5.6.2 Handeln bei gewichtigen Anhaltspunkten einer Kindeswohlgefährdung	189
	5.7	Der Begriff der Kindeswohlgefährdung	191
		5.7.1 Ursachen von Kindeswohlgefährdung	192
		5.7.2 Folgen einer Kindeswohlgefährdung	194
	5.8	Vorgehen des Jugendamts beim Schutzauftrag	195
		5.8.1 Meldung einer Kindeswohlgefährdung und erste Einschätzung	195
		5.8.2 Schlüsselprozess Risikoeinschätzung	196
		5.8.3 Bewertung der Kompetenz der Sorgeberechtigten zur Sicherung des Kindeswohls	198
		5.8.4 Gewährleistung des Kindeswohls durch eine geeignete Hilfe	201
		5.8.5 Inobhutnahme	202

	5.9	Gerichtliches Verfahren	203
	5.10	Zusammenarbeit mit der Polizei	203
		Literatur	204

6 Das internationale Berufsbild der Schulgesundheitspflege oder der Paul kann nicht pinkeln ... 206
Andreas Kocks

Die Geschichte von Paul oder ein Schulleben mit Dialyse ... 207
Schulen und Gesundheit ... 207
Kinder- und Jugendgesundheit ... 209
Chronisch krank und Schule ... 210
Gesundheitsexperten in Schulen – das Konzept der Schulgesundheitspflege ... 212
    Ein Beispiel: Die schwedischen School Health Nurse (Skolsköterska) ... 213
    Die Rolle der School Health Nurse – Gesundheitsversorgung in der Schule ... 214
    Schulgesundheitspflege: ein Gewinn für Gesundheit und Bildung in Deutschland? ... 221
    Und Paul? ... 223

Literatur ... 223

Stichwortverzeichnis ... 227

Verzeichnis der Herausgeber und Autoren

Herausgeber

Prof. Dr. rer. soc. Elisabeth Holoch
Duale Hochschule Baden-Württemberg
Studienzentrum Gesundheitswissenschaften und Management
Tübinger Straße 33
70178 Stuttgart
E-Mail: elisabeth.holoch@dhbw-stuttgart.de

Maria Lüdeke
Kinderkrankenschwester
Fachwirt Gesundheits- und Sozialmanagement (IHK)
Vorsitzende der DRK-Heinrich-Schwesternschaft e. V. in Kiel
und der DRK-Anschar-Schwesternschaft Kiel e. V.
Hofholzallee 69
24109 Kiel
E-Mail: luedeke@drk-schwestern-kiel.de

Elfriede Zoller
Lehrerin für Pflegeberufe/Kinderkrankenpflege
Möckenweg 9
73054 Eislingen/Fils
E-Mail: ezoller@gmx.net

Autoren

Dr. med. Tobias Bischof
Gesundheitsamt Stuttgart
Schloßstraße 91
70176 Stuttgart
E-Mail: tobias.bischof@stuttgart.de

Sabine Kleemeier-Dittus (Familien-Gesundheits- und
Kinderkrankenpflegerin)
Fachzentrum Frühe Hilfen, Landratsamt Ostalbkreis
Haußmannstraße 29
73525 Schwäbisch Gmünd
E-Mail: sabine.kleemeier-dittus@ostalbkreis.de

Andreas Kocks (BScN, MScN)
Pflegewissenschaftler, Promovend im Forschungskolleg FamiLe
Department für Pflegewissenschaft Universität Witten/Herdecke
Pflegewissenschaftler am Universitätsklinikum Bonn
Uckeratherstr. 56
53639 Königswinter
E-Mail: andreas.kocks@ukb.uni-bonn.de

Dipl. Soz. Päd. Gerlinde Kohl
Multiplikatorin für den Kinderschutz,
Referentin in der Jugendhilfe, Lehraufträge an Hochschulen
Esslinger Straße 32
70794 Filderstadt
E-Mail: gerlinde.kohl@googlemail.com

Dipl. Psych. Kerstin Scholtes-Spang
Analytische und tiefenpsychologisch fundierte Kinder- und
Jugendlichenpsychotherapeutin in eigener Praxis
Am Rösbach 2
69181 Leimen
E-Mail: kontakt@psychotherapie-scholtes.de

Katrin Witkowski
Gesundheits- und Kinderkrankenpflegerin; Dipl. Pflegewissenschaftlerin
Stiftung Drachensee
Harmsstraße 66
24114 Kiel
E-Mail: witkowski@drachensee.de

Geleitwort

Jedes Kind hat ein Recht auf das »erreichbare Höchstmaß an Gesundheit« (§ 24 UN-Kinderrechtskonvention). Die Weltgesundheitsorganisation versteht Gesundheit als Zustand körperlichen, seelischen und sozialen Wohlbefindens und als einen wesentlichen Bestandteil des alltäglichen Lebens.

Aus diesem erweiterten Gesundheitsbegriff ergeben sich für die Förderung der Gesundheit von Kindern im Wesentlichen vier Ziele:

- Die Unterstützung einer gesunden körperlichen, geistigen und seelischen Entwicklung.
- Die Vorbeugung von Entwicklungsrisiken und Gesundheitsgefährdungen.
- Die Schaffung von Rahmenbedingungen für ein gesundes Aufwachsen und die Entwicklung individueller Potenziale.
- Die Befähigung von Kindern im Laufe des Heranwachsens, ihr Leben selbstbestimmt zu gestalten und ein eigenverantwortliches Gesundheitsverhalten auszubilden.

Zunächst ist es erfreulich, sagen zu können, dass die meisten Kinder heute eine gute körperliche Gesundheit haben und mit ihrer Lebenssituation zufrieden sind. Allerdings trifft dies nicht auf alle Kinder zu. Es zeigt sich eine Verschiebung von akuten zu chronischen Erkrankungen und von somatischen zu psychischen Störungen (Ravens-Sieberer et al. 2007; SVR 2009). Diese Entwicklung wird mit dem Begriff »Neue Morbidität« beschrieben. Vor dem Hintergrund veränderter gesellschaftlicher Rahmenbedingungen haben Entwicklungs- und Verhaltensstörungen, psychische Auffälligkeiten, Übergewicht und Bewegungsmangel zugenommen. Insbesondere Kinder aus Familien, deren soziale Situation zum Beispiel durch Armut, Arbeitslosigkeit oder psychische Erkrankungen der Eltern schwierig ist, unterliegen einem höheren gesundheitlichen Risiko. Der Einfluss dieser Bedingungen ist nicht nur in der Kindheit von Relevanz, sondern beeinträchtigt die Menschen häufig in der gesamten Lebensspanne.

Umso wichtiger ist es, so früh wie möglich präventive Maßnahmen für Familien anzubieten und somit **allen** Kindern eine Chance auf ein gesundes und erfülltes Leben zu ermöglichen. Um dieses Ziel zu erreichen, ist ein Umdenken der planenden und handelnden Fachkräfte auf unterschiedlichen Ebenen notwendig. Dadurch wird ein ganzheitliches

Vorgehen möglich, welches sowohl gesundheitliche als auch soziale Determinanten miteinander verbindet, um präventiv und wirkungsvoll tätig sein zu können. In letzter Zeit haben sich verschiedene Handlungsansätze herausgebildet, die zu ähnlichen Schlussfolgerungen kommen. Dazu zählen kommunale Gesamtkonzepte oder Präventionsketten, die auch für die Frühen Hilfen eine wichtige Rolle spielen. Durch ein frühzeitiges, vernetztes, systemübergreifendes und vor allem unter den Systemen koordiniertes Arbeiten können die Chancen auf ein gesundes Aufwachsen der Kinder verbessert werden. Insbesondere kann den Familien, die über ungünstigere Ausgangsbedingungen verfügen, ein effektives Hilfsangebot unterbreitet werden.

Die stärkere Verzahnung von Leistungen aus dem Gesundheitswesen mit den Leistungen der Kinder- und Jugendhilfe ist in diesem Kontext zentral, da komplexen familiären Problemlagen nur mit einem Hilfsangebot aus beiden Systemen begegnet werden kann. Das Gesundheitswesen hat die notwendigen und stigmatisierungsfreien Zugänge, wodurch auch die belasteten und isolierten Familien erreicht werden können. Die Kinder- und Jugendhilfe verfügt über weiterführende Hilfen, so dass die Familien ein umfassendes Angebot erhalten können. Insbesondere Berufsgruppen, die ein hohes Vertrauen der Familien genießen, sind der Türöffner, um für die Annahme von Unterstützungsangeboten zu motivieren.

Die vom Bundesministerium für Familie, Senioren, Frauen und Jugend geförderte Bundesinitiative Frühe Hilfen setzt unter anderem hier an. Denn es werden flächendeckende Strukturen gefördert, deren wesentliches Merkmal eine Kooperation zwischen dem Gesundheitswesen sowie der Kinder- und Jugendhilfe ist. Als kooperierende Fachkräfte aus dem Gesundheitswesen sind insbesondere die Kinderkrankenpflegerinnen und -pfleger zu nennen. Sie gewährleisten neben den Hebammen einen vertrauensvollen Zugang zu den Familien in den Frühen Hilfen. Eine Zusatzqualifikation zu Familien-Gesundheits- und Kinderkrankenpflegerinnen (FGKiKP) sorgt dafür, den besonderen Anforderungen der Familien und ihren Kindern in belasteten Situationen gerecht zu werden. Die Bedeutung der Familien- Gesundheits- und Kinderkrankenpflegerinnen und -pfleger für die Frühen Hilfen wird auch über die Möglichkeit der Förderung von Ausbildung und Einsatz durch Mittel der Bundesinitiative Frühe Hilfen deutlich.

Wie die ersten Ergebnisse der Begleitforschung der Bundesinitiative Frühe Hilfen zeigen, ist hier der richtige Ansatz gewählt worden. Den Familien-Gesundheits- und Kinderkrankenpflegerinnen und -pflegern sowie den Familienhebammen gelingt es in zwei wesentlichen Kernaufgaben ihrer Tätigkeit Erfolge zu erzielen:

1. In der Stärkung elterlicher Lebens- und Erziehungskompetenzen und
2. in der Vermittlung weiterführender passgenauer Hilfen aus dem Netzwerk Früher Hilfen.

Ein besonders erfreuliches Ergebnis zeigt sich darin, dass die betreuten Familien sagen, die Zusammenarbeit mit den Fachkräften sei sehr hilfreich und unterstützend bei der Bewältigung der Belastungslage gewesen. Die Mehrheit der Eltern würde diese Unterstützungsform anderen Eltern weiterempfehlen. Daher freut es mich sehr, dass die Familien-Gesundheits- und Kinderkrankenpflegerinnen und -pfleger einen zentralen Platz in den Frühen Hilfen eingenommen haben. Das Unterstützungsangebot durch Familien-Gesundheits- und Kinderkrankenpflegerinnen und -pfleger trägt somit auch einen wichtigen Teil bei der Umsetzung des Rechts aller Kinder auf das »erreichbare Höchstmaß an Gesundheit« bei.

Mechthild Paul
Leiterin des Nationalen Zentrums Frühe Hilfen
in der Bundeszentrale für gesundheitliche Aufklärung

Vorwort

Gesundheitsförderung und Prävention gewinnen zunehmend mehr Bedeutung im Gesundheitswesen und insbesondere am Lebensanfang. In der Zwischenzeit kann hoffnungsvollerweise auf gesetzliche Grundlagen zurückgegriffen werden (Kinderschutzgesetz, Pflegeberufegesetz).

Für uns als Herausgeberinnen war dies der Anlass, uns dem Thema »Gesundheitsförderung und Prävention« aus der Sicht der pädiatrischen Pflege zu widmen und diesen Band zu gestalten.

Gesundheitsförderung und Prävention sind zentrale Merkmale in der Betreuung von Kindern/Jugendlichen und deren primären Bezugspersonen, um ein gesundes Aufwachsen zu ermöglichen.

In den ersten Lebensjahren entwickeln sich Kinder, wie zu keinem anderen Zeitpunkt im Leben, schnell. Diese rasanten Entwicklungsschritte zu begleiten und die Eltern dafür zu sensibilisieren, sind zentrale Handlungen für Fachpersonen, die Kinder professionell betreuen.

Dies hat Auswirkungen sowohl auf die Lebensqualität der Kinder und Jugendlichen als auch auf die Gesellschaft im Allgemeinen. In die Betreuung von Kindern zu investieren, zahlt sich individuell und gesellschaftlich aus.

Dementsprechend soll dieses Buch dazu beitragen, die Kompetenzen von Gesundheits- und Kinderkrankenpflegerinnen um diesen wichtigen Aspekt der Gesundheitsförderung und Prävention zu erweitern bzw. weiterzuentwickeln.

Das Buch besteht insgesamt aus sechs Kapiteln. Das erste Kapitel bildet die Basis für alle weiteren Kapitel. In ihm werden die für die Gesundheitsförderung und Prävention von Kindern und Jugendlichen relevanten theoretischen Konzepte erläutert. Kapitel zwei bis sechs fokussieren jeweils einen Entwicklungsabschnitt (vom Neugeborenen bis zum Schulkind) und unterschiedlichste Settings, in denen Gesundheitsförderung und Prävention stattfinden. Während in den Kapiteln zwei bis fünf Handlungsfelder thematisiert werden, die zwar zum Teil noch recht neu sind, in denen Gesundheits- und Kinderkrankenpflegerinnen in Deutschland jedoch bereits präventiv tätig sind, wird im Kapitel sechs ein für Deutschland noch zu entwickelndes Handlungsfeld, nämlich das der Schulgesundheitspflege, beschrieben.

Um nun den Leserinnen und Lesern die Bedeutung von Gesundheitsförderung und Prävention im (gesundheits-)pflegeberuflichen Alltag zu verdeutlichen, haben wir die Kapitel zwei bis fünf so gestaltet, dass wir den Inhalten jeweils einen exemplarischen Fall vorangesetzt haben.

Nach einer Einleitung in die Bedeutung gesundheitsförderlichen und präventiven Handelns in diesem und ähnlichen Fällen, folgt eine Darstellung der dafür erforderlichen Kompetenzen. Diesen schließt sich die Darstellung des Wissens an, das benötigt wird, um die jeweils eingangs beschriebene Situation kompetent bewältigen zu können.

Um die Orientierung im Buch zu erleichtern, werden folgende Symbole verwendet:

Hier finden die Leserinnen und Leser wichtige Aussagen, Merksätze und Zusammenfassungen.

Erscheint dieses Symbol, wird ein konkreter Bezug zum vorangestellten Fall hergestellt, um aufzuzeigen, wie das dargestellte Wissen zur Anwendung kommen kann.

Wir hoffen und wünschen uns, dass wir mit diesem Band wichtige, theoretische Handlungsansätze aufzeigen und diese im Handeln von professionell Pflegenden zum Ausdruck kommen können, damit ein gesundes Aufwachsen von Kindern und Jugendlichen gefördert wird.

Elisabeth Holoch
Maria Lüdeke
Elfriede Zoller

Einführung: Die Bedeutung von Gesundheitsförderung und Prävention in der pädiatrischen Pflege

Maria Lüdeke

Gesundheitsförderung und Prävention sind seit ihrer Entstehung Kernaufgaben der pädiatrischen Pflege. Beide Ansätze werden in der Begleitung von Kindern, Jugendlichen und ihren Familien ab der Geburt der Kinder bis zu deren 18. Lebensjahr in unterschiedlichen Einsatzfeldern der Gesundheit- und Kinderkrankenpflege umgesetzt. Zu diesen Einsatzfeldern gehören stationäre und ambulante Einrichtungen der Akutversorgung und Langzeitpflege, Rehabilitationseinrichtungen und verschiedene Angebote der aufsuchenden Hilfen nach SGB V und XI. Weiterhin Beratungseinrichtungen von Gesundheits- und Jugendämtern, Familienzentren und Bildungseinrichtungen wie Kindergärten und Schulen.

Einen Einblick, in welchen unterschiedlichen Settings Gesundheitsförderung und Prävention durch die pädiatrische Pflege stattfindet, und welche Leistungen in diesem Kontext erbracht werden, soll dieses Buch geben.

Geht es bei der Gesundheitsförderung um die Vermittlung einer ganzheitlichen, gesunden Lebensweise, mit dem Ziel eines psychischen, physischen und psychosozialen Wohlbefindens, so liegt der Schwerpunkt von gesundheitlicher Prävention bei der Vermeidung von Krankheiten oder Krankheitssymptomen. Um nachhaltige Erfolge zu erzielen, müssen beide Ansätze sowohl in einem direkten Kontakt mit Kindern und Familien, durch z. B. Beratung, Schulung und Anleitungssituationen zu speziellen Fragestellungen erfolgen, als auch in der Gestaltung alters- und familienbezogenen Settings umgesetzt werden. Hierzu gehören unter anderem Familienzentren und Schulen.

Das heißt, die präventive und gesundheitsfördernde Arbeit ist in jedem Arbeitsfeld der pädiatrischen Pflege eine wichtige Schlüsselaufgabe.

Dies betrifft grundsätzlich alle Bereiche der professionellen Pflege und wurde vom International Council of Nurses wie folgt definiert:

> Pflege »umfasst die eigenverantwortliche Versorgung und Betreuung (…) von Menschen aller Altersgruppen, von Familien oder Lebensgemeinschaften sowie von Gruppen und sozialen Gemeinschaften, ob krank oder gesund, in allen Lebenssituationen (Settings). Pflege schließt die Förderung der Gesundheit, Verhütung von Krankheiten und die Versorgung und Betreuung kranker, behinderter und sterbender Menschen ein. Weitere Schlüsselaufgaben der Pflege sind Wahrnehmung der Interessen und Bedürfnisse (Advocacy), Förderung einer sicheren Umgebung, Forschung, Mitwirkung in der Gestaltung der Gesundheitspolitik sowie im Management des Gesundheitswesens und in der Bildung« (ICN 2005).

Auch im Krankenpflegegesetz von 2003 in § 3 Abs. 2 ist dieses Ausbildungsziel beschrieben:

> »Die Ausbildung für die Pflege (….) soll insbesondere dazu befähigen, folgende Aufgaben eigenverantwortlich auszuführen: Beratung, Anleitung und Unterstützung von zu pflegenden Menschen und ihrer Bezugspersonen in der individuellen Auseinandersetzung mit Gesundheit und Krankheit.«

Die Besonderheiten in der pädiatrischen Pflege liegen in der besonderen Lebenssituation von Kindern und Jugendlichen und ihrer familiären Bindung.

Sie lassen sich mit drei Punkten beschreiben:

- Die große Entwicklungsspanne von der Geburt bis zur Adoleszenz und teilweise darüber hinaus,
- die besondere »Störanfälligkeit« dieser Entwicklungsphase durch negative äußere Einflüsse und
- die enge emotionale, physische und rechtliche Abhängigkeit von den Eltern

(siehe auch Positionspapier BeKD (2015) »Qualitätssicherung durch die Schwerpunktsetzung in der beruflichen Erstausbildung«).

Pädiatrisch Pflegende sind ab Geburt eines Kindes ein wichtiger und vertrauensvoller Ansprechpartner für Eltern, Kinder und Jugendliche. Teilweise schon während der Schwangerschaft durch Beratungs- und Schulungsangebote, auf Vorbereitung zur Versorgung des Kindes. Hieraus ergibt sich, dass eine pflegerische Versorgung durch Gesundheits- und Kinderkrankenpflegerinnen und Pfleger immer in Bezug zum jeweiligen Entwicklungsstand und zeitnaher Entwicklungsaufgabe des Kindes steht und stets unter Einbindung der Eltern passiert.

Die pädiatrische Pflege wird in erster Linie in der Versorgung akut erkrankter Kinder von der Öffentlichkeit aber auch den Verantwortlichen in angrenzenden Arbeitsfeldern und der Politik wahrgenommen. Die Kompetenz in der alters- und familiengerechten Vermittlung von Wissen zu gesundheitsrelevanten Themen wird hier noch nicht ausreichend gesehen und genutzt.

In diesem Buch werden unterschiedliche Berührungspunkte zu Kindern und Familien während unterschiedlicher Entwicklungsspannen eines Kindes, in verschiedenen Settings und im Kontext zu den Aufgabenfeldern Prävention und Gesundheitsförderung dargestellt.

Schwerpunkt wird durch die Autoren eher auf neue Einsatzfelder wie Familienzentren, aufsuchende Hilfen und Bildungseinrichtungen gelegt, aber Prävention und Gesundheitsförderung ist auch in der pflegerischen Versorgung akuterkrankter Kindern oder Frühgeborener eine wichtige Aufgabe.

Beispielhaft soll hier die neonatale Intensivstation genannt werden. Hier dreht sich ein großer Teil der pflegerischen Maßnahmen um Prävention. Der Ausgleich der Frühgeburtlichkeit und Unreife des Kindes wird durch medizinisch–pflegerische Maßnahmen gezielt umgesetzt. Der Vermeidung von Komplikationen, wie z. B. Nahrungsunverträglichkeiten, Hirnblutungen, aber auch anderen organischen Anpassungsstörungen, wird gezielt begegnet. Im Rahmen der Gesundheitsförderung liegt der Fokus ab dem ersten Tag auf die Förderung der Eltern-Kind-Bindung. Eine gesunde Bindung ist der Grundstein für eine ganzheitlich gesunde Entwicklung des Kindes. Sie hat schon während der Zeit in der Klinik einen wichtigen Einfluss auf die Stabilität von Kind und Eltern. Weiterhin ist durch dieses enge Verhältnis eine wichtige Vertrauensbasis geschaffen, die eine gezielte Anleitung und Beratung der Eltern zu Themen wie altersentsprechende und entwicklungsfördernde Pflege, kindgerechte Schlafumgebung, Ernährung usw. auch über den Zeitraum des stationären Aufenthaltes hinaus möglich macht.

Auch die Begleitung der Eltern in der Auseinandersetzung mit einer chronischen Erkrankung oder körperlichen Einschränkung des Kindes ist ein wichtiger Aufgabenbereich der pädiatrischen Pflege. Diese findet sowohl im stationären, als auch häuslichen Setting statt, z. B. durch sozialmedizinische Nachsorge nach § 43 Abs. 2 SGB V. Hier geht es zum einen um die Vermittlung einer sachgerechten pflegerischen Versorgung und um die Vermeidung von Komplikationen der Grunderkrankung (sekundär Prävention), zum anderen um eine emotionale Auseinandersetzung mit der Erkrankung des Kindes zur psychosozialen Stärkung der familiären Situation (Gesundheitsförderung).

Hier gäbe es noch viele weitere positive Beispiele einer gezielten Begleitung von chronisch erkrankten Kindern. Beispielhaft Diabetes, Lungenerkrankungen, Epilepsie usw. Zu diesen Erkrankungen wurden spezielle Fachweiterbildungen für professionell Pflegende entwickelt, mit dem Ziel, Betroffene und ihre Familien individuell im Alltag zu begleiten.

Aber es gibt auch neue Aufgabenfelder, die teilweise international schon seit Jahrzehnten etabliert sind. In Kapitel 3 wird der Einsatz von Gesundheits- und Kinderkrankenpflegerinnen und Pfleger in Familienzentren und in Kapitel 6 der Aufgabenbereich der Schulgesundheitspflege beschrieben. In diesen Settings liegt der Aufgabenschwerpunkt beispielhaft in der Begleitung junger Eltern in strukturell schwierigen Lebenssituationen, in altersgerechtem Unterricht zu gesundheitsrelevanten Themen, in der Umsetzung gesundheitsfördernder Konzepte und in der Sicherstellung von medizinisch–pflegerischen Maßnahmen in Kitas und Schulen.

Wie wichtig ein früher settingbezogener Ansatz ist, zeigen Ergebnisse von Studien, wie beispielhaft die KIGGS Studie des Robert Koch Instituts oder auch Ergebnisse von Schuleingangsuntersuchungen (Richter-Konweitz A, »Gesundheitsförderung im Kindesalters«, BZgA). Hiernach sollen ca. 20 Prozent aller Jungen und Mädchen gesundheitliche Auffälligkeiten haben, wobei eine deutliche Zunahme von chronischen

Erkrankungen und psychischen bzw. psychosozialen Auffälligkeiten zu beobachten ist.

Hier ist eine multiprofessionelle Begleitung und Vernetzung in unterschiedlichen kinder- und familiennahen Settings wichtig, um individuelle Unterstützungsansätze zu entwickeln und als Normalität im Alltag zu leben.

Die Entwicklungen der letzten Jahre zeigt hier eine positive, wenn auch langsame Veränderung. Sowohl was den Einsatz von pädiatrisch Pflegenden in neuen Arbeitsfeldern betrifft als auch in Bezug auf die Erweiterung von Angeboten an Qualifizierungsmaßnahmen, wie z. B. die Qualifizierung von Familien-Gesundheits- und Kinderkrankenpfleger/-in, Fachweiterbildungen oder Schwerpunkten in pflegefachlichen Studiengängen.

Die pädiatrische Pflege mit ihrer Kompetenz ist jetzt bereits ein wichtiger Baustein in der Gestaltung einer gesundheitsfördernden, kinderfreundlichen und inklusiven Umwelt. Diese Entwicklung muss von den Verantwortlichen wahrgenommen und gezielt in zukunftsorientierte Konzepte umgesetzt werden. Zum Beispiel durch Zeitbudgets in der stationären und ambulanten Akutversorgung und Öffnung von weiteren kinderbezogenen Settings.

1 Grundlegende Konzepte

Elisabeth Holoch

1.1 Hinführung

Gesundheitsförderung und Prävention haben im Kindes- und Jugendalter eine besondere Bedeutung, denn Kinder und Jugendliche stehen erst am Anfang ihres meist langen Lebens. Gesundheitsförderung und Prävention sind gleichsam eine Investition in die individuelle und gesellschaftliche Zukunft, sie können zum einen die Lebensqualität der Kinder und Jugendlichen selbst verbessern und zum anderen haben sie einen Nutzen für die Gesellschaft im Allgemeinen.

Gesundheits- und Kinderkrankenpflegerinnen tun ihre Arbeit immer im Bewusstsein und unter der Voraussetzung, dass Kinder und Jugendliche Fähigkeiten und Kompetenzen hinzugewinnen, dass sie wachsen, selbständiger werden und ihr Verhalten aufgrund neuer Erfahrungen und einer sich entwicklungsbedingt wandelnden Weltsicht kontinuierlich verändern. Aus Sicht der Gesundheits- und Kinderkrankenpflege bedeutet Gesundheitsförderung und Prävention, eine gesunde Entwicklung zu ermöglichen und zu fördern, den aktuellen Entwicklungsstand eines Kindes bzw. Jugendlichen in der Kommunikation, bei der Anleitung oder im Rahmen einer Schulung zu berücksichtigen, das Kind also nicht zu über- oder zu unterfordern und das Möglichste zu tun, um eine Entwicklungsbeeinträchtigung (z. B. aufgrund von Krankheit oder negativen Erfahrungen im Verlauf eines Krankenhausaufenthaltes) zu verhindern.

Die pflegerische Sorge für die Gesundheit in der Arbeit mit Kindern und Jugendlichen ist nicht ohne die Berücksichtigung ihres sozialen Umfeldes denkbar. Hierzu gehören in erster Linie ihre Eltern, Familien und ihr Freundeskreis, denn Kinder sind existenziell (körperlich, emotional und sozial) auf ein stabiles und verlässliches soziales Bezugssystem (in der Regel ihre Familie) angewiesen. Gesundheits- und Kinderkrankenpflegerinnen haben es spätestens seit den 1970er Jahren, als die Anwesenheit von Eltern in den Kliniken rund um die Uhr zur Selbstverständlichkeit wurde und sich die ersten häuslichen Kinderkrankenpflegedienste etablierten, immer mit einem komplexen System von Kind, Eltern, Familie und der Interaktion zwischen diesen zu tun. Die Zusammenarbeit mit den Eltern, ihre Anleitung und Beratung in gesundheits- und pflegerelevanten Fragen sind seither zentrale Aufgaben der Berufsgruppe. Anleitung, Schulung und Beratung von Eltern setzt an deren vorhandenen elterlichen Kompetenzen an, zielt auf deren Erweiterung und letztlich auf die elterliche Autonomie in der Pflege und (Gesundheits-)Erziehung ihrer Kinder.

All die genannten Aspekte (Entwicklung, Elternkompetenz und Familie) spielen in der Gesundheits- und Kinderkrankenpflege daher eine wichtige Rolle. Im Kontext dieses Bandes zur Gesundheitsförderung und Prävention bei Kindern und Jugendlichen kommt ihnen nun eine spezielle Bedeutung zu. Denn die Art und Weise, wie Entwicklung, Elternkompetenz und Familie gesehen und theoretisch begründet werden, hat einen Einfluss darauf, ob das pflegerische Handeln eine gesundheitsförderliche und präventive Wirkung entfalten kann. Deshalb bildet das in diesem Kapitel dargelegte konzeptionell-theoretische Verständnis der drei Aspekte die Basis für die im vorliegenden Band dargestellten Handlungsfelder der Gesundheitsförderung und Prävention im Kindes- und Jugendalter. Im Folgenden wird nun

1. definiert, was unter Gesundheitsförderung und Prävention verstanden wird. Hierbei wird explizit auf eine ressourcenorientierte und salutgenetische Sichtweise zurückgegriffen.
2. ein Modell kindlicher Entwicklung dargelegt, das Kinder und Jugendliche als aktiv an ihrer Entwicklung beteiligte Wesen versteht und die Interaktion zwischen dem sich entwickelnden Kind/Jugendlichen und seiner sozialen und materiellen Umgebung berücksichtigt.
3. erörtert, mit welchen Konzepten man in der einschlägigen Fachliteratur versucht, elterliche Kompetenz zu beschreiben und wie dies aus pflegerischer Perspektive zu bewerten ist.
4. ein Konzept familienzentrierter Pflege umrissen, mit dem Gesundheits- und Kinderkrankenpflegerinnen gesundheitsförderlich, das heißt ressourcenorientiert arbeiten können.

1.2 Gesundheitsförderung und Prävention

Sowohl Gesundheitsförderung als auch Prävention sind Maßnahmen und Handlungsansätze, die darauf abzielen, die Gesundheit von Menschen zu erhalten und zu verbessern. Die Differenz zwischen beiden besteht darin, dass sich Gesundheitsförderung an Gesundheitsressourcen und Prävention anGesundheitsrisiken orientiert. Im Rahmen der Gesundheitsförderung wird danach gefragt, was Menschen gesund erhält, in der Prävention danach, welche (Krankheits-)Risiken vermieden werden können.

1.2.1 Prävention

In Abhängigkeit davon, wann präventive Maßnahmen zum Einsatz kommen, wird zwischen **Primär-, Sekundär- und Tertiärprävention** unterschieden. Primärpräventive Maßnahmen dienen der Abwehr von Risiken, solange noch keine Erkrankung oder eine Beeinträchtigung eingetreten ist. Sie zielen auf die Verhinderung von Verhaltens- oder Umweltrisiken, oder auf die Vorbeugung der Ausbreitung von Krankheitsursachen. Sekundärprävention hat zum Ziel, spezifische Erkrankungen rechtzeitig zu erkennen, bevor Symptome oder Beschwerden auftreten oder das Fortschreiten eines Frühstadiums einer Erkrankung zu verhindern. Hierzu gehören alle Früherkennungsuntersuchungen (▶ Kap. 2.9) und die Förderung der Inanspruchnahme von präventivmedizinischen Maßnahmen und Programmen (z. B. Training, Diäten). Die Tertiärprävention richtet sich an Menschen, die im pathogenetischen Sinne bereits krank sind und zielt darauf ab, den Krankheitsverlauf positiv zu beeinflussen, Folgeschäden oder eine Chronifizierung zu verhindern und die Funktionsfähigkeit und Lebensqualität trotz Krankheit zu erhalten und zu verbessern. Zwischen Tertiärprävention und Rehabilitation gibt es Überschneidungen.

1.2.2 Gesundheitsförderung

Wie einführend dargestellt, wird häufig zwischen Gesundheitsförderung und Prävention gezielt unterschieden.

> »(...) Gesundheitsförderung [bedeutete] ursprünglich eine Abkehr von einer nur an der Pathogenese und an Risiken und Risikofaktoren orientierten Perspektive der Gesundheitserziehung und Prävention. Inzwischen wird die an salutogenen Ressourcen und Potenzialen orientierte Gesundheitsförderung überwiegend als gleichrangige Ergänzung der an pathogen Risiken orientierten Prävention angesehen« (Kaba-Schönstein 2011).

In neuester Zeit wird **Gesundheitsförderung** sogar **als übergeordneter Ansatz** verstanden, der die Prävention mit einschließt. Diese Sichtweise hängt unter anderem damit zusammen, dass Gesundheitsförderung im Zuge der Ottawa-Nachfolgekonferenzen (vgl. Geene 2013, S. 25f.) zunehmend als umfassendes Tätigkeitsfeld aufgefasst wird.

In der Ottawa-Charta wird Gesundheitsförderung noch folgendermaßen umschrieben:

> »Gesundheitsförderung zielt auf einen Prozess, allen Menschen ein höheres Maß an Selbstbestimmung über ihre Gesundheit zu ermöglichen und sie damit zur Stärkung ihrer Gesundheit zu befähigen. Um ein umfassendes körperliches, seelisches und soziales Wohlbefinden zu erlangen, ist es notwendig, dass sowohl einzelne als auch Gruppen ihre Bedürfnisse befriedigen, ihre Wünsche und Hoffnungen wahrnehmen und verwirklichen sowie ihre Umwelt meistern bzw. verändern können. In diesem Sinne ist Gesundheit als ein wesentlicher Bestandteil des alltäglichen Lebens zu verstehen und nicht als vorrangiges Lebensziel« (WHO 1986, S. 1).

Diese Definition wurde in der Jakarta-Erklärung zur Gesundheitsförderung für das 21. Jahrhundert weiterentwickelt und Gesundheitsförderung wird seither verstanden als

> »ein Prozess, der Menschen befähigen soll, mehr Kontrolle über ihre Gesundheit zu erlangen und sie zu verbessern. Durch Investitionen und Maßnahmen kann Gesundheitsförderung einen entscheidenden Einfluss auf die Determinanten für Gesundheit ausüben« (WHO 1997, S. 1).

Als Determinanten für die Gesundheit gelten unter anderem Frieden, Unterkunft, Bildung, soziale Sicherheit, soziale Beziehungen, Nahrung und Wasser, Einkommen, Befähigung und Ermächtigung (Empowerment) zu gesundheitsförderlichem Handeln und Chancengleichheit (vgl. WHO 1997).

Diese Definition macht deutlich, dass es sich bei der Gesundheitsförderung nicht nur um eine auf das Verhalten von Individuen abzielende Vorgehensweise handelt, sondern eine politische Haltung und breites Wissen aus den Gesundheits- und Sozialwissenschaften mit einschließt (vgl. Brieskorn-Zinke 2007, S. 29f.). Im Sinne der Ottawa-Charta umfasst Gesundheitsförderung deshalb die drei in Tabelle 1.1 aufgeführten Handlungsstrategien.

Tab. 1.1: Drei Kernstrategien gesundheitsförderlichen Handelns im Sinne der Ottawa-Charta (vgl. WHO 1986, S. 3)

Interessen vertreten:	Aktives anwaltschaftliches Eintreten für politische, ökonomische, soziale und andere Faktoren, die der Gesundheit zuträglich sind
Befähigen und Ermöglichen:	Schaffen von Voraussetzungen und Möglichkeiten, damit Menschen ihr Gesundheitspotenzial entfalten können
Vermitteln und Vernetzen:	Für ein koordiniertes Zusammenwirken von Gesundheits-, Sozial- und Wirtschaftssystemen und die gesundheitsorientierte Vermittlung von Interessen sorgen

1.2.3 Gesundheitsförderung als ressourcenorientierter Ansatz

Der mit einem prozesshaften und positiv verstandenen Gesundheitsbegriff verbundene Ansatz der Gesundheitsförderung basiert auf der Grundannahme, dass vorrangig Ressourcen sowohl individueller als auch sozialer Natur und weniger die Risiken und Probleme in den Blick genommen werden sollten. Wegweisend für die Entwicklung dieser Sichtweise war und ist das Konzept der Salutogenese des Medizin-Soziologen Aaron Antonovsky. Auch wenn sein Ansatz zu einem grundlegenden Wandel in der Sichtweise auf Gesundheit und Krankheit geführt hat, so gibt es v.a. in der Psychologie Konstrukte und Konzepte, die Ähnlichkeiten mit den Grundannahmen und Elementen des Salutogenesemodells aufweisen (vgl. Geene et al. 2013, S. 27f.; Antonovsky 1997, S. 47f.). Hierzu gehört u. a. das Konstrukt der Resilienz und der Schutzfaktoren. In den nachfolgenden Ausführungen wird das Konzept der Gesundheitsförderung aus der Perspektive dieser Ansätze dargestellt.

Das Salutogenesemodell

Mit dem Modell der Salutogenese ist vor allem eine veränderte Sichtweise auf das Verhältnis zwischen Gesundheit und Krankheit verbunden. Während im traditionell pathogenetischen Verständnis Gesundheit als Normalfall und Krankheit als ein davon abweichender Zustand aufgefasst wird, befinden sich Menschen aus salutogenetischer Perspektive ständig in einem Kontinuum zwischen Gesundheit und Krankheit. Aus pathogenetischer Perspektive ist ein Mensch entweder gesund oder krank, aus salutogenetischer dagegen befindet er sich – abhängig von objektiven Befunden und vom subjektiven Befinden – irgendwo zwischen den beiden Polen Gesundheit und Krankheit. Kein Mensch ist ganz gesund oder ganz krank. Für seinen gesundheitlichen Status entscheidend sind dagegen die für ihn relevanten Dimensionen, die mit seiner körperlichen und psychosozialen Situation zusammenhängen.

Für Antonovsky war die Frage entscheidend, warum manche Menschen trotz schwieriger sozialer Umstände und trotz körperlich-biologischer oder psychischer Stressoren und Risikofaktoren gesund bleiben bzw. sich eher gesund und andere sich eher krank fühlen. Zur Beantwortung dieser Frage können die beiden Teilkonzepte der Salutogenese, die generalisierten Widerstandsressourcen und das Kohärenzgefühl herangezogen werden. Die Widerstandsressourcen sind – wie der Name sagt – Ressourcen, die einem Menschen helfen, einen Widerstand gegen oder eine geringere Anfälligkeit für Stressoren zu entwickeln. Sie lassen sich in vier Dimensionen unterteilen:

1. im Individuum selbst liegende Ressourcen (z. B. genetische Dispositionen, Wissen, Intelligenz und Problemlösefähigkeit, emotionale Sicherheit, Optimismus, Selbstvertrauen, Engagement).
2. sich im nahen sozialen Umfeld befindende Ressourcen (z. B. Zugehörigkeitsgefühl, Unterstützung und Hilfe von Anderen, Verlässlichkeit).
3. auf der gesellschaftlichen Ebene liegende Ressourcen (z. B. sinnvolle Arbeit und Beschäftigung, Sicherheit, Einkommen, Unterkunft).
4. sich aus dem kulturellen Kontext ergebende Ressourcen. (z. B. Werteorientierung, religiöse oder ästhetische Quellen) (vgl. Antonovsky 1997, S. 200; Franke 2009, S. 11f.).

Stehen einem Menschen eine Vielzahl an Generalisierten Widerstandsressourcen zur Verfügung, kann er die Erfahrung machen, dass er – auch bei widrigen Umständen – das Leben meistern und schwierige Phasen bewältigen kann. Aus dieser Grunderfahrung heraus entsteht nach

Antonovsky ein Gefühl von Kohärenz (sense of coherence), man könnte auch sagen, ein Gefühl von innerer Übereinstimmung, »eine globale Orientierung, die ausdrückt, inwieweit jemand ein sich auf alle Lebensbereiche erstreckendes, überdauerndes und doch dynamisches Vertrauen hat« (Antonovsky 1997, S. 31f.). Dieses Vertrauen bezieht sich

1. auf die Verstehbarkeit der Ereignisse der inneren und äußeren Welt, das heißt man glaubt daran, dass die Dinge erklärbar und vorhersehbar sind.
2. auf die Handhabbarkeit der Anforderungen, das heißt man kann auf die Ressourcen zurückgreifen, die einem helfen, Herausforderungen zu bewältigen.
3. auf die Sinnhaftigkeit, das heißt man ist in der Lage, die persönliche Bedeutung einer Anforderung zu erkennen und sieht einen Sinn darin, sich dafür anzustrengen und zu engagieren.

Nach Antonovsky ist ein stark ausgeprägtes Kohärenzgefühl eine gute Voraussetzung dafür, dass Menschen mit Stress und Belastungen besser zurechtkommen. Es hilft ihnen, ihre Widerstandsressourcen effektiv zu nutzen und in der Auseinandersetzung mit Herausforderungen zu wachsen. Ein stark ausgeprägtes Kohärenzgefühl hilft, Stressfaktoren positiv zu beeinflussen und sich damit in dem Gesundheits-Krankheits-Kontinuum in Richtung Gesundheit zu bewegen.

Salutogenese und kindliche Entwicklung

Betrachtet man nun die Elemente des Salutogenesemodells aus entwicklungstheoretischer Perspektive, dann wird deutlich, dass es nur bei einer dynamischen Betrachtung auf Kinder anwendbar ist. Um das Modell für die gesundheitsförderliche Arbeit mit Kindern und Jugendlichen zu nutzen, müssen folgende Aspekte berücksichtigt werden:

1. Führt man sich vor Augen, dass der Aufbau eines ausgeprägten Kohärenzgefühls in engem Zusammenhang steht mit der kontinuierlichen Erfahrung, dass Widerstandsressourcen zur Verfügung stehen und sowohl aktiv als auch effektiv genutzt werden können, dann wird deutlich, dass bei Kindern das Kohärenzgefühl nicht von Anfang an vorhanden ist, sondern sich erst entwickelt (vgl. Antonovsky 1997, S. 91f.). Aus salutogenetischer Perspektive betrachtet hängt also die Chance eines Kindes, ein ausgeprägtes Kohärenzgefühl zu entwickeln, von der Art und Weise ab, wie es bei der Bewältigung seiner Entwicklungsaufgaben unterstützt wird und seine Entwicklungspotenziale wahrgenommen und gefördert werden. Infolgedessen kann im Kindes- und Jugendalter Gesundheitsförderung mit Entwicklungsförderung gleichgesetzt werden.
2. Die Bedeutung des Teilkonzeptes der Generalisierten Widerstandsressourcen ist geradezu offensichtlich. Denn inzwischen ist – auch

durch Studien belegt – bekannt, dass eine gesunde Entwicklung im Sinne der gelingenden Bewältigung von Entwicklungsaufgaben und Herausforderungen in hohem Maße davon abhängt, ob Kinder
- in ihrem direkten sozialen Bezugssystem der Familie emotionale Stabilität und Sicherheit erfahren,
- darauf basierend den Umgang mit Belastungen erlernen,
- Vertrauen in sich selbst und zu anderen Menschen aufbauen,
- sich in Kindergarten und Schule respektiert und angenommen fühlen,
- sich einem Freundeskreis zugehörig fühlen,
- sich für Sinnvolles engagieren und eine Perspektive auf eine befriedigende Arbeit entwickeln können, die ihnen eine materielle Grundsicherung verspricht.

Diese Beispiele machen deutlich, dass für die einzelnen Phasen der Entwicklung im Kindes- und Jugendalter jeweils spezifische Widerstandsressourcen von besonderer Relevanz sind (vgl. Keupp 2013, S. 20f.).

Schulkinder und Jugendliche entwickeln zunehmend eine eigene, persönliche Vorstellung von ihrer Gesundheit, die u. a. vom Geschlecht, der Kultur, dem familiären Umgang mit Gesundheit und Krankheit und dem sozialen Milieu, in dem Kinder und Jugendliche aufwachsen, abhängt. Bei der Gestaltung gesundheitsfördernder Angebote in der Arbeit mit dieser Altersgruppe bedeutet die Berücksichtigung der Annahmen, die dem Teilkonzept des Gesundheits- und Krankheitskontinuum zugrunde liegen, dass eine reine Fixierung auf die Gesundheitsrisiken nicht zum Erfolg führen wird. Stattdessen müssen die persönlichen Vorstellungen von Gesundheit und Krankheit der Kinder und Jugendlichen berücksichtigt und aufgegriffen werden.

Resilienz und Schutzfaktoren im Kindes- und Jugendalter

Ein auf den ersten Blick dem Konzept der Generalisierten Widerstandsressourcen sehr ähnlicher Begriff ist der der Resilienz. Im Gegensatz zum Konzept der Generalisierten Widerstandressourcen entstammt das der Resilienz nicht den Gesundheitswissenschaften, sondern der Forschungsrichtung der Entwicklungspsychopathologie (vgl. Lyssenko et al. 2010). Daher wurden verstärkt Entwicklungsrisiken berücksichtigt. Die Resilienzforschung begann, als die Unzulänglichkeit defizitorientierter Ansätze deutlich wurde. Von der Analyse positiver Entwicklungsverläufe trotz risikoreicher Bedingungen versprach man sich wichtige Erkenntnisse für die Prävention und Behandlung von Entwicklungsauffälligkeiten und -störungen.

Der Begriff Resilienz leitet sich aus dem englischen Wort »resilience« (Spannkraft, Strapazierfähigkeit, Elastizität) ab und bedeutet so viel wie psychische Widerstandkraft. Bei Kindern und Jugendlichen beschreibt Resilienz die Kapazität, sich trotz widriger Lebensumstände, Gefährdungen und Risiken gesund und altersentsprechend zu entwickeln. »Resiliente Kinder besitzen also eine Art Schutzschirm der Seele gegenüber biologischen, psychologischen und psychosozialen Entwicklungsrisiken« (Sit 2012, S. 11).

Die Wurzeln des Begriffs Resilienz gehen auf die amerikanische Forscherin Emily Werner zurück, die beginnend in den fünfziger Jahren des 20. Jahrhunderts auf der hawaiianischen Insel Kauai den Entwicklungsverlauf von 698 Kindern über 32 Jahre hinweg untersuchte und feststellte, dass sich ein Drittel der Kinder trotz schwieriger Lebensbedingungen zu psychisch gesunden und lebenstüchtigen Erwachsenen entwickelte.

Für die Arbeit mit Kindern und Jugendlichen hat das Konzept der Resilienz den Vorteil, dass es zwei zentrale Aspekte des Kindseins berücksichtigt: zum einen, dass sich Kinder und Jugendliche noch in der Entwicklung befinden und zum anderen, dass sie für ihre gesunde Entwicklung auf eine sie schützende, fördernde, nicht über- oder unterfordernde soziale Umgebung angewiesen sind. So wird Resilienz heute als komplexes Konstrukt aufgefasst, in dem Merkmale des Kindes, seiner Lebensumwelt und der Risiken für seine Entwicklung in engem, wechselseitigem Zusammenhang stehen. Daraus erklärt sich auch, dass Resilienz kein Dauerzustand bzw. Persönlichkeitsmerkmal eines Kindes oder Jugendlichen darstellen kann, sondern dass Kinder zu einem bestimmten Zeitpunkt resilient und zu einem anderen Zeitpunkt verletzbar sein können. Insbesondere in den Phasen, in denen Kinder von einer in die nächste Entwicklungsphase wechseln, sind sie besonders sensibel für Faktoren, die sich im Sinne von Risiken auf ihre psychosoziale Entwicklung auswirken können. So z. B. die psychische Erkrankung eines Elternteils, die schwere Erkrankung eines Geschwisterkindes, die Trennung der Eltern, Konflikte oder Erfahrung von Ablehnung oder häufiger Misserfolg in Kindergarten oder Schule. Wenn Kinder im Übergang zu einer neuen Entwicklungsphase mit Entwicklungsaufgaben konfrontiert werden, dann sind diese in der Regel für sie vollkommen neu und sie können nur bedingt auf Handlungsmuster und Strategien zurückgreifen, die ihnen helfen, diese Entwicklungsaufgaben zu bewältigen. Kindern und Jugendlichen in diesen Übergangsphasen steht nur bedingt das zur Verfügung, was im Modell der Salutgenese Kohärenz ausmacht, nämlich Verstehbarkeit, Handhabbarkeit und Sinnhaftigkeit. Hier sind sie in hohem Maße auf die emotionale Unterstützung ihrer Bezugspersonen (Eltern, Erzieherinnen, Lehrer, Verwandte, ältere Geschwister, Freunde) und auf gute Vorbilder angewiesen.

 Nach heutigem Stand der Forschung ist deshalb

- Resilienz kein angeborenes Persönlichkeitsmerkmal, sondern kann durch eine positive Interaktion zwischen einem Kind und seiner sozialen Umwelt erlernt werden.

- Resilienz keine die Entwicklung und die gesamte Lebensspanne überdauernde Fähigkeit, sondern kann mit der Zeit und unter verschiedenen Umständen variieren.
- Resilienz im Zusammenhang mit verschiedenen Faktoren zu sehen, die zum einen in der Person eines Menschen und zum anderen in seiner sozialen Umwelt liegen (vgl. Sit 2012, S. 12).

Sind Kinder resilient, dann weisen sie folgende Fähigkeiten und Kompetenzen auf:

- »Sie haben ein sicheres Bindungsverhalten.
- Sie rechnen mit dem Erfolg eigener Handlungen.
- Sie sind zuversichtlich und optimistisch.
- Sie gehen Problemsituationen aktiv an.
- Sie nutzen eigene Ressourcen effektiv aus.
- Sie glauben an eigene Kontrollmöglichkeiten, erkennen aber auch realistisch, wenn etwas für sie unbeeinflussbar, das heißt außerhalb ihrer Kontrolle ist.
- Sie können sich selbst motivieren.
- Sie weisen eine hohe Sozialkompetenz auf (Empathie, Kooperationsfähigkeit).
- Sie übernehmen Verantwortung« (Sit 2012, S. 13).

Resilienz hängt aber nicht nur von Verhaltensmerkmalen und Fähigkeiten eines Kindes ab. Sie wird stattdessen von sehr vielen (im und außerhalb des Menschen liegenden) Faktoren beeinflusst und wirkt sich wiederum auf viele Aspekte aus (vom Lernverhalten über die Bewältigung von Entwicklungsaufgaben bis zur persönlichen Ausstrahlung). Deshalb gibt es bislang keine befriedigende und endgültige Definition für ein systematisches Konzept der Resilienz (vgl. Kaplan 2006, S. 45; Bengel et al. 2009, S. 21). Aus diesem Grund beschäftigt sich die heutige Resilienzforschung im Kindes- und Jugendalter mehr mit denjenigen Faktoren, die eine protektive Wirkung haben, das heißt die Auftretenswahrscheinlichkeit von Störungen beim Vorliegen von Belastungen reduzieren (vgl. Lyssenko et al. 2010). Sie werden als Schutzfaktoren bezeichnet und ihre Wirkung ist bereits recht gut erforscht. Bengel et al. haben in einer von der Bundeszentrale für gesundheitliche Aufklärung in Auftrag gegebenen Arbeit den Stand der Forschung (insbesondere von Langzeitstudien) zu den Schutzfaktoren bei Kindern und Jugendlichen zusammengefasst und stellen ein Klassifikationsmodell für psychosoziale Faktoren vor, denen eine schützende Funktion zugeschrieben wird. Dabei unterscheiden sie zwischen personalen, familiären und sozialen Schutzfaktoren (▶ Tab. 1.2).

Tab. 1.2: Schutzfaktoren für Kinder und Jugendliche (nach Bengel et al. 2009, S. 51)

Kategorien	Beispiele für Schutzfaktoren

Personale Schutzfaktoren	• Körperliche Schutzfaktoren und biologische Korrelate der Resilienz
	  – Biologische Korrelate (z. B. Gesundheitszustand, körperliche Fitness, Höhe des Ruhepulses etc.)
	  – Temperament
	  – Erstgeborenes Kind
	  – Weibliches Geschlecht
	• Kognitive und affektive Schutzfaktoren
	  – Positive Wahrnehmung der eigenen Person
	  – Positive Lebenseinstellung und Religiosität
	• Kognitive Fähigkeiten und schulische Leistung
	• Internale Kontrollüberzeugung
	• Selbstwirksamkeitserwartung
	• Selbstkontrolle und Selbstregulation
	• Aktive Bewältigungsstrategien
	• Realistische Selbsteinschätzung und Zielorientierung
	• Besondere Begabungen, Ressourcen und Kreativität
	• Interpersonelle Schutzfaktoren – soziale Kompetenz

Familiäre Schutzfaktoren	• Strukturelle Familienmerkmale (z. B. sozioökonomischer Status, geregelte Strukturen im alltäglichen Ablauf)
	• Merkmale der Eltern-Kind-Beziehung
	  – Sichere Bindung und positive Beziehung zu den Eltern
	• Autoritative oder positive Erziehung
	  – Positives Familienklima und Kohäsion
	• Positive Geschwisterbeziehungen
	• Merkmale der Eltern (Bildung, Gesundheit, Bewältigungsstil, Qualität der Paarbeziehung)

Soziale Schutzfaktoren	• Soziale Unterstützung • Erwachsene als Rollenmodelle oder eine gute Beziehung zu einem Erwachsenen • Kontakte zu Gleichaltrigen • Qualität der Bildungsinstitutionen • Einbindung in prosoziale Gruppen

Bengel et al. weisen in der Erläuterung der Klassifikation darauf hin, dass die Schutzfaktoren nicht global wirksam sind, sondern ihre protektive Wirkung abhängig von bestimmten Altersstufen und sensitiven Phasen, vom Geschlecht des Kindes und vom Kontext, der Ausprägung des jeweiligen Faktors und seinem Zusammenspiel mit anderen Faktoren entfalten (2009, S. 52). Als Beispiel für den Zusammenhang zwischen sensitiver Phase und Schutzfaktor verweisen sie auf eine Studie, in der nachgewiesen werden konnte, dass besonders Frühgeborene vom einfühlsamen Umgang der Mütter mit dem Säugling profitierten, während der Effekt bei weniger risikobelasteten Säuglingen nicht bedeutsam war.

Ein Beispiel für die moderierende Wirkung des Schutzfaktors »Weibliches Geschlecht« auf den Schutzfaktor »Erstgeborenes Kind« ist das Ergebnis einer Studie, in der aufgezeigt wurde, dass erstgeborene Mädchen von ihrem Status profitieren, insbesondere bei der Geburt eines zweiten Kindes, während für Jungen negative Veränderungen mit der Geburt eines zweiten Kindes verbunden waren.

> »Die Jungen schnitten hinsichtlich ihrer kognitiven Leistungen schlechter ab, und die Beziehung zur Mutter verschlechterte sich im Vergleich zu einer Gruppe von Jungen gleichen Alters aus Einkindfamilien. Mädchen hingegen zeigten nach der Geburt eines Geschwisters höhere Intelligenzleistungen, weniger Verhaltensauffälligkeiten und eine verbesserte Mutter-Kind-Beziehung im Vergleich zu Altersgenossinnen aus Einkindfamilien« (Bengel et al. 2009, S. 64).

1.2.4 Fazit

Unter Berücksichtigung der salutogenetischen Perspektive und dem Wissen um die Bedeutung von Schutzfaktoren für die Entwicklung eines Kindes zu einer gesunden Persönlichkeit, ist Entwicklungs- und Resilienzförderung ein entscheidender Beitrag der Gesundheits- und Kinderkrankenpflege zur Gesundheit von Kindern und Jugendlichen in allen pflegerischen Handlungsfeldern. Konkret heißt dies, dass Gesundheits- und Kinderkrankenpflegerinnen in der Arbeit mit Kindern, ihren Eltern und Familien um die Schutzfaktoren wissen müssen, um diese produktiv fördern zu können; und zwar in allen typischen sozialen Settings, in denen sich Kinder und Jugendliche aufhalten (Kinderkliniken, Familien, Kindertagesstätten, Schulen). Dabei sind die drei Handlungsstrategien der Ottawa-Charta (▶ Tab. 1.1) zu berücksichtigen, laut denen Gesundheits- und Kinderkrankenpflegerinnen die Elternkompetenz stärken, für und mit Familien mit Kindern und Jugendlichen (insbesondere in risikobelasteten Lebenssituationen und Lebenslagen) unterstützende Netzwerke aufbauen und sich in ihrem beruflichen und persönlichen Umfeld für resilienz- und entwicklungsfördernde Bedingungen einsetzen.

So können Gesundheits- und Kinderkrankenpflegerinnen beispielsweise

- Eltern von Frühgeborenen oder (kranken) Neugeborenen in der Entwicklung ihrer Feinfühligkeit unterstützen und dadurch helfen, ihre Kinder mit der Fähigkeit zur Selbstregulation in belastenden Situationen auszustatten (vgl. Ziegenhain et al. 2008, S. 15f.).
- in Kindertagesstätten, Familienzentren und Babytreffs mit den Erzieherinnen und anderen Fachkräften zusammenarbeiten, über Beratungsangebote einen niederschwelligen Zugang zu Familien mit kleinen Kindern finden und den Familien durch konkrete Unterstützung und Vernetzung zur Stabilisation verhelfen (vgl. Becker 2012; Lüdeke 2013).

- in Schulen für Kinder und Jugendliche mit einer körperlichen Behinderung oder einer Mehrfachbehinderung durch entwicklungsfördernde Pflege daran mitwirken, dass auch diese Kinder Erfolgserlebnisse haben, sich als selbstwirksam erleben, im Sinne eines sozialen Schutzfaktors den Kindern und Jugendlichen als wichtige erwachsene Bezugsperson zur Verfügung stehen und in die Familien hinein stabilisierend wirken (vgl. Keller 2010; Fröhlich-Gildhoff 2008).

1.3 Entwicklung im Kindes- und Jugendalter

Wie in den vorausgegangenen Abschnitten aufgeführt, gibt es im Kindes- und Jugendalter einen direkten Zusammenhang zwischen Gesundheits- und Entwicklungsförderung. In den nachfolgenden Abschnitten wird deshalb erläutert, wie im Kontext von Prävention und Gesundheitsförderung kindliche Entwicklung verstanden wird.

1.3.1 Entwicklung ist individuell, variabel und adaptiv

Das Wort »Entwicklung« geht zurück auf das lateinische »evolutio«, was ursprünglich das Aufrollen einer Handschriftenrolle bezeichnete. Beim Aufrollen eines Schriftstückes wird Stück für Stück etwas bereits Vorhandenes aber bislang noch Verborgenes sichtbar. Das Bild des Aufrollens liegt der älteren Vorstellung von Entwicklung zugrunde, wonach im Laufe des Älterwerdens innere Anlagen, Strukturen und Eigenschaften heranreifen und sich allmählich nach einem bestimmten Plan entfalten. Diese Vorstellung von Entwicklung gilt heute als überholt, wird von manchen Autoren als Reifungsmodell (Michaelis und Niemann 2010; Michaelis 2012), von anderen als traditionelles Entwicklungsmodell (Montada 2008, S. 4) bezeichnet. Michaelis, dessen Modell kindlicher Entwicklung auf empirischen und neurobiologischen Befunden beruht, plädiert für eine Unterscheidung zwischen einer Theorie der determinierten, hierarchisch organisierten Entwicklung (Reifung) und einer Theorie der individuellen, variablen und adaptiven Entwicklung (▶ Tab. 1.3).

Das in der Entwicklungspsychologie lange Zeit vorherrschende Phasen- und Stufenmodell wird inzwischen eher kritisch gesehen (vgl. Montada 2008, S. 46f.) und Entwicklung stärker aus interaktionistischer, systemtheoretischer Perspektive betrachtet. Das heißt Entwicklung basiert danach auf der individuellen genetischen Ausstattung eines Menschen, die ihm eine persönliche und variable Anpassung an unterschiedlichste Umwelten ermöglicht. Dabei ist der Mensch aktiver Gestalter seiner Entwicklung und nimmt mit seinem Verhalten und dessen Veränderungen gleichzeitig Einfluss auf seine materielle und soziale Umwelt. Diese Einflüsse verändern seine Umgebung, was wiederum eine Auswirkung auf die Entwicklung des Individuums haben kann.

Theorie der Reifung	Theorie der adaptiven Entwicklung
• Die Gehirnentwicklung muss zuerst die altersbedingten Reifestufen erreicht haben, bevor das Gehirn überhaupt zum Lernen befähigt ist. • Entwicklung verläuft in voraussagbaren Schrittfolgen. Vorausgehende Entwicklungsschritte sind Voraussetzung für die nachfolgenden. Kein Entwicklungsschritt darf ausgelassen werden, ohne eine Störung des Gesamtablaufes zu riskieren. • (Eine höhere Funktion entwickelt sich auf der Basis einer niedrigen) • Eine normale Entwicklung kann an der normalen zeitlichen Abfolge der einzelnen Entwicklungsschritte abgelesen werden. • Alle Kinder dieser Welt entwickeln sich auf die gleiche Art und Weise. • Eine Störung der normalen, festgelegten Schrittfolgen in einem oder in mehreren Entwicklungspfaden weist auf eine nicht normale, eine auffällige oder sogar krankhafte Entwicklung hin.	• Kinder entwickeln sich individuell, variabel und adaptiv. • Inkonsistenzen im Entwicklungsverlauf sind normal, d. h. ein Kind hat einen Entwicklungsschritt erreicht, fällt aber vorübergehend in eine vorhergehende Entwicklungsphase zurück, um dann plötzlich einige Zeit später den vorherigen Entwicklungsschritt zu wiederholen und das Gelernte endgültig beizubehalten. • Es gibt keine essentiellen Durchgangsphasen. Entwicklung ist dagegen eher von Diskontinuitäten geprägt. Inkonsistenzen und Diskontinuitäten sind keine Entwicklungsauffälligkeiten, sondern Zeichen für die Lern- und Adaptionsbereitschaft und -fähigkeit von Kindern. • Zeitliche und sequenzielle Variabilitäten individueller Entwicklungsverläufe sind normal, invariable dagegen pathologisch.

Tab. 1.3: Unterschiede von Reifung und Entwicklung

Diskontinuitäten in der Entwicklung sind deshalb kein Hinweis auf Entwicklungsauffälligkeiten, sondern eher ein Hinweis auf einen Adaptationsprozess. Adaptation an die Anforderungen der Umwelt, Individualität und Variabilität sind aus evolutionstheoretischer Perspektive als Selektionsvorteil zu betrachten. Dabei wechseln sich in der (kindlichen) Entwicklung Phasen der Veränderung und Phasen der Stabilisierung ständig ab. »Kinder durchlaufen in ihrer Entwicklung instabile und kurzfristig oder langfristig stabile Zyklen. Entwicklungsprozesse werden immer versuchen in stabile Zyklen einzumünden und diese möglichst lange stabil zu halten« (Michaelis und Niemann 2010, S. 11). Durch Ausprobieren, Üben, Nachahmen, Erfahrungen machen, das heißt durch Lernen steht Kindern die Möglichkeit zur Verfügung sich anzupassen, Einflüsse von außen und innen zu regulieren und ihr System auf demselben oder einem höheren Entwicklungsniveau zu stabilisieren.

1 Grundlegende Konzepte

Definition von Entwicklung (nach Michaelis und Niemann 2010, S. 7):

- Entwicklung ist eine **adaptive Antwort** auf bestimmte ökologische und soziale Lebensbedingungen, durch **Erfahrung und Lernen.**
- Entwicklungsprozesse verlaufen **lebenslang** mit hoher individueller Variabilität, denn: Entwicklung kennt kein Alter.

Konkret bedeutet dies:

1. Während z. B. das eine Kind in der Entwicklung seiner Körpermotorik Schritt für Schritt vom Umdrehen von Rückenlage in die Bauchlage, vom Umdrehen von der Bauchlage in die Rückenlage über das freie Sitzen, das Robben, das Krabbeln, das Hochziehen zum Stehen, das Stehen mit Festhalten und das Gehen mit Festhalten zum freien Gehen kommt (Entwicklung nach dem Reifungskonzept), wirkt die motorische Entwicklung eines anderen Kindes fast chaotisch. Es dreht sich von der Bauchlage in die Rücklagen, überspringt das Robben und Krabbeln, zieht sich zum Stehen hoch, fängt dann plötzlich an zu krabbeln, zieht sich – zum Leidwesen der Eltern – nun nicht mehr zum Stehen hoch und kann plötzlich sechs Wochen später mit Festhalten gehen (Entwicklungsverlauf mit Inkonsistenzen und Diskontinuitäten). Michaelis (2012, S. 17f.) hat die Entwicklungsverläufe von Kindern über längere Zeiträume untersucht und festgestellt, dass sowohl Kinder mit einem geradlinig verlaufenden Entwicklungsprozess als auch solche mit sehr individuellen Verläufen in ihrer Entwicklung bis zum Schulalter unauffällig blieben. Dabei hatten nur 25 % der Kinder einen Entwicklungsverlauf wie er im Reifungsmodell beschrieben wird, die anderen 75 % höchst variable und individuelle Verläufe.
2. Kinder können in den verschiedenen Entwicklungsbereichen (Motorik, Sprechen, Kognition, soziale und emotionale Entwicklung) eine sehr große Variabilität aufweisen. Das eine Kind ist in der sprachlichen Entwicklung und im sozialen Verhalten schon sehr weit, dafür in der motorischen Entwicklung langsamer. Solche Variabilitäten der individuellen Entwicklung eines Kleinkindes kennt jeder, der mit Kindern Kontakt hat. Empirische Untersuchungen zur intraindividuellen Entwicklungsvariabilität bei Vorschulkindern liegen leider noch keine vor. Jedoch konnte Largo für Kinder im Schulalter entsprechende Ergebnisse vorlegen (vgl. Michaelis 2012, S. 23f.). Dabei hatte z. B. ein fast elfeinhalbjähriger Junge das Sprachverständnis und die Auffassungsgabe eines fast Sechsjährigen, die Sprachfähigkeit eines Dreizehnjährigen; im Lesen und Schreiben lag er etwas über seinem Alter, die sozialen Fähigkeiten entsprachen seiner Altersgruppe, das logische Denkvermögen und die Rechenleistungen

waren überdurchschnittlich, aber seine motorische Bewegungsfähigkeit entsprach der eines knapp achtjährigen Jungen.

Um nun trotz aller Individualität und Variabilität Entwicklungsauffälligkeiten frühzeitig erkennen und präventiv handeln zu können, wird ein Instrument benötigt, um die Entwicklung von Kindern unabhängig von der persönlichen Bewertung der Beurteilenden, also möglichst objektiv, einschätzen zu können. Hierfür eignet sich das Konzept der Grenzsteine. »Grenzsteine der Entwicklung sind Entwicklungsziele, die 90–95 % der Kinder einer definierten normativen Population zu einem bestimmten Alter erreichen. Mit Grenzsteinen lassen sich obligatorische Entwicklungsziele von Kindern eines definierten Kulturkreises erfassen« (Michaelis et al. 2013, S. 900). Grenzsteine legen die Entwicklungsziele fest, die von 90 % bis 95 % einer definierten Population gesunder Kinder aus Mitteleuropa in den Altersgruppen von 6, 9, 12, 18, 24, 36, 48, 60 und 72 Monaten erreicht worden sind. Das Konzept verwendet gezielt nicht den Begriff der Meilensteine, sondern spricht von Grenzsteinen. Damit soll deutlich werden, dass – wenn ein Kind diese Grenze bis zu einem bestimmten Alter nicht erreicht hat – man nicht mehr ruhig abwarten und das Kind als Spätentwickler bezeichnen darf. Dann sollte das Kind bezüglich seiner Entwicklung sorgfältig überwacht und ggf. müssen spezifische Entwicklungstest und Untersuchungen durchgeführt werden.

Die Grenzsteine beziehen sich auf die Entwicklungspfade

- Körpermotorik,
- Hand- und Fingermotorik,
- Sprach- und Sprechentwicklung,
- Kognitive (geistige) Entwicklung,
- Soziale Kompetenz,
- Emotionale Kompetenz,
- Ich-Entwicklung und
- Entwicklung der Selbstständigkeit

für Kinder in den Altersgruppen 6, 9, 12, 18, 24, 36, 48, 60 und 72 Monate. (Detaillierte und weitere Informationen zum Grenzsteinprinzip und den Grenzsteinen für die einzelnen Altersgruppen finden sich bei Michaelis et al. 2013.)

1.3.2 Entwicklung durch die Bewältigung von Entwicklungsaufgaben

Michaelis berücksichtigt in seinem Entwicklungsmodell nur die Lebensspanne vom 1. bis zum 6. Lebensjahr. Entwicklung findet aber – wie in der o. g. Definition erwähnt – lebenslang statt. Doch auch für die

Beschreibung und Erklärung kindlicher und menschlicher Entwicklung jenseits des 6. Lebensjahres stehen uns theoretische Modelle zur Verfügung, denen ein interaktionistischer bzw. systemischer Ansatz zugrunde liegt. Von hoher Relevanz für die Praxis und Forschung ist das Konzept der Entwicklungsaufgaben von Robert J. Havighurst. Es wurde von Havighurst und seinen Kollegen in den vierziger Jahren des letzten Jahrhunderts entwickelt (Havighurst 1953) und im Laufe der letzten Jahrzehnte für die entwicklungspsychologische Forschung und -theoretische Arbeit genutzt und modifiziert (vgl. Oerter und Dreher 2008, S. 279f.; Fend 2005, S. 205ff.; Göppel 2005).

Entwicklungsaufgaben beinhalten in systemischer, das heißt sich gegenseitig beeinflussender Weise

- biologische Faktoren (z. B. körperliche Reifungs- und Veränderungsprozesse wie die zunehmende Fähigkeit zum aufrechten Gang, hormonelle Veränderungen),
- soziale Faktoren (z. B. familiäre, schulische oder berufliche Erwartungen an das Verhalten eines Individuums) und
- individuelle Faktoren (z. B. Vorlieben, persönliche Werte und Ziele).

Entwicklungsaufgaben können auch als Lernaufgaben verstanden werden. Dabei erfordert ihre Bewältigung Entwicklung. »Die entwicklungspsychologischen Überzeugungen einer Kultur sind in Entwicklungsaufgaben für mehr oder weniger enge Altersperioden artikuliert« (Montada 2008, S. 38). So muss z. B. das Neugeborene lernen, seine lebensnotwenigen Körperfunktionen (Atmung, Körpertemperatur, Verdauung) zu regulieren und zu stabilisieren und einen Schlaf-Wach-Rhythmus zu entwickeln. Für Säuglinge zwischen dem 3. und dem 9. Lebensmonat beschreibt Papoušek (2004, S. 84) u. a. folgende Entwicklungsaufgaben: sich bei der Nahrungsaufnahme an einen Modus (mit dem Löffel), einen neuen Geschmack und eine andere Konsistenz anpassen, im Spiel und Zwiegespräch lernen die Aufmerksamkeit und die Gefühle zu regulieren, den Beginn der personenbezogenen Bindung bewältigen (z. B. mit Fremden umgehen lernen) und sich zwischen Bindungssicherheit und Exploration ausbalancieren. Ein Kleinkind sieht sich mit den Aufgaben konfrontiert, sich auf der Basis einer sicheren Bindung von seinen primären Bezugspersonen trennen zu können, sich sprachlich mit anderen zu verständigen, mit Ängsten (magische Phase) umgehen zu lernen, sich hüpfend und rennend zu bewegen und ein Kinderfahrzeug (Dreirad etc.) bedienen zu können. Mit Beginn des Schulalters werden an Kinder wieder ganz andere Entwicklungsaufgaben herangetragen (sich Kulturtechniken aneignen, mit anderen zusammen arbeiten und lernen, sich in einer Institution zu Recht finden und sich konzentriert mit Aufgaben beschäftigen können). Im Jugendalter gilt es dann z. B., sich mit den Veränderungen des Körpers auseinanderzusetzen und den eigenen (männlichen oder weiblichen) Körper zu akzeptieren, sich von den Eltern zu lösen, von ihnen unabhängig zu werden und Vorstellungen von der eigenen beruflichen Zukunft zu entwickeln.

Auch wenn das Konzept der Entwicklungsaufgaben von Havighurst primär als Phasenmodell im Sinne eines geordneten und gestuften Entwicklungsverlaufes angelegt wurde, da er für bestimmte Lebensphasen spezifische Entwicklungsaufgaben vorgesehen hatte, so berücksichtigt es in der konkreten Anwendung dennoch die Tatsache, dass Entwicklung individuell variabel verläuft. Beachtet man die drei Faktoren, die einer Entwicklungsaufgabe zugrunde liegen, dann muss bei der Frage nach der gesunden Entwicklung eines Kindes oder Jugendlichen immer der soziale und kulturelle Kontext, in dem das Kind bzw. der Jugendliche aufwächst, und die Anforderungen, die daraus erwachsen, berücksichtigt werden. Aber auch die persönlichen Vorlieben, Talente, Wertvorstellungen, Einstellungen zu sich selbst und Charaktereigenschaften des Kindes bzw. Jugendlichen und nicht zuletzt seine körperlich-biologischen Voraussetzungen (z. B. genetische Dispositionen), die ihm für die Bewältigung der anstehenden Anforderungen zur Verfügung stehen, beeinflussen die individuelle Entwicklung.

1.3.3 Fazit

Die dargestellten Modelle und Theorien kindlicher Entwicklung haben für die Arbeit mit Eltern einen ganz konkreten Nutzen. Da Entwicklung als höchst variabel und individuell aufgefasst wird, ist es wenig hilfreich, wenn Eltern ihre Kinder mit anderen Kindern vergleichen bzw. erwarten, dass sich bei mehreren Kindern alle Geschwister gleich entwickeln. Viel wichtiger ist es, Eltern dazu zu ermutigen, sich auf die jeweils individuelle Anpassungs- und Lernfähigkeit ihres Kindes zu verlassen und das manchmal als anstrengend erlebte kindliche Verhalten als Lern- und Bewältigungsprozess zu verstehen. Gesundheits- und Kinderkrankenpflegerinnen müssten deshalb verstehen, mit welchen Entwicklungsaufgaben sich ein Kind in welcher Lebensphase und in seiner jeweiligen sozialen, materiellen und kulturellen Lebenswelt auseinandersetzt und mit Hilfe welcher Bewältigungsstrategien und Verhaltensweisen es dies tut. Dann können sie Eltern helfen, ihr Kind, das heißt seine Signale, seine Kommunikations- und Interaktionsangebote, sein Bedürfnis nach Nachahmung, sein Wunsch nach Teilhabe an der Welt der Älteren, Eltern und Erwachsenen zu verstehen. Eltern dabei zu unterstützen ihr Kind zu verstehen ist wichtiger, als ihnen zu vermitteln, durch welche Methoden und Techniken sie es am besten und effektivsten fördern können.

Stärkung der Elternkompetenz in diesem Sinne ist die beste Form der Förderung kindlicher Gesundheit und Entwicklung.

1.4 Elterliche Kompetenzen

Der Begriff der elterlichen Kompetenzen wird von vielen Berufsgruppen, die mit Eltern und ihren Kindern arbeiten, genutzt, ohne dass immer explizit ausgewiesen wird, wie der Begriff zu verstehen ist. Gibt man ihn als Suchbegriff im Internet ein, dann stößt man auf eine Vielzahl an Programmen, Kursen und Konzepten, die dazu beitragen sollen, die elterlichen Kompetenzen zu stärken. Im Deutschen gibt es bis auf wenige Ausnahmen (Schneewind und Berki 2007; Papoušek 2001; Papoušek und Papoušek 2002; Hoffmann 2010) kaum Versuche, den Begriff als wissenschaftliches Konzept zu fassen, zu definieren und gegenüber vergleichbaren Begriffen abzugrenzen. Im angloamerikanischen Raum dagegen gibt es eine Fülle an Forschungsarbeiten und theoretischen Abhandlungen zum Konzept »Parenting«. (Als Beispiele seien genannt: Bornstein 2002a, b, c, d, e; Arnold et al. 1993; Hoghughi und Speight 1998; Coleman und Karraker 2002; Kendall und Bloomfield 2005; de Montigny und Lacharité 2005; Mercer 2006.)

> »In Neuseeland, Kanada, den USA und Großbritannien gilt das Konzept des Parenting als empirische Grundlage von Politik für Familien. Entstanden aus multidisziplinären Forschungen (Pädiatrie, klinische Psychologie, Psychiatrie, Soziologie) entwickelte sich das Konzept in den neunziger Jahren des 20. Jahrhunderts zu einer eigenen wissenschaftlichen Disziplin« (Hoffmann 2010, S. 3).

Der Begriff »Parenting« leitet sich aus dem lateinischen »parere« (»hervorbringen, entwickeln, ausbilden«) ab, lässt sich nicht direkt ins Deutsche übersetzen und hat einen sehr umfassenden Bedeutungsgehalt. Hoffmann (ebd.) schlägt deshalb vor, ihn mit »Elterlichkeit« zu übersetzen. Bornstein wirft in der Einführung zu dem von ihm herausgegebenen fünfbändigen Werk mit dem Titel »Parenting« u. a. folgende Fragen auf: Ist Parenting etwas, was in der Natur des Menschen liegt oder müssen wir es erst lernen? Welchen Beitrag können psychologische Theorien (wie z. B. die Psychoanalyse, Persönlichkeitstheorien, verhaltensbiologische Theorien u. a. m.) zum Verständnis von Parenting leisten? Inwieweit wird es durch Einstellungen, die Persönlichkeit, Ziele, Wissen und Verhaltensweisen von Eltern oder gar durch die Kinder selbst beeinflusst? Welche Bedeutung haben der soziale Status, kulturelle oder zeitgeschichtliche Aspekte für Parenting?

Als Basis für die Ausführungen in den nachfolgenden Kapiteln werden in diesem Abschnitt nun Definitionen und Konzepte von Parenting bzw. elterlicher Kompetenz vorgestellt und im Hinblick auf ihren Nutzen für die Gesundheitsförderung und Prävention im Kindes- und Jugendalter insbesondere aus der Perspektive der Gesundheits- und Kinderkrankenpflege beleuchtet. Auch wenn die Übersetzung des Begriffes »Parenting« mit dem Worten »elterliche Fürsorge« oder »Elterlichkeit« nicht vollständig den umfänglicheren Bedeutungsgehalt des Wortes trifft, werden die drei Begriffe im Folgenden nun synonym gebraucht.

1.4.1 Parenting

Hoghughi und Speight definieren das Konzept von Parenting folgendermaßen: »›Elterliche Fürsorge ausüben‹ ist ein aktives Verb, das positive Handlungen kennzeichnet, die Eltern Kindern gegenüber zeigen« (Hoghughi und Speight 1998, S. 294; Übers. d. V.). Die Autoren betonen, dass sie die Bedeutung des Begriffs der Eltern sehr weit verstehen und es sich dabei nicht nur um biologische Eltern handeln muss. Stattdessen könne jede Person, die mit der Fürsorge für ein Kind betraut ist, elterliche Fürsorge zeigen. Es kann sich um Großeltern, Mitglieder der erweiterten Familie, Freunde, Nachbarn, Lehrer, Sozialarbeiter, Ärzte und Pflegefachpersonen handeln. Sie allen können nach Auffassung der Autoren in den Prozess der elterlichen Fürsorge involviert sein. Elterliche Fürsorge ist für sie eine Beziehung, ein Prozess und eine bestimmte Form von Handlungen und endet nicht mit dem Erwachsenwerden eines Kindes. Dabei rekurrieren sie auf den von Winicott in den 1960er Jahren erstmals geprägten Begriff des »good enough parenting«, also der ausreichend guten Elterlichkeit. Damit wollte Winicott zum Ausdruck bringen, dass es nicht hilfreich und auch unrealistisch ist, von Eltern Perfektionismus zu verlangen; dass dies im Gegenteil sogar die Bemühungen der größten Anzahl aller Eltern, sich ausreichend gut um die Bedürfnisse ihrer Kinder zu kümmern, untergraben würde. Ausreichend gute Elterlichkeit umfasst nach Hoghughi und Speight (ebd.) folgende drei Dimensionen:

1. Liebe, Fürsorge und Verbindlichkeit
   Hierzu gehören diejenigen Aktivitäten, die für das Überleben eines Kindes unerlässlich sind (Nahrung, Wärme, Schutz, emotionale sowie verlässliche Zuwendung und das Vorleben sozialer Kompetenz wie z. B. Verantwortlichkeit und Rücksichtnahme).
2. Kontrolle und Grenzsetzung
   Hierunter verstehen die Autoren das vernünftige Setzen von Grenzen bei gleichzeitiger Berücksichtigung entwicklungsbedingter und kultureller Erfordernisse; und zwar in einer konsistenten und von Zuneigung getragenen Art und Weise, damit das Kind die Grenzen akzeptieren und sich zu einem sozialisierten Wesen entwickeln kann.
3. Die Ermöglichung von Entwicklung
   Diese Dimension beinhaltet die Förderung der Entfaltung der Fähigkeiten eines Kindes im kognitiven, kreativen, moralischen und körperlichen Bereich durch das Bereitstellen einer sicheren Basis, von der aus ein Kind die Welt erkunden kann und die Sorge für eine positiv stimulierende Umgebung.

Nach Hoffmann (2010, S. 3f.) konnte die Parenting-Forschung zeigen, dass die vier in Tabelle 1.4 dargestellten Voraussetzungen als konstituierend für eine erfolgreiche Elternschaft gelten.

Tab. 1.4: Voraussetzung guter Elterlichkeit		
	1. Kenntnisse und Verstehen	Fähigkeiten von Eltern, die Bedürfnisse des Kindes zu erkennen. Diese Fähigkeit ist nur dann hilfreich, wenn sie entsprechende Handlungen nach sich zieht. Depressionen sind der häufigste Grund, warum Eltern trotz vorhandener Kenntnisse nicht handeln.
	2. Motivation	Wünsche und daraus erwachsende konkrete Handlungen von Eltern für die gute Entwicklung des Kindes. Motivation gilt als fragilster Faktor menschlichen Handelns und ist abhängig von den persönlichen und sozialen Umständen, in denen Eltern leben.
	3. Ressourcen	Hierzu gehören die vier Kernressourcen: • Persönliche Qualitäten (Empathie, Kommunikationsfähigkeit, Freisein von ernsthaften Krankheiten) • Kompetenz, um Kinder zu erziehen • Soziale Netzwerke • Materielle Mittel (Geld, Güter, unterstützende Dienste)
	4. Gelegenheit und Zeit	Gemeint ist Zeit, die nicht der beiläufigen, sondern der bewussten Aufmerksamkeit für Kinder bzw. für gemeinsame Familienaktivitäten (z. B. gemeinsames Spiel, Ausflüge) gewidmet wird. Sie wird auch als Qualitätszeit bezeichnet (BMFSFJ 2009, S. 6ff.). Erschöpfung und begrenzte Kraftressourcen von Eltern können diese sogenannte Qualitätszeit negativ beeinflussen.

1.4.2 Elternkompetenz

Während in den bisher dargestellten Veröffentlichungen mit dem Begriff des »Parenting« gearbeitet wird, nutzen Schneewind und Berki in ihrem Beitrag den deutschen Begriff der Elternkompetenz. Sie verstehen Elternkompetenz als ein Zusammenspiel von Erziehungs-, Beziehungs- und Bildungskompetenzen, wobei sie auf den Kompetenzbegriff von Erpenbeck und v. Rosenstiel zurückgreifen. Danach sind Kompetenzen veränderungsoffen und als internale Repräsentationen angelegt, werden bei konkreten Anlässen situationsspezifisch aktiviert und in Handeln umgesetzt (vgl. Schneewind und Berki, S. 646f.). Eine solche Sichtweise von Elternkompetenz hat Konsequenzen für die Arbeit mit Eltern, denn sie hat nicht die Umsetzung von Skills und Fertigkeiten zum Ziel, sondern vielmehr die Arbeit an der Haltung, den Vorstellungen und das Einüben von situationsbezogenen Strategien. Schneewind und Berki unterscheiden vier Kompetenzklassen, die in Tabelle 1.5 zusammengefasst dargestellt sind.

Tab. 1.5:
Kategorien von Elternkompetenz

	Kompetenzklassen nach Schneewind und Berki 2010, S. 647f.	Vereinfachte Darstellung nach Walter o. J.
Selbstbezogene Kompetenzen	Erziehungs-, Beziehungs- und Bildungswissen der Eltern; eigene Bedürfnisse, Wertvorstellungen und Formen der Selbstkontrolle	z. B. klare Wert- und Zielvorstellungen, Emotionskontrolle
Beziehungskompetenzen (Schneewind und Berki) Kindbezogene Kompetenzen (Walter)	Empathiefähigkeit, Respekt, Unterstützungsbereitschaft oder das Zugestehen von Eigenständigkeit. Diese Kompetenzen gründen zum einen auf der direkten Eltern-Kind-Beziehung, aber auch auf der Paarbeziehung der Eltern	z. B. Bedürfnisse und Entwick-lungspotenziale erkennen
Kontext-bezogene Kompetenzen	Positive Entwicklungsumwelten schaffen, Kinder von schädlichen Einflüssen fernhalten bzw. potentielle Gefahrenmomente entschärfen. Voraussetzung: grundlegende entwicklungspsychologische Kenntnisse als auch hinreichende sozio-materielle Voraussetzungen	z. B. entwicklungsförderliche Situationen schaffen; Erziehungspartnerschaften eingehen
Handlungsbezogene Kompetenzen	Vertrauen in die eigene Handlungsfähigkeit, Entschlossenheit, Konsistenz des Handelns	Umsetzung angekündigter Konsequenzen; proaktive Erziehung

1.4.3 Intuitive elterliche Kompetenzen

Der durch die Arbeiten von Papoušek und Papoušek geprägte Begriff der intuitiven elterlichen Kompetenzen ist nicht ohne die in den sechziger Jahren beginnende Forschung zum *kompetenten* Säugling, in deren Kontext schon bei Neugeborenen und Säuglingen vorhandenen Lern- und Denkfähigkeiten untersucht wurden, zu verstehen. Säuglinge sind nicht passiv, sie sind von Anfang an aktiv und in der Lage, die Umwelt mit all ihren Sinnen wahrzunehmen, auf sie einzuwirken und sich dabei als selbstwirksam zu erleben. Während man früher angenommen hatte, dass kindliche Signale wie Weinen, das Zusammenziehen der Augenbrauen, das Öffnen und Schließen der Fäustchen oder der Versuch, sich in eine andere körperliche Position zu bringen, Ausdruck kindlicher Emotionen darstellen, wurden diese Signale im Rahmen der Säuglingsforschung zunehmend als Formen der Bewältigung verstanden; als Verhaltensweisen, durch die das Kind lernt, das heißt von innen und außen kommende Reize, Angebote und Anforderungen verarbeitet und in seinen Erfahrungsschatz aufnimmt (vgl. Papoušek und Papoušek 2002, S. 184).

Doch damit ein Kind seine vielfältigen neuen Erfahrungen erfolgreich integrieren und die dadurch ausgelösten Affekte, die kognitiven, physiologisch-körperlichen und motorischen Anforderungen regulieren lernen kann, ist es unabdingbar auf den kommunikativen und interaktiven Austausch mit seinen primären Bezugspersonen angewiesen. Papoušek schreibt:

> »Die integrativen Prozesse laufen glatt, erfolgreich und vergnüglich ab, solange bestimmte Voraussetzungen von Seiten der Interaktionspartner des Kindes erfüllt sind: 1. Verständlichkeit der Anregungen mit häufigen Wiederholungen in langsamem Tempo mit regelmäßigen Pausen. 2. die Berücksichtigung des allgemeinen Verhaltenszustandes in Bezug auf Aufnahmebereitschaft, Erregungsniveau, Ermüdung oder Überlastung. 3. Die Abstimmung der Aufgaben/Anregungen auf den kindlichen Entwicklungsstand, seine jeweiligen Interessen und Vorlieben, und 4. die Vermittlung von Kontingenzerfahrungen, die dem Baby erlauben, durch eigenes Tun etwas Vertrautes und Voraussagbares zu bewirken. Kontingenzerfahrungen ermöglichen dem Baby von Anfang an Grunderfahrungen von Selbstwirksamkeit, in der die Entwicklung von zielgerichtetem Verhalten und Intentionalität und die Entwicklung der kindlichen Autonomie wurzelt« (Papoušek 2001, S. 2).
>
> Diese vier Aspekte kennzeichnen die intuitive elterliche Kompetenz. Sie bieten dem Kind »einen Rahmen zur Förderung vorsprachlicher und unbewusster Lernprozesse (prozedurales Lernen). Das Kind erwirbt ein Handlungswissen darüber ›wie man etwas macht‹ und entdeckt Regeln und Kontingenzen, das heißt das zeitliche Berühren von eigenem Verhalten und nachfolgenden Ereignissen« (Ziegenhain et al. 2008, S. 19f.).

Intuitive elterliche Kompetenz zeigt sich ganz konkret in spezifischen Formen der vorsprachlichen Kommunikation und des Dialogs, die sich dem jeweiligen Entwicklungsstand des Säuglings und Kleinkindes anpassen. So verändern Eltern in der Kommunikation mit ihrem Baby unwillkürlich ihre Stimmlage, verändern ihre Mimik, indem sie die Augenbrauen hochziehen und ihr Gesicht in eine angemessene Nähe zum Gesicht des Kindes bringen (Grußreaktion). Sie greifen die Laute des Kindes auf, erweitern und modifizieren diese, steuern, wenn das Kind größer wird, den gemeinsamen Aufmerksamkeitsfokus und bieten dem Kind einen Rahmen, in dem es seine ersten Worte erproben und ihnen eine von beiden Seiten verstehbare Bedeutung zumessen lernt (Scaffolding). Diese Formen der Kommunikation haben eine regulatorische, didaktische und kompensatorisch unterstützende Komponente.

Zur intuitiven elterlichen Kompetenz zählt fernerhin die Bereitschaft der Eltern, sich von den kindlichen Auslöse- und Rückkoppelungssignalen (wie z.B. das Zu- oder Abwenden des Blickes im Zwiegespräch, Schließen der Augen oder Gähnen als Hinweis auf Müdigkeit oder ein Überangebot an Reizen) leiten zu lassen. Diesen Aspekt der elterlichen Kompetenz bezeichnet Papoušek als Responsivität oder Feinfühligkeit und rekurriert hier explizit auf das aus der Bindungsforschung kommende Konzept der Feinfühligkeit (▶ die Ausführungen in Kapitel 2). Nach Papoušek ist elterliche Feinfühligkeit nicht mit intuitiver elterlicher Kompetenz gleichzusetzen, sie ist stattdessen eine Komponente intuitiver elterlicher Kompetenzen.

Den Begriff der Intuition benutzt Papoušek ganz bewusst, denn sie geht davon aus, dass die beschriebene Art des Verhaltens im Umgang mit einem Säugling und Kleinkind unbewusst abläuft und nicht erlernt werden muss. Unter intuitiven Verhaltensweisen verstehen Papoušek und Papoušek (2002, S. 184) ein

> »reiches Repertoire an adaptiven Aktivitäten, die zwischen den sehr schnellen und starren, wenig flexiblen angeborenen Reflexen und den relativ langsamen, hochflexiblen, häufig kulturell determinierten, rationalen Verhaltensweisen angesiedelt sind. Ihre biologische Bedeutung ist offensichtlich; sie erlauben dem menschlichen Wesen, mit neuen Situationen zu recht zukommen, für die rationale oder kulturell vermittelte Modelle noch nicht zu Verfügung stehen (...) und sie erlauben einen raschen, kognitiv weniger anstrengenden Umgang mit einer Situation während genügend freie Aufmerksamkeit für die Bewältigung einer anderen Situation übrig bleibt« (Übers. d. V.).

So können sich Eltern beispielsweise 20 Minuten am kommunikativen Austausch mit ihrem Kind erfreuen, seine Signale mit bedeutungs- und gefühlvollen Interventionen beantworten und gleichzeitig auf potentielle Gefahren in der Umgebung des Kindes achten (wie dies z. B. bei »Hoppe-hoppe-Reiter-Spiel« der Fall ist) (vgl. ebd.).

Da intuitive elterliche Kompetenzen universell, das heißt unabhängig von Kultur, Geschlecht und Alter gezeigt werden, kann angenommen werden, dass sie biologischen Ursprungs sind. Ihre vermutlich biologische Verankerung bedeutet aber nicht, dass sie nicht störanfällig wären. »Vor allem die elterlichen Verhaltensbereitschaften, die auf Erfahrungsintegration, Kommunikation und Sprache des Säuglings ausgerichtet sind, stellen in der Phylogenese der Arten eine relativ späte Errungenschaft dar und sind von daher womöglich noch störanfälliger als das phylogenetisch ältere, auf die physiologischen Grundbedürfnisse Ernährung und Schutz ausgerichtete Fürsorgeverhalten« (Papoušek 2001, S. 6).

Deshalb ist die prinzipiell vorhandene genetische Grundausstattung zur Verständigung mit dem Säugling durch verschiedene Faktoren beeinflussbar, z. B. durch

- die eigenen frühen Kommunikationserfahrungen und Bindungsbeziehungen der Eltern,
- ihre innere Repräsentation von Bindung und Beziehung,
- konkrete hand-on-Erfahrungen mit Säuglingen,
- die neurobiologische und hormonelle Sensibilisierung während Schwangerschaft, Geburt und Stillen,
- die aktuelle psychische Verfassung,
- individuelle Besonderheiten und Anforderungen des Kindes (Temperamentsmerkmale wie soziale Offenheit, Neugier, Anschmiegsamkeit; seine Interaktionsbereitschaft und -fähigkeit) und
- äußere Bedingungen wie »ein bemutterndes soziales Umfeld und ein entspannter, stressfreier Befindlichkeitszustand (...). Eltern brauchen Zeit, innere Ruhe und Muße, um sich auf die Perspektive des Babys einzulassen, auf das ihm eigene Zeitmaß abzustimmen und von seinen Bedürfnissen und Signalen leiten zu lassen« (Papoušek 2001, S. 6).

1.4.4 Dependenzpflegekompetenz – ein pflegetheoretisches Konzept

Während die bisher dargestellten Konzepte elterlicher Kompetenz entweder im Kontext interdisziplinärer oder psychologischer Forschung und Grundlagenarbeit entstanden sind, hat das Konzept der Dependenzpflegekompetenz einen pflegetheoretischen Hintergrund. Der Begriff der Dependenzpflege wurde von der Pflegetheoretikerin Orem in den 1970er Jahren im Rahmen der Weiterentwicklung der von ihr entwickelten Selbstpflegedefizittheorie eingeführt und zuerst (1980) in Bezug auf Erwachsene benutzt, die sich um die Pflege von Säuglingen, Kindern und von Hilfe abhängigen Erwachsenen kümmern. Dependenzpflege wird definiert als »Ausübung von Aktivitäten, die verantwortliche, heranreifende oder reife Personen zu Gunsten von sozial abhängigen Personen für eine bestimmte Zeit auf kontinuierlicher Basis initiieren und durchführen, um deren Leben zu erhalten sowie Gesundheit und Wohlbefinden zu fördern« (Orem, 1997, S. 500). Bis 1995 wurde der Begriff der Dependenzpflege durch Orem kontinuierlich weiterentwickelt, aber erst Taylor et al. (2001) und Taylor und Renpenning (2011) sprechen von einer Theorie der Dependenzpflege und haben eine erste systematische Konzeptualisierung vorgenommen.

Grundlage für die Dependenzpflegetheorie bilden die theoretischen Vorannahmen und Konzepte der Theorie der Selbstpflege. Zentral ist hier das Konzept der Selbstpflege (im Englischen »selfcare«, also Selbstsorge). Selbstpflege ist gezieltes und bewusstes Handeln und zielt auf den Erhalt des Lebens, die Aufrechterhaltung der Gesundheit, des Wohlbefindens und ermöglicht eine gesunde Entwicklung (vgl. Orem 2001, S. 43ff.). Die Fähigkeit zur Selbstpflege ist nicht angeboren, Selbstpflege muss erlernt werden. Menschen lernen durch Nachahmung, Modelllernen, Instruktionen in der Familie, aber auch durch formale Lernprozesse in Kindergarten, Schule, Kursen und Schulungsprogrammen für sich, ihre Gesundheit, ihr Wohlbefinden und ihre Entwicklung zu sorgen.

Auch die Dependenzpflege ist gezieltes und bewusstes Handeln und muss erlernt werden. Nach Taylor et al. entwickeln Frauen und Männer ihre Dependenzpflegekompetenz häufig dann, wenn sie Eltern werden. Die Kompetenz zur Dependenzpflege setzt die Fähigkeit voraus, verantwortlich für die Gesundheit, die Entwicklung und das Wohlbefinden einer Person zu sorgen, die von der sorgenden Person abhängig ist. Dependenzpflegekompetenz wird also von den Erfordernissen und Bedürfnissen eines Anderen her bestimmt. Bei Säuglingen und Kleinkindern sind es die Eltern oder primären Bezugspersonen, die den Dependenzpflegebedarf, also die spezifischen Selbstpflegeerfordernisse ihres Kindes (abhängig von seinem Alter, seinem Entwicklungs- und Gesundheitszustand) kennen und erfüllen können müssen. Selbstpflegeerfordernisse sind begründete Handlungen, von denen man (entweder aufgrund von Erfahrung, auf der Basis von kulturell vermitteltem oder wissenschaftlich überprüftem Wissen) weiß oder annimmt, dass sie für das Leben, die Gesundheit und die Entwicklung eines Menschen notwendig sind. Orem unterscheidet drei Kategorien von Selbstpflegeerfordernissen: die allgemeinen, die entwicklungsbedingten und die gesundheitsbedingten Selbstpflegeerfordernisse. Die allgemeinen und entwicklungsbedingten Selbstpflegeerfordernisse existieren, im Gegensatz zu gesundheitsbedingten Selbstpflegeerfordernissen, die aufgrund einer Erkrankung entstehen, dauerhaft (▶ Tab. 1.6). Sie sind fundamental für die Aufrechterhaltung und Entwicklung menschlicher, körperlicher und psychischer Funktionen. Ihre Erfüllung hat eine gesundheitsfördernde und präventive Funktion. Wird ein Kind krank, dann wird der Dependenzpflegebedarf durch situationsspezifische Selbstpflegeerfordernisse komplexer und erfordert von den Dependenzpflegenden zusätzliche Kompetenzen.

Dauerhafte Selbstpflegeerfordernisse	Situationsspezifische Selbstpflegeerfordernisse
Allgemeine Selbstpflegeerfordernisse • Aufrechterhaltung ausreichender Zufuhr von Sauerstoff • Aufrechterhaltung ausreichender Zufuhr von Nahrung • Aufrechterhaltung ausreichender Zufuhr von Flüssigkeit • Aufrechterhaltung ausreichender Ausscheidungsfunktionen • Aufrechterhaltung eines Gleichgewichts von Ruhe und Aktivität • Aufrechterhaltung eines Gleichgewichts von Alleinsein und Interaktion • Vorbeugung von Risiken • Förderung der Normalität menschlicher Funktionen Entwicklungsbedingte Selbstpflegeerfordernisse Set 1: Gewährleistung entwicklungsfördernder Bedingungen Set 2: Engagement in der Selbstentwicklung Set 3: Umgang mit Entwicklungsstörungen	Gesundheitsbedingte Selbstpflegeerfordernisse • Medizinische Betreuung in Anspruch nehmen bzw. sich um deren Sicherstellung kümmern • Pathologische Zustände und deren Auswirkungen beachten • Rehabilitative und therapeutische Maßnahmen effektiv ausführen • Nebeneffekte und Auswirkungen medizinischer Maßnahmen beachten • Beachtung der Veränderung des Selbstkonzeptes • Integration von Auswirkungen und Bedingungen der Krankheit und von Behandlungsverfahren in das Leben

Tab. 1.6: Systematik der Selbstpflegeerfordernisse nach Bekel 2003, S. 163

Die Struktur der Selbstpflegeerfordernisse kann von Gesundheits- und Kinderkrankenpflegerinnen genutzt werden, um sich ein konkretes Bild von der Dependenzpflegekompetenz der Eltern zu machen und diese gezielt in der Pflege ihrer Kinder zu unterstützen. Beispielhafte, diagnostische Fragen zur Ermittlung der Dependenzpflegekompetenz mit gesundheitsfördernder und präventiver Funktion sind:

1. Können die Eltern die allgemeinen und entwicklungsbedingten Selbstpflegeerfordernisse ihres Kindes darstellen und wie tun sie dies? D. h., was denken sie, was ihr Kind braucht, um gesund zu bleiben und sich gesund zu entwickeln?
2. Können die Eltern die Selbstpflegekompetenz ihres Kindes überprüfen bzw. fördern und wie tun sie dies? D. h., können sie erkennen, welche Fähigkeiten ihr Kind besitzt, um sich selbst zu regulieren, d. h. mit internen Reizen/Belastungen (Hunger, Blähungen, Schmerzen) oder externen Reizen/Belastungen (Geräuschen, Licht, Temperaturunterschieden, Interaktionsangeboten, Trennung, fremde Menschen oder Umgebung) umzugehen?
3. Können die Eltern die Angemessenheit ihrer Dependenzpflegekompetenz überprüfen und wie tun sie dies? D. h., ist ihnen die positive Wirkung ihrer Interaktion und Kommunikation auf die Fähigkeit ihres Kindes, sich selbst regulieren zu können, bewusst? Welche Kriterien im Verhalten ihres Kindes ziehen sie zur Überprüfung der Angemessenheit ihrer Dependenzpflegekompetenz heran? Achten sie eher auf Erfolge ihres Verhaltens oder eher auf nicht gelingende Regulationsversuche des Kindes? Wie interpretieren sie das Verhalten ihres Kindes?
4. Können die Eltern einzelne Komponenten des situativen Selbstpflegebedarfs ihres Kindes erfüllen und wie tun sie dies?
    a) Bezogen auf die allgemeinen Selbstpflegeerfordernisse: Was wissen die Eltern über und was tun sie für
       – eine altersentsprechende Zusammensetzung und Form der Ernährung ihres Kindes
       – eine kindgerechte Zubereitung und Verabreichung der Nahrung
       – die Unterstützung bei der Nahrungsaufnahme in Abhängigkeit vom Grad der Selbstständigkeit des Kindes
       – die Beruhigung ihres Kindes (z. B. wenn es nicht in den Schlaf findet oder in für das Kind beängstigenden Situationen)
       – die Ausscheidungsvorgänge und eine alters- und entwicklungsentsprechende Ausscheidung
       – die Hautpflege, das Wickeln und die Berücksichtigung hygienischer Maßnahmen?

b) Bezogen auf die entwicklungsbedingten Selbstpflegeerfordernisse: Was wissen die Eltern über und was tun sie für
- eine dem Alter und der Situation des Kindes angemessene Förderung seiner Entwicklung
- seine Sprach- und Bewegungsentwicklung, die Förderung seiner Selbstständigkeit beim Essen, bei der Stuhl- und Urinkontrolle
- eine entwicklungsfördernde Gestaltung seiner materiellen (Spielzeug, Kinderwagen und -bett) und sozialen (Kontaktaufnahme zu anderen Erwachsenen und Kindern) Umgebungsgestaltung
- den Schutz ihres Kindes vor Überforderung, d.h. wie helfen sie ihrem Kind, schwierige Situationen (z.B. Phasen der Trennung, Schmerz und Angst auslösende Intervention) zu bewältigen? (aus Holoch 2010, S. 30).

Nach Taylor et al. benötigen Menschen für die Ausübung einer kompetenten Dependenzpflege u.a. folgende Voraussetzungen:

1. die Fähigkeit, eine helfende bzw. fürsorgliche Beziehung aufzubauen und zu gestalten und
2. die Fähigkeit, Bedingungen zu schaffen, unter denen die unterstützungsbedürftige Person Selbstpflegekompetenzen entwickeln und umsetzen kann.

Zwischen dem Konzept der Dependenzpflegekompetenz und dem der Selbstpflegekompetenz bestehen also verschiedene Wechselbeziehungen:

- Die Entwicklung der Selbstpflegekompetenz eines Menschen beginnt mit der Erfahrung, als Kind von anderen umsorgt und gepflegt zu werden.
- Es besteht eine komplementäre Beziehung zwischen der Quantität und Qualität der Selbstpflege der abhängigen Person und der Quantität und Qualität der erforderlichen Dependenzpflege.
- Darüber hinaus haben Dependenzpflegende immer eine doppelte Rolle. Sie sind sowohl Dependenzpflegende als auch Selbstpflegende. Konsequenterweise bedeutet dies, dass bspw. die Fähigkeit von Eltern, Dependenzpflege auszuüben von ihrem eigenen Selbstpflegebedarf (der z.B. durch eine eigene Erkrankung erhöht sein kann) und ihrer Selbstpflegekompetenz mit beeinflusst wird (vgl. Taylor et al. 2001, S. 44).

Weitere Faktoren bedingen die Dependenzpflegekompetenz nicht nur indirekt über die Selbstpflege der Dependenzpflegenden, sondern auf direktem Wege (ebd.). So bspw. die soziale Einheit (Partnerschaft, Familie), in der Dependenzpflegende leben und die Beziehungen, Rollen, Verantwortlichkeiten, Werte etc., die in dieser Einheit existieren. Aber auch die Interaktion zwischen der abhängigen Person und den Dependenzpflegenden hat einen Einfluss auf die Dependenzpflegekompetenz. Das heißt konkret: die Fähigkeiten und Möglichkeiten der abhängigen Person, den Dependenzpflegenden etwas über sich selbst (Gefühle, Wahrnehmungen, Gedanken etc.) mitteilen zu können und die Fähigkeiten der Dependenzpflegenden, wichtige Informationen über das Erleben, Empfinden und Denken der unterstützungsbedürftigen Person sammeln und erfassen zu können.

1.4.5 Fazit

Abschließend können nun die Ausführungen zu den verschiedenen Konzepten elterlicher Kompetenz im Hinblick auf ihre Bedeutung für die präventive Arbeit von Gesundheits- und Kinderkrankenpflegerinnen in und mit Familien mit Kindern folgendermaßen zusammengefasst werden.

- Das Konzept des Parenting macht die unterschiedlichsten Einflussfaktoren auf und die gesellschaftlich und kulturell vermittelten Sichtweisen von Elterlichkeit deutlich. Interessant ist hier vor allem der Aspekt, dass Parenting nicht nur eine Sache von Eltern, sondern einer ganzen Gesellschaft ist. »Parenting ist ein fundamentales Thema für alle Menschen in einer Gesellschaft über nationale, kulturelle, religiöse und politische Systeme hinweg. Jeder Mensch, auch ohne eigene Kinder, sammelt Parentingerfahrung, als Tochter/Sohn, Onkel/Tante oder in der Verantwortungsübernahme für ein Kind, z. B. im Lehrerberuf. Die Parenting-Forschung kennt eine (visionäre) Zielsetzung: Eine ›Parenting-Society‹, in der möglichst viele Menschen sich ihrer elterlichen Mitverantwortung für Kinder in ihrem Lebensumkreis bewusst sind« (Hoffmann 2010, S. 3). Dies betrifft auch die Gesundheits- und Kinderkrankenpflege.
- Das Konzept der Elternkompetenz fokussiert vor allem auf die Erziehungskompetenz von Eltern oder Bezugspersonen eines Kindes. Sind Eltern eines Kindes im Sinne des Konzeptes kompetent, dann dient dies – so zeigen Forschungsergebnisse – der Gesundheitsförderung und Prävention, weil Kinder dann lernen können sich selbst zu regulieren, ihre Resilienz gestärkt wird und sie vor Verhaltensauffälligkeiten, Entwicklungsstörungen oder psychischen Erkrankungen geschützt werden.
- Konkrete Ansatzpunkte für ihre Arbeit mit Eltern und Kindern finden Gesundheits- und Kinderkrankenpflegerinnen über das Konzept der intuitiven elterlichen Kompetenzen und seinem Fokus auf die vorsprachliche Kommunikation. Intuitive elterliche Kompetenzen sind sehr gut in alltäglichen Pflegesituationen wie der Körperpflege, dem Wickeln, Füttern oder Schlafenlegen zu beobachten. Insbesondere die Eltern von Kindern, die besondere Anforderungen an ihre Eltern stel-

len (Frühgeborene, kranke Neugeborene, Kinder mit einer Behinderung) benötigen nicht selten die Hilfe von Gesundheits- und Kinderkrankenpflegerinnen, um die Signale ihres Kindes zu erkennen und einen Zugang zu ihren intuitiven elterlichen Kompetenzen zu entwickeln.
- Das Konzept der Dependenzpflege wiederum bietet einen Zugang zu Eltern über das Gespräch zu den allgemeinen und entwicklungsbedingten Selbstpflegeerfordernissen, also zu den für viele Eltern relevanten Themen wie Ernährung, Schlafbedarf, Verletzungsprävention etc. und zu denjenigen Faktoren, die sowohl die Dependenzpflege als auch die Selbstpflege der Eltern beeinflussen. Hier sind beispielhaft zu nennen der Gesundheitszustand der Eltern oder die Partnerschaft bzw. Familie, in der die Dependenzpflege erbracht wird.

1.5 Familie

Pflegefachpersonen (insbesondere in Deutschland) konzentrierten sich lange Zeit vorrangig auf die Gesundheit oder Pflegebedürftigkeit des Individuums (des Patienten, Klienten oder Bewohners) und ein theoretisches Konzept von Familie spielte kaum eine Rolle. Erst seit ca. den 90er Jahren des letzten Jahrhunderts rückte das Bewusstsein in den Vordergrund, dass die Einbeziehung und Berücksichtigung der Familie eine wichtige Voraussetzung für erfolgreiches pflegerisches Handeln darstellt. In der Gesundheits- und Kinderkrankenpflege begann dieser Prozess früher, spätestens mit der Öffnung der Kinderkliniken für die Eltern und Geschwister und deren konstanter Anwesenheit auf den Stationen. Ohne die Sichtweise, dass ein Kind Teil seiner Familie ist, seine Gesundheit Einfluss auf die Gesundheit der ganzen Familie und die Familie wiederum Einfluss darauf hat, wie sich das Kind entwickelt und mit gesundheits- oder krankheitsbedingten Aufgaben oder Herausforderungen umgeht, ist das Handeln von Gesundheits- und Kinderkrankenpflegerinnen nicht mehr zu denken.

1.5.1 Ansatzpunkte für eine familienzentrierte Pflege

Die Arbeit mit einer Familie ist komplex und anspruchsvoll. Für eine professionelle familienzentrierte Vorgehensweise reicht eine auf subjektiven Erfahrungen und Einstellungen basierende Vorstellung von dem, was eine Familie ist und was sie für die Pflege, Gesundheit und Entwicklung eines Kindes bedeutet, nicht aus. Stattdessen benötigen Gesundheits- und Kinderkrankenpflegerinnen Klarheit darüber, worin der pflegespezifische Auftrag in der Arbeit mit einer Familie liegt, welche Informationen und Daten für den Pflegeprozess (von der Diagnostik, über die Planung und Durchführung von Interventionen bis zu Evaluation ihrer Wirkung) erforderlich sind und wie diese Informationen aus pflegerischer Perspektive interpretiert werden müssen. Ein aus pflegerischer Perspektive beschriebenes oder definiertes Konzept von Familie findet sich in verschiedenen pflegetheoretischen Ansätzen. So definieren Susan Taylor und Katherine Renpenning Familie als

> »ein System oder eine Einheit von miteinander interagierenden Personen, die durch Heirat, Geburt oder andere intensive soziale Bande aus Verpflichtung oder Bindung (incl. auf die Zukunft gerichteter Verbindlichkeiten) zueinander in Beziehung stehen. Ihr zentrales Ziel ist die Ermöglichung, Aufrechterhaltung und Förderung der sozialen, mentalen, physischen und emotionalen Entwicklung jedes einzelnen Mitglieds« (Taylor und Renpenning 2011, S. 118; Übersetzung d. V.).

Marie-Luise Friedemann, die in ihrer Theorie der familien- und umweltbezogenen Pflege einen explizit systemtheoretischen Ansatz vertritt, definiert Familie als »Einheit mit Struktur und Organisation (...), die in einer Wechselbeziehung zur Umwelt steht. (...) Innerhalb der Familie schließen sich gewisse Mitglieder zu interpersonellen Subsystemen zusammen, um bestimmte Aufgaben zu lösen« (Friedemann und Köhlen 2010, S. 37). Friedemann vertritt eine sehr breit angelegte Sichtweise von Familie. So schreibt sie weiter:

> »Für die Definition der Familie ist entscheidend, wer als zugehörig bestimmt wird. Damit eine Familie als System wirkt, sind Zusammengehörigkeit und menschlicher Kontakt eine Vorbedingung. Dementsprechend besteht die Familie einer bestimmen Person aus all jenen Mitmenschen, die diese Person als ihre Familie betrachtet. Das heißt, dass die Familienmitglieder jene Mitmenschen sind, mit denen sich die Person verbunden fühlt und Kontakt pflegt. (...) Familienmitglieder müssen nicht unbedingt verwandt sein. Manchmal übernehmen gute Freunde die Funktionen einer Familie« (ebd.).

Während also in der Definition von Taylor und Renpenning neben der Art der Verbindung zwischen den Personen die Funktion der Familie für ihre einzelnen Mitglieder im Vordergrund steht, hebt Friedemann in ihrer Definition einerseits die Wechselbeziehung zwischen Umwelt und Familie hervor. Andererseits stellt sie die Sichtweise einer jeden Person von dem, was diese als ihre Familie bezeichnet, in den Mittelpunkt. In Abhängigkeit davon, mit welcher Definition man arbeitet, verändern sich der Fokus und die Komplexität in der familienzentrierten Pflege. Auf welchen Ebenen die pflegerische Arbeit mit einer Familie betrachtet werden kann, soll die nachfolgende Tabelle deutlich machen.

1.5 Familie

Tab. 1.7: Ansatzpunkte für Gesundheits- und Kinderkrankenpflegerinnen für eine familienzentrierte Pflege (in Anlehnung an Gehring et al. 2002, S. 48f.)

Ebene	Fokus	Ansatzpunkte für die Ermittlung des Hilfebedarfs und für (gesundheits-)pflegerische Interventionen
1	Das (gesunde oder kranke) Kind als Familienmitglied	Familienmitglieder als unterstützende, pflegende Personen oder Subsysteme
2	Die Familie mit einem pflege- bzw. unterstützungsbedürftigen Kind	Kommunikationsprozesse, Interaktionen, Rollendefinitionen, Aufgabenverteilung innerhalb der Familie und zwischen den Familienmitgliedern, die sich auf die Gesundheit des Individuums und der Familie richten
3	Die Familie als System im Kontext anderer Systeme	Familiengesundheit und die Gesundheit des Kindes gleichermaßen aus systemischer Sicht

Auf der Ebene 1 erweitern Gesundheits- und Kinderkrankenpflegerinnen ihren Fokus über das Kind hinaus auf diejenigen Familienmitglieder, die vorrangig die Pflege und Sorge für die Gesundheit und Entwicklung des Kindes übernehmen. Dies ist in vielen Fällen nicht nur die Mutter, sondern es sind meistens beide Elternteile, vielleicht auch ein Eltern- und Großelternteil, oder ein Elternteil und ein älteres Geschwisterkind gemeinsam. Auf dieser Ebene wird die Familie als einer von mehreren Faktoren, die Einfluss auf die Gesundheit und Entwicklung des Kindes haben, betrachtet und die Förderung und Unterstützung der Eltern- bzw. Dependenzpflegekompetenz steht im Mittelpunkt. (Zu den verschiedenen Definitionen und Sichtweisen von elterlicher Kompetenz ▶ Abschnitt 1.4) Mit Abschluss der Grundausbildung sind Gesundheits- und Kinderkrankenpflegerinnen in der Lage, familienzentrierte Pflege auf diesem Niveau zu erbringen. Für eine familienzentrierte Pflege auf den Ebenen 2 und 3 können in der Grundausbildung durch eine erste Auseinandersetzung mit entsprechenden theoretischen Ansätzen zwar Grundlagen geschaffen werden. Eine konsequent familienorientierte Pflege erfordert aber zumindest eine Qualifikation zur Familiengesundheits- und Kinderkrankenpflegerin und darauf aufbauend eine kontinuierliche Fort- und Weiterbildung in systemischem Denken. So rückt auf der Ebene 2 von Anfang an die gesamte Familie in den Mittelpunkt pflegerischen Handelns. Die Familienmitglieder werden nicht nur im Hinblick auf ihre Kompetenz zur Gesunderhaltung und Pflege des Kindes betrachtet. Stattdessen erweitert sich der Blickwinkel auf die Art und Weise, wie die Familienmitglieder miteinander interagieren und wie die Rollen, Aufgaben, Verhaltensmuster und Zielsetzungen bezogen auf gesundheits- und entwicklungsrelevante Fragen in der Familie verteilt sind. Dabei wird die Wahrnehmung und Sichtweise eines jeden Familienmitgliedes von der innerfamiliären Kommunikation, von den Aufgaben und Rollen und den Verhaltensweisen der jeweils anderen Familienmitglieder ernst genommen und berücksichtigt sowie die Gesundheit der gesamten Familie stärker in den Mittelpunkt gerückt. Auf der Ebene 3 schließlich ist die Familiengesundheit Ausgangspunkt und Ziel pflegerischer Arbeit, die ganze Familie wird zum »Subjekt« pflegerischen Handelns. Dabei wird sowohl die Gesundheit des Individuums als auch die Gesundheit der ganzen Familie systemisch betrachtet. Was dies bedeutet wird in den nachfolgenden Abschnitten erläutert.

1.5.2 Familie aus systemischer Sicht

Für die Arbeit mit Familien hat sich in vielen Berufen in den letzten Jahrzehnten ein systemischer Ansatz als sehr nützlich erwiesen, so auch in der Pflege. Ein in den USA und in einer Großzahl anderer Länder viel beachtetes und genutztes Modell zur Einschätzung komplexer Familiensituationen und zur Planung und Umsetzung von Interventionen für Familien ist das von Wright und Leahey entwickelte Calgary-Familien-Assessment- und Calgary-Familien-Interventionen-Modell (Wright und Leahey 2014). Ein im deutschsprachigen Raum häufig genutztes Modell zur Gestaltung einer familienorientierten Pflege ist das der familien- und umweltbezogenen Pflege von Friedemann (Friedemann und Köhlen 2010). Beide Modelle bedienen sich in unterschiedlicher Schwerpunktsetzung der Konzepte der Systemtheorie und der Kybernetik und basieren auf einer spezifischen Sichtweise davon, wie Menschen ihre Welt verstehen (vgl. Wright und Leahey 2014, S. 47ff.; Friedemann und Köhlen 2010, S. 22f.). Einige der Konzepte in ihrer Bedeutung für die Arbeit mit Familien sollen an dieser Stelle beispielhaft dargestellt und erläutert werden.

Im Sinne der Systemtheorie ist eine Familie immer Teil eines größeren Suprasystems (z. B. der Hausgemeinschaft, dem Dorf oder Ortsteil, in dem sie lebt oder der kulturellen bzw. religiösen Gemeinschaft, zu der sie sich zugehörig fühlt). Sie setzt sich außerdem aus verschiedenen Subsystemen zusammen. So bilden beispielsweise die Eltern oder die Geschwister, Vater und Sohn oder der im Haushalt mitlebende Großvater und sein Enkelkind ein Subsystem. Eine weitere Grundannahme aus der Systemtheorie lautet: »Das Ganze ist immer größer als die Summe seiner Teile«. Bezogen auf die Arbeit mit einer Familie bedeutet dies, dass das Verhalten eines Familienmitgliedes immer nur verstanden werden kann, wen man versteht, wie die ganze Familie funktioniert und umgekehrt, dass es nicht möglich ist, die Familie als Ganzes zu begreifen, wenn man nichts über die einzelnen Teile, das heißt Familienmitglieder weiß.

 So macht z. B. eine Gesundheits- und Kinderkrankenpflegerin, die eine junge Familie mit einem Frühgeborenen nach der Entlassung aus der Klinik betreut, die Erfahrung, dass die 18-jährige Mutter in der Klinik erfolgreich gestillt bzw. die Muttermilch abgepumpt hat, zu Hause das Stillen zwar weiterführt, das Kind aber in letzter Zeit häu-

> fig unruhig ist und nicht mehr zunimmt. Würde sich die Gesundheits- und Kinderkrankenpflegerin nun nur um das Problem der Gewichtsstagnation kümmern, würde dies vermutlich nicht zum Erfolg führen. Denn auf Nachfrage berichtet die Mutter darüber hinaus, dass es in letzter Zeit immer wieder zu Konflikten mit dem 20 Jahre alten Kindsvater gekommen wäre, was sie sehr belasten würde. Im Gespräch mit der Mutter und dem Kindsvater stellt sich heraus, dass die junge Frau gerne ihr unterbrochenes Studium fortführen würde, dazu aber die Bereitschaft des Vaters benötigt, in Zeiten ihrer Abwesenheit das Kind zu versorgen. Durch das Stillen fühlt sie sich abhängig und wirft ihrem Partner vor, sie nicht ausreichend zu unterstützen. Dieser wiederum fühlt sich mit der Situation überfordert, traut sich dies nicht zu äußern, weil er meint, dadurch als schlechter Vater angesehen zu werden. Die Unzufriedenheit und die Sorge um ihre Zukunft führten bei der jungen Mutter zum Rückgang der Milchmenge, wodurch auch das Kind unzufrieden und unruhig wurde und nicht mehr zunahm. Aus systemtheoretischer Sicht bekommt die stagnierende Gewichtszunahme und Unruhe des Kindes nun eine ganz andere Bedeutung und die Lösung des Problems kann nur gelingen, wenn die Familienmitglieder, das heißt die Eltern des Säuglings, ihr Verhalten, ihre Einstellungen und ihre Wahrnehmung von der Situation verändern.

Dabei kommt es aus systemtheoretischer Sicht betrachtet bereits durch die Veränderung des Verhaltens eines Familienmitglieds zu Veränderungen im gesamten System. Ziel der Arbeit mit einer Familie ist es deshalb, die Familienmitglieder dabei zu unterstützen, ihre Wahrnehmung von sich, von den anderen und des »Problems« und ihren Umgang damit zu verändern. Auch ein Ereignis von außen kann sich auf das System als Ganzes und seine Mitglieder auswirken. So könnte beispielsweise im oben genannten Fall die Tatsache, dass das Baby aufgrund einer Infektion erneut stationär aufgenommen werden muss, dazu führen, dass der junge Vater sich mit aufnehmen lässt und damit sich und seiner Partnerin unter Beweis stellt, dass er ein verantwortungsvoller und kompetenter Vater ist. Dieses Beispiel macht gleichzeitig ein in systemischen Ansätzen genutztes Konzept der Kybernetik deutlich. »Die Kybernetik ist eine wissenschaftliche Forschungsrichtung, die Gesetzmäßigkeiten im Ablauf von Steuerungs- und Regelungsvorgängen untersucht« (Wright und Leahey 2014, S. 53). Aus Sicht der Kybernetik haben Systeme (also auch Familiensysteme) die Fähigkeit zur Selbstregulation. Für die Arbeit mit Familien bedeutet dies, dass niemals nur ein Familienmitglied für die Schwierigkeiten einer ganzen Familie verantwortlich gemacht werden kann (vgl. ebd.). Nur durch die Veränderung von Steuerungs- und Regelungsvorgängen ist der Aufbau eines neuen Verhaltens- und Handlungsrepertoires möglich.

Sehr häufig ist es das Ziel pflegerischen Handelns, das Verhalten einzelner Personen oder ganzer Familiensysteme zu verändern. Aus systemischer Perspektive kann eine Veränderung aber nicht gezielt von außen herbeigeführt werden. Was eine Familie aus den Impulsen, Hinweisen und Gesprächen mit einer Gesundheits- und Kinderkrankenpflegerin macht oder wie sie mit neuen Ereignissen umgeht, kann niemals vorausgesagt werden. So lautet eine weitere Grundannahme der Systemtheorie: Ein System ist in der Lage, die Kräfte die von innen und außen auf das System einwirken so auszubalancieren, dass Veränderungen und Stabilität in einer Art und Weise miteinander existieren, dass ein Gleichgewicht zwischen beiden Prozessen gewährleistet ist. Den Ansatz des systemischen Gleichgewichts nutzt Marie-Luise Friedemann in ihrer Theorie der familien- und umweltbezogenen Pflege in einer besonderen Art und Weise.

1.5.3 Familien- und umweltbezogene Pflege (Marie Luise Friedemann)

Im Zentrum der Theorie von Friedemann steht die Familiengesundheit. Dabei betrachtet sie sowohl die Gesundheit des Individuums als auch die einer ganzen Familie aus systemischer Sicht. Friedemann geht davon aus, dass alle Menschen den Wunsch haben, ein angstfreies und sinnvolles Leben zu führen. Hierzu streben sie nach Kongruenz (Übereinstimmung) mit sich selbst und ihrer Umwelt. Dies gilt sowohl für einzelne Personen als auch für Familien. Um diese Kongruenz zu erreichen, passen sie entweder ihre **Ziele** und **Prozesse** den Systemen ihrer Umwelt an oder sie versuchen als störend erlebte Einflüsse aus der Umwelt abzuwehren bzw. rückgängig zu machen, um selbst unverändert zu bleiben.

Ziele eines Systems, also auch eines Familiensystems, sind nach Friedemann zum einen Stabilität und Wachstum und zum anderen Regulation/Kontrolle und Spiritualität (vgl. Friedemann und Köhlen 2010, S. 28 ff. und S. 39 ff.; ▶ Abb. 1.1).

Die Ziele **Stabilität und Wachstum** dienen der Erhaltung des Systems durch die Beibehaltung einer Grundstruktur bzw. durch die Veränderung von Strukturen. Zu den Strukturen einer Familie gehören z. B. die Verteilung der Rollen und Aufgaben, der Tagesablauf, Traditionen, die Art des Wohnens (Haus, Wohnung, Anzahl und Aufteilung der Räume etc.). Dabei erlaubt Stabilität eine Identifikation mit sich selbst, Werten, Regeln und Weltanschauungen. Wachstum dagegen hilft bei der Umorientierung, bei der Anpassung an eine neue Lebenssituation und entwicklungsbedingte Änderungen und Herausforderungen.

Die Ziele **Regulation/Kontrolle und Spiritualität** dienen der Erhaltung des Systems durch die Bewältigung der Angst, die durch Ungewissheit bzw. Hilflosigkeit hervorgerufen wird. Regulation und Kontrolle dienen dazu, gewünschte Einflüsse zu akzeptieren und ungewünschte zu verringern bzw. zu vermeiden. Spiritualität dagegen hilft, sich über die unmittelbare Umwelt hinwegzusetzen, über die Verbindung zu Mitmenschen, Natur, Gott u. a. m. zu innerem Frieden und Harmonie zu kommen. Spiritualität bewirkt, den Ereignissen im Leben einen höheren Sinn und eine Bedeutung beimessen zu können.

Im Bestreben, die beschriebenen Ziele zu erreichen, steht das System Familie im Austausch und in der Verbindung mit anderen, das heißt mit Umweltsystemen. Hierdurch kann Kongruenz nach innen und außen hergestellt werden. Dabei spielen die kollektiven Handlungen und Strategien einer Familie eine wichtige Rolle. Friedemann bezeichnet sie als Prozessdimensionen (ebd., S. 41ff.).

Die Prozessdimensionen

- Systemerhaltung und Kohärenz führen zu Stabilität.
- Systemänderung und Individuation zu Wachstum.
- Systemerhaltung und Systemänderung zu Regulation/Kontrolle.
- Kohärenz und Individuation zu Spiritualität.

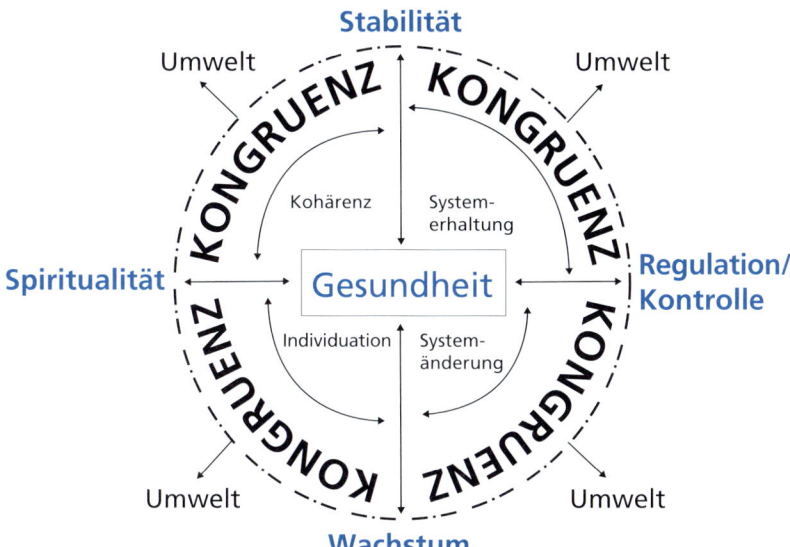

Abb. 1.1: Diagramm des systemischen Gleichgewichts nach Friedemann

»**Systemerhaltung** (…) schließt all jene Strategien mit ein, die mit der Organisation des Familienlebens zu tun haben« (ebd.). Hierzu gehört beispielsweise die Art und Weise, wie in einer Familie Entscheidungen getroffen oder Probleme gelöst werden. Ebenso Routinen, Rituale, Methoden der Kindererziehung, der Erhaltung der Gesundheit, Schlaf- und Essgewohnheiten u. a. m.

Kohärenz, also das Zusammengehörigkeitsgefühl, entsteht durch Kommunikation, über den Austausch von Gefühlen, Erlebnissen, die

Anerkennung von Leistungen oder den Ausdruck von Liebe, in der Fürsorge für Kinder, kranke oder alte Menschen. Kohärenz verleiht den Familienmitgliedern eine Familienidentität, für die sie auch auf einen Teil ihrer persönlichen Freiheit verzichten, dafür aber Sicherheit und Halt gewinnen.

Individuation zielt zum einen auf Spiritualität und zum anderen auf Wachstum. »In der Theorie des systemischen Gleichgewichts stellt ein Mensch im Individuationsprozess auch Verbindungen zu anderen Personen bzw. Systemen her (…), während er als Individuum wächst. (…) Durch Spiritualität fühlt [er] sich emotional mit einem größeren Ganzen verbunden, sei es in einer Beziehung zu anderen, im Aufgabengebiet des Arbeitsplatzes, der Natur oder der Religion« (ebd., S. 33). Gleichzeitig ermöglicht eine Familie, die Individuation zulässt, ihren Mitgliedern, sich persönlich zu entfalten, sich zu bewähren und ihr Leben so zu gestalten, wie es für sie sinnvoll und richtig erscheint.

Systemänderung wird beispielsweise erforderlich durch Veränderungen im System eines Familienmitglieds (z. B. die Arbeitslosigkeit des Vaters oder die Aufnahme einer Teilzeitstelle der Mutter nach der Elternzeit), wenn ein neues Familienmitglied (z. B. durch die Geburt oder Adoption eines Kindes) hinzukommt oder wenn ein Familienmitglied schwer erkrankt. Dies bedeutet, dass die Strukturen eine Umwandlung erfahren oder dass sich die Familie an neue Ansichten oder Werte anpassen muss. Deshalb verlaufen Systemänderungen in den seltensten Fällen reibungslos. Systemänderung kann dann zum Wachstum der Familie führen oder zu einer neuen Form von Spiritualität.

Um die **Gesundheit einer Familie** einschätzen zu können, schlägt Friedemann drei Kriterien vor:

1. Die Familie handelt in allen vier Prozessdimensionen.
2. Es besteht Kongruenz zwischen der Familie und ihrer Umwelt.
3. Die Familienmitglieder empfinden wenig Angst und sind mit ihrer Familie im Großen und Ganzen zufrieden.

Dabei hebt sie, ganz im systemtheoretischen Sinne, hervor, dass niemand außer der Familie selbst ihre Gesundheit in diesem Sinne einschätzen und bewerten kann. Pflegefachpersonen können zur Familiengesundheit nur insofern beitragen, als sie in Gesprächen und in der Beratung der Familie helfen, ihre Ziele und Handlungsformen in den vier Prozessdimensionen zu erkennen und zu verstehen. Für die Unterstützung einer Familie mit dem Ziel, ihre Gesundheit im Sinne der inneren und äußeren Kongruenz zu erhalten und zu fördern, schlägt sie folgende Schritte im Pflegeprozess vor (vgl. ebd., S. 63 ff.; hier findet sich auch ein Vorschlag für eine ausführliche, nach den Prozessdimensionen strukturierte Informationssammlung für eine erste Einschätzung der Familiensituation):

K – lassifizieren der systemischen Prozesse innerhalb der vier Prozessdimensionen,
O – ffen, in einfachen Worten die Theorie und die systemischen Prozesse erklären,
N – achforschen, welche Änderungen stattfinden sollen,
G – utheißen und Fördern der geeigneten Handlungen,
R – epetieren und Verstärken der geeigneten Handlungen,
U – mlernen der unangebrachten Handlungen,
E – xperimentieren mit neuen Handlungen,
N – ützlichkeit und Erfolg der Änderungen prüfen und
Z – usprechen, ermuntern, loben.

1.5.4 Fazit

Anlass für die Arbeit von Gesundheits- und Kinderkrankenpflegerinnen in und mit der Familie eines Kindes oder Jugendlichen sind häufig Probleme, die von Mitgliedern der Familie selbst oder von anderen Berufsgruppen formuliert werden. Um der Familie zu helfen, mit den Problemen zu Recht zu kommen bzw. sie bewältigen zu können, ist es von zentraler Bedeutung, den Blick auf die Stärken und Ressourcen der Familie zu richten. Denn nur die Familie selbst kann Veränderungen herbeiführen bzw. für Bedingungen und Strukturen sorgen, die die Familie stabilisieren und gleichzeitig Entwicklung und Wachstum ermöglichen. Beides ist wichtig, damit eine Familie gesund bleibt. Systemische Ansätze sind ein hilfreicher Zugang zu einer ressourcenorientierten Arbeit mit Familien. Sie zu verstehen und im Alltag umzusetzen ist nicht einfach und erfordert eine kontinuierliche Auseinandersetzung mit familien- und systemtheoretischen Ansätzen in der Pflege und ihren Bezugswissenschaften, die Bereitschaft und Kompetenz familienzentrierte bzw. -orientierte Assessmentverfahren einzusetzen und zu erproben und v. a. einen gekonnten und gezielten Umgang mit Methoden der Gesprächsführung. Ein erster wichtiger Schritt ist aber schon damit getan, wenn es Gesundheits- und Kinderkrankenpflegerinnen gelingt, zwischen Beschreibung und Bewertung zu unterscheiden, die Vorgehensweisen und bisherigen Entscheidungen einer Familie zu würdigen und die Überzeugungen einer Familie gegenüber Veränderungen und Ereignissen zu respektieren.

Literatur

Arnold D S, O'Leary S G, Wolff L S, Acker M M. (1993). The parenting scale: A measure of dysfunctional parenting in discipline situations. In: Psychological Assessment, 5. Jg., Heft 2, 137–144

Becker E (2012). Familien-Gesundheits- und Kinderkrankenpflege im Praxistest: Pflegerische Gesundheitssprechstunde im Familientreff. http://www.bekd.de/fileadmin/PDFs/kks_12_2012_FGKiKP_B-G.pdf (Zugriff am 18.07.2016)

Bengel J et al. (2009). Schutzfaktoren bei Kindern und Jugendlichen. Stand der Forschung zu psychosozialen Schutzfaktoren für Gesundheit. Band 35. Bundeszentrale für gesundheitliche Aufklärung. Köln

Bekel G (2003). Orem – Die Selbstpflegedefizittheorie als Erkenntnisprogramm für die Pflege als Praxiswissenschaft. In: Brandenburg H und Dorschner S (Hrsg.). Pflegewissenschaft 1. Bern u. a.: Hans Huber, S. 155–183

BMFSJG (Bundesministerium für Familie, Senioren, Frauen und Jugend) (2009). Memorandum Familie leben. Impulse für eine familienbewusste Zeitpolitik. http://www.bmfsfj.de/RedaktionBMFSFJ/Broschuerenstelle/Pdf-Anlagen/memorandum-familie-leben,property=pdf,bereich=bmfsfj,sprache=de,rwb=true.pdf (Zugriff am 18.07.16)

Bornstein M H (Hrsg.) (2002a). Handbook of Parenting. Mahwah, New Jersey: Lawrence Erlbaum Associates. Band 1: Children and Parenting

Bornstein M H (Hrsg.) (2002b). Handbook of Parenting. Mahwah, New Jersey: Lawrence Erlbaum Associates. Band 2: Biology and Ecology of Parenting

Bornstein M H (Hrsg.) (2002c). Handbook of Parenting. Mahwah, New Jersey: Lawrence Erlbaum Associates. Band 3: Being and Becoming a Parent

Bornstein M H (Hrsg.) (2002d). Handbook of Parenting. Mahwah, New Jersey: Lawrence Erlbaum Associates. Band 4: Social Conditions and Applied Parenting

Bornstein M H (Hrsg.) (2002e). Handbook of Parenting. Mahwah, New Jersey: Lawrence Erlbaum Associates. Band 5: Pracital Issues in Parenting

Coleman P K, Karraker K H (2002). Maternal self-efficacy beliefs, competence in parenting, and toddlers' behaviour and developmental status. In: Infant Mental Health Journal 24. Jg., Heft 2, 126–145

Erpenbeck J, von Rosenstiel L (Hrsg.) (2003). Handbuch Kompetenzmessung. Stuttgart: Schäffer-Pöschel

Fend H (2005). Entwicklungspsychologie des Jugendalters. Wiesbaden: VS-Verlag

Franke A (2009). Das HEDE-Training®. Manual zur Gesundheitsförderung auf Basis der Salutogenese. Bern u. a.: Hans Huber

Friedemann M-L, Köhlen C (2010). Familien- und umweltbezogene Pflege. Bern u. a.: Hans Huber

Fröhlich-Gildhoff K, Rönnau M, Dörner T, Kraus-Gruner G, Engel E M (2008). Kinder Stärken! – Resilienzförderung in der Kindertageseinrichtung. In: Praxis der Kinderpsychologie und Kinderpsychiatrie, 57. Jg., Heft. 2, S. 98–116

Geene R, Höppner C, Lehmann F (2013). Gesundheitsförderung – Eine Strategie für Ressourcen. In: Geene, R, Höppner C, Lehmann F (Hrsg.) Kinder stark machen: Ressourcen, Resilienz, Respekt. Ein multidisziplinäres Arbeitsbuch zur Kindergesundheit. Bad Gandersheim: Verlag Gesunde Entwicklung, S. 19–67

Gehring M, Kean S, Hackmann M, Büscher A (2002). Familienbezogene Pflege. Bern u. a.: Hans Huber

Göppel R (2005). Das Jugendalter. Entwicklungsaufgaben, Entwicklungskrisen, Bewältigungsformen. Stuttgart: Kohlhammer

Goldstein S und Brooks R B (Hrsg.) (2006). Handbook of Resilience in Children. New York: Springer

Havighurst R (1953). Human development and education. London: Longmans

Hoffmann E (2010). Gesellschaftliche Integration für jedes Kind: Internationale Impulse. Analysen & Argumente. Publikation der Konrad Adenauer Stiftung. Ausgabe 87, Dezember 2010. http://www.kas.de/wf/doc/kas_21511-544-1-30¬.pdf?101222170602 (Zugriff am 18.07.2016)

Hoghughi M und Speight A N P (1998). Good enough parenting for all children – a strategy for a healthier society. In: Archives of Disease in Childhood, 78. Jg., Heft 4, 293–300

Holoch E (2010). Die Theorie der Dependenzpflege – ein konzeptioneller Rahmen für die Einschätzung, Stärkung und Förderung elterlicher Kompetenzen. In: Pflege, 23. Jg., Heft 1, 25–36

Kaba-Schönstein L (2011). Gesundheitsförderung I: Definition, Ziele, Prinzipien, Handlungsebenen und -strategien. http://www.leitbegriffe.bzga.de/?uid=4b2a¬b68747dab0d2d5772bf69a0e7385&id=angebote&idx=200 (Zugriff am 18.07.2016)

Kaplan H B (2006). Understanding the Concept of Resilience. In: Goldstein, S. und Brooks R.B. (Hrsg). Handbook of Resilience in Children. New York: Springer, S. 39–47

Keller S (2010). Vernetzung der Gesundheits- und Kinderkrankenpflegerinnen an der Schule für Körperbehinderte in Stuttgart-Vaihingen. Unveröffentlichte Projektarbeit. Stuttgart

Kendall S, Bloomfield L (2005). Developing and validating a tool to measure parenting self-efficacy. In: Journal of Advanced Nursing, 51. Jg., Heft 2, 174–181

Keupp H (2013). Kinder und Jugendliche in schwierigen Zeiten. In: Röhrle B und Christiansen H (Hrsg.). Prävention und Gesundheitsförderung Band V. Hilfen für Kinder und Jugendliche in schwierigen Situationen. Tübingen: Dgtv-Verlag, S. 17–37

Lüdeke M. (2013). Ein wichtiger Baustein in der Gesundheitsfürsorge. Familien-Gesundheits- und Kinderkrankenpflege in Kindertagesstätten und Familienzentren. In: Pflegezeitschrift, 66. Jg., Heft 8, 464–467

Ladwig A, Gisbert K, Wörz T (2001). Kleine Kinder – starke Kämpfer. Resilienzförderung im Kindergarten. In: Theorie und Praxis der Sozialpädagogik 4, 43-48 http://www.kindergartenpaedagogik.de/645.html (Zugriff am 18.07.2016)

Lyssenko L, Franzkowiak P, Bengel J (2010). Resilienz und Schutzfaktoren http://www.leitbegriffe.bzga.de/alphabetisches-verzeichnis/resilienz-und-schut¬zfaktoren/(Zugriff am 18.07.2016)

Orem D E (1997). Strukturkonzepte der Pflegepraxis. Berlin, Wiesbaden: Ullstein Mosby

Mercer J (2006). Understanding Attachment. Parenting, Child Care, and Emotional Development. Westport: Praeger Publishers

Michaelis R, Niemann G (2010). Entwicklungsneurologie und Neuropädiatrie. Stuttgart: Thieme

Michaelis R (2012). Die ersten fünf Jahre. Wie sich Ihr Kind entwickelt. Stuttgart: Trias

Michaelis R, Berger R, Nennstiel-Ratzel U, Krägeloh-Mann I (2013). Validierte und teilvalidierte Grenzsteine der Entwicklung. Ein Entwicklungsscreening für die ersten 6 Lebensjahre. In: Monatsschrift Kinderheilkunde, 161. Jg., Heft 10, 898–910

Montada L (2008). Fragen, Konzepte, Perspektiven. In: Oerter R und Montada L (Hrsg.). Entwicklungspsychologie. Weinheim und Basel: Beltz Verlag, S. 3–48

de Montigny F, Lacharité C (2005). Perceived parental efficacy: concept analysis. In: Journal of Advanced Nursing, 49. Jg., Heft 4, 387–396

Oerter R, Dreher E (2008). Jugendalter. In: Oerter R und Montada L (Hrsg.) Entwicklungspsychologie. Weinheim und Basel: Beltz Verlag, S. 271–332

Papoušek M (2001). Intuitive elterliche Kompetenzen – Ressourcen in der präventiven Eltern-Säuglings-Beratung und –psychotherapie. In: Frühe Kindheit, 4. Jg., Heft 1. http://liga-kind.de/fruehe/101_pap.php (Zugriff am 29.12.13)

Papoušek M, Papoušek H (2002). Intuitive parenting. In: Bornstein M H (Hrsg.). Handbook of Parenting, Band 2: Biology and Ecology of Parenting. Mahwah, New Jersey: Lawrence Erlbaum, S. 183–205

Papoušek M (2004). Regulationsstörungen der frühen Kindheit: Klinische Evidenz für ein neues diagnostisches Konzept. In: Papoušek M et al. (Hrsg.). Regulationsstörungen der frühen Kindheit. Bern u. a.: Huber, S. 77–110

Schneewind K A, Beki J (2007). Stärkung von Elternkompetenzen durch primäre Prävention: Eine Unze Prävention wiegt mehr als ein Pfund Therapie. In: Praxis der Kinderpsychologie und Kinderpsychiatrie, 56. Jg., Heft 8, 643–659

Sit M (2012). Sicher, stark und mutig. Kinder lernen Resilienz. Freiburg im Breisgau: Kreuz-Verlag

Taylor S G, Renpenning K E, Geden E A, Neuman, B M, Hart M A (2001). A theory of dependent-care: A corollary theory to Orem's theory of self-care. In: Nursing Science Quarterly, 14. Jg., Heft 1, 39–47

Taylor S G, Renpenning K E (2001). The practice of nursing in multiperson situations, family and community. In: Orem D E. Nursing. Concepts of Practice. St. Louis: Mosby, S. 394-433

Taylor S G, Renpenning K E (2011). Self-care Science, Nursing Theory, and Evidence-Based Practice. New York: Springer Publishing Company

Walper S (o. J.). Stärkung der Elternkompetenz und Familienbildung. http://www.ifp.bayern.de/imperia/md/content/stmas/ifp/fachkongress/fachforum5_kongress2009_wissenschaft_walper.pdf (Zugriff am 18.07.2016)

WHO (1986). Ottawa-Charta zur Gesundheitsförderung http://www.euro.who.int/__data/assets/pdf_file/0006/129534/Ottawa_Charter_G.pdf (Zugriff am 18.07.2016)

WHO (1997). Die Jakarta Erklärung zur Gesundheitsförderung für das 21. Jahrhundert http://www.who.int/healthpromotion/conferences/previous/jakarta/en/hpr_jakarta_declaration_german.pdf (Zugriff am 3.8.2013)

Wright L M, Leahey M (2014). Familienzentrierte Pflege. Lehrbuch für Familien-Assessment und Interventionen. Bern u. a.: Hans Huber

Ziegenhain U, Gebauer S, Ziesel B, Künster A K, Fegert J M (2008). Die Chance der ersten Monate. Feinfühlige Eltern – gesunde Kinder. Ulm: Schirmer Medien

2 Gesundheitsförderung und Prävention am Lebensanfang

Katrin Witowski

2.1 Exemplarischer Fall

Raphael wurde vor zwei Tagen in der Frauenklinik einer Großstadt spontan geboren. Er ist das erste Kind der Eheleute Rebmann, kam nach 38 Schwangerschaftswochen und einem unkomplizierten Geburtsverlauf gesund zur Welt und wog 2980g. Morgen steht die Entlassung an.

Für die 38jährige Frau Rebmann, Personalchefin einer mittelständischen Firma, war es die erste Schwangerschaft. Sie hatte einen Geburtsvorbereitungskurs bei einer Hebamme der Geburtsklinik, aber keinen Säuglingspflegekurs besucht, da ihre Schwiegereltern am gleichen Ort wohnen und schon während Frau Rebmanns Schwangerschaft ihre Unterstützung für die Zeit nach der Geburt angeboten hatten.

Frau Rebmann hatte sich bereits während der Schwangerschaft vorgenommen zu stillen und Raphael wurde gleich nach der Geburt angelegt. Auch wenn Raphael noch etwas verschlafen ist, klappt das Stillen recht gut.

Wenn Herr Rebmann (41 Jahre alt und Gymnasiallehrer) seine Frau und Raphael besucht, lässt er sich von den Gesundheits- und Kinderkrankenpflegerinnen der Wochenstation in der Pflege des Kindes gerne anleiten. Da Frau Rebmann nach den acht Wochen Mutterschutz wieder arbeiten gehen möchte, wird ihr Mann ein Jahr Elternzeit nehmen und die Pflege und Betreuung von Raphael übernehmen.

Beide Elternteile gehen mit Raphael sehr liebevoll und feinfühlig um, sind aber noch etwas unsicher beim Wickeln, Baden und An- bzw. Ausziehen. Herr Rebmann ist sehr wissbegierig und möchte sich gut auf die Zeit nach der Entlassung vorbereiten. Frau Rebmann ist manchmal etwas ungeduldig mit sich selbst. Sie äußert mehrmals den Wunsch, die Zeit des Mutterschutzes ganz der Fürsorge für Raphael widmen zu wollen, um ihm einen guten Start ins Leben zu ermöglichen.

2.2 Einleitung

Mit der Geburt eines Kindes wird der komplette Partnerschafts- oder Familienalltag quasi auf den Kopf gestellt. Durch die Erweiterung des Beziehungsgefüges durch das neue Familienmitglied verändert sich die Verbindung der bisherigen Partner oder Familienmitglieder auf vielfältige Weise. Dies bringt zum einen viele unvergessliche und schöne Momente mit sich, es stellt auf der anderen Seite aber auch eine Herausforderung dar, die bei vielen Eltern mit Unsicherheiten und Fragen einhergeht.

Je kompetenter sich Eltern aber fühlen, je besser sie sich auf ihre intuitiven elterlichen Kompetenzen (▶ Kap. 1) verlassen können, umso mehr sind sie in der Lage, die Bedürfnisse ihres neu geborenen Kindes zu erkennen und ihnen angemessen zu begegnen. Macht ein Neugeborenes oder ein Säugling die Erfahrung, dass seine Bedürfnisse erkannt werden, so fühlt er sich verstanden und kann peu à peu lernen, sich selbst zu regulieren. Die Fähigkeit zur Selbstregulation ist eine wichtige Voraussetzung, um mit Alltagsanforderungen und den lebenslänglich auftretenden Entwicklungsaufgaben (▶ Kap. 1) zu Recht zu kommen.

Gesundheitsförderung und Prävention am Lebensanfang bedeutet deshalb vor allem, die Elternkompetenzen durch Information, Anleitung, Unterstützung und Ermutigung zu stärken.

Am Beispiel der Situation eines Paares, das sein erstes Kind bekommt wird verdeutlicht, über welche Kompetenzen Gesundheits- und Kinderkrankenpflegerinnen verfügen müssen und welches Fachwissen sie benötigen, um die jungen Eltern dabei zu unterstützen, gut für die Gesundheit ihres Babys zu sorgen und das Neugeborene so zu pflegen, dass es ihm gelingt, die ersten Anpassungsprozesse an das extrauterine Leben zu bewältigen.

2.3 Kompetenzen

Für die Pflege von Raphael und die Betreuung seiner Eltern benötigen Gesundheits- und Kinderkrankenpflegerinnen folgende Kompetenzen:

- Den Gesundheitszustand und die Reaktionen eines Neugeborenen gezielt beobachten, fachlich korrekt interpretieren und bei Auffälligkeiten adäquat handeln.
- Die Körperpflege eines Neugeborenen unter Nutzung aktueller wissenschaftlicher Erkenntnisse, des relevanten Fachwissens, der individuellen Erfordernisse und Bedürfnisse des Kindes durchführen.

- Die Bewegungskompetenz von Neugeborenen und Säuglingen durch die Anwendung des Konzeptes des Kinästhetik Infant Handling fördern.
- Die elterliche Feinfühligkeit anhand der Kriterien der Feinfühligkeitsskala einschätzen und die Eltern in der Entwicklung ihrer Feinfühligkeit stärken.
- Die Entwicklung der Eltern-Kind-Beziehung und das Bonding durch die Aufklärung der Eltern über förderliche Faktoren und Maßnahmen (z. B. Baby-Massage, Stillen) und durch das Schaffen von positiven Rahmenbedingungen unterstützen.
- Die Erfahrungen, das Vorwissen und die Kompetenzen von Eltern eines Neugeborenen und deren familiäres System analysieren und daraus den Anleitungsbedarf der Eltern ableiten.
- Auf der Basis dieser Analyse die Anleitung der Eltern zur Pflege ihres Kindes unter Berücksichtigung gegebener Rahmenbedingungen planen und durchführen.
- Die Eltern zur Pflege ihres Kindes und zur Förderung seiner Bewegungskompetenz so anleiten, dass sie die erforderlichen Handlungen in der häuslichen Umgebung umsetzen können.
- Die Eltern über das Stillen und die Ernährung im ersten Lebensjahr auf der Grundlage aktueller wissenschaftlicher Erkenntnisse informieren und beraten.
- Die Eltern bei der Nahrungsverabreichung (Stillen oder Flaschennahrung) unter Berücksichtigung ihrer individuellen Lebensumstände unterstützen und anleiten.
- Die Eltern über das Schlafverhalten von Säuglingen/Kleinkindern und eine gesunde Schlafumgebung unter Nutzung neuester wissenschaftlicher Erkenntnisse und im Hinblick auf ihre individuelle familiäre Situation gezielt und geplant informieren.
- Die prophylaktischen Maßnahmen und gesetzlichen Vorsorgeuntersuchungen für Kinder kennen und die Eltern darüber informieren und bei Rückfragen aufklären.

2.4 Fachwissen zur kompetenten Bewältigung der Situation

2.4.1 Das Neugeborene – Definition und Klassifikationen zur Beurteilung des Reifezustandes

Die Definition für ein Neugeborenes bezieht sich auf den Zeitraum von der Geburt bis zum Alter von 4 Wochen (28 Tage nach der Geburt). Dabei wird unterteilt in die frühe Neugeborenenperiode (1.–7. Lebenstag) und in die späte Neugeborenenperiode (8.–28. Lebenstag). Definitionen zur Reifebeurteilung Neugeborener erfolgen zum einen nach der Schwangerschaftsdauer (Gestationsalter). Eine Schwangerschaft wird gerechnet vom ersten Tag der letzten Regelblutung bis zur Geburt und dauert regulär 40 Wochen bzw. ca. 280 Tage.

Tab. 2.1: Klassifikation eines Neugeboren nach Gestationsalter (vgl. WHO, DIMDI 2012)

Reifes Neugeborenes	Vollendete 37. Schwangerschaftswoche bis zum Ende der 41. Schwangerschaftswoche (259–293 Tage)
Frühgeborenes	Vor der 37. Schwangerschaftswoche (<259 Tage)
Übertragenes Neugeborenes	42 Schwangerschaftswochen (294 Tage)

Zum anderen kann die Reifebeurteilung Neugeborener anhand des Geburtsgewichtes vorgenommen werden (▶ Tab. 2.2 und Tab. 2.3).

Tab. 2.2: Klassifikation eines Neugeborenen nach Geburtsgewicht (vgl. WHO, DIMDI 2012)

Niedriges Geburtsgewicht/Low birth weight infant (LBW)	< 2500g
Sehr niedriges Geburtsgewicht/Very low birth weight infant (VLBW)	< 1500g
Extrem niedriges Geburtsgewicht/Extremely low birth weight infant (ELBW)	< 1000g

Tab. 2.3: Klassifikation eines Neugeborenen nach der populationsspezifischen intrauterinen Wachstumskurve (vgl. Uhlemann 2013, S. 9)

Zu klein für das Gestationsalter/Small for gestational age (SGA)	Geburtsgewicht <10. Perzentile Hypotrophes Neugeborenes
Angemessen für das Gestationsalter/Appropriate for gestational age (AGA)	Geburtsgewicht 10.-90. Perzentile Eutrophes Neugeborenes
Zu groß für das Gestationsalter/Large for gestational age (LGA)	Geburtsgewicht >90. Perzentile Hypertrophes Neugeborenes

Bei Unklarheit über das Gestationsalter besteht die Möglichkeit, weitere Parameter zur Reifebestimmung hinzuzuziehen, so zum Beispiel anhand des Petrussa Indexes (▶ Tab. 2.4).

Tab. 2.4: Petrussa Index (vgl. Proquitté et al. 2010, S. 88)

Punkte	0	1	2
Haut	Hellrot, verletzlich, durchscheinend, dünn	Rosig, zunehmende Fältelung	Fest, deutlich sichtbare Falten, Hautabschilferungen
Mamillen	Kaum Drüsengewebe	Drüsengewebe tastbar, Mamillenhof erkennbar	Brustdrüsen über dem Hautniveau, Drüsenkörper und -hof palpabel
Ohr	Kaum Knorpelgewebe, weich	Knorpel in Tragus und Antitragus	Spontanes Rückstellphänomen, ausgebildeter Helixknorpel
Fußsohle	Glatt, Falten nur im vorderen Drittel	Falten im vorderen und mittleren Drittel	Falten über die gesamte Fußsohle
Genitale	Jungen: Hoden noch inguinal Mädchen: kleine Labien > große Labien	Jungen: Hoden evtl. noch inguinal Mädchen: kleine Labien = große Labien	Jungen: Hoden im Skrotum Mädchen: große Labien > kleine Labien

Adaptationsprozesse

Das Neugeborene passt sich im Verlauf der ersten 4 Wochen den Umgebungsbedingungen an. Diese Anpassung wird auch als Adaption bezeichnet und beinhaltet die Aufnahme und Regulation der Körperfunktionen, die vorher über die Plazenta des mütterlichen Organismus übernommen wurden. Um diese störungsfrei zu vollziehen, bedarf es der *anatomischen* und *funktionellen* Reife. Adaptationsprozesse beziehen sich auf folgende Funktionen und Organe: Lunge und Atmung, Herz und Kreislauf, Magen-Darm-Trakt, Leber, Niere, Sinnesorgane und zentrales Nervensystem, Haut und Hautanhangsorgane, Genitale, Energiehaushalt und Körpergewicht.

Beurteilung des Gesundheitszustandes eines Neugeborenen mit Hilfe des APGAR-Scores

Seit 1952 gibt es einen weltweiten Maßstab zur Beurteilung des klinischen Zustandes des Neugeborenen bzw. seiner Adaptionsfähigkeit; erstellt von der Amerikanerin Virginia Apgar. Sie setzte sich aufgrund ihrer Erfahrungen als Anästhesistin dafür ein, dass eine mögliche Gefährdung des Neugeborenen frühzeitig erkannt wird. Prä- und perinatale Komplikationen können so standardisierter erfasst und Gegenmaßnahmen eingeleitet werden. Seit der Einführung des so genannten APGAR-Scores konnte die perinatale Mortalität gesenkt werden. Starben in Deutschland Anfang 1950 noch gut 5 % der Kinder perinatal, so waren es 2006 nur noch 4,54 % (vgl. Schwarz 1998, S. 88).

Beim APGAR-Score wird das Neugeborene auf fünf Lebensfunktionen hin in drei Zeitfenstern untersucht; nach der 1. Lebensminute, nach der 5. Lebensminute und nach der 10. Lebensminute. Dabei werden je nach Ergebnis Punkte von 0–2 vergeben (▶ Tab. 2.5). 1963 führte der Kinderarzt Joseph Butterfield Abkürzungen zur verbesserten Merkfähigkeit der zu untersuchenden Funktionen ein, so dass der Name APGAR im englischsprachigen Raum für **A**ppearance, **P**ulse, **G**rimace, **A**ctivity und **R**espiration steht.

Für die deutsche Übersetzung benutzte man folgende Synonyme: **A**tmung, **P**uls, **G**rundtonus, **A**ussehen und **R**eflexe.

Tab. 2.5: APGAR-Score (vgl. Uhlemann 2013, S. 46; vgl. Hölter 2013)

Punkte	0	1	2
Atmung	Apnoe	unregelmäßig, flach	regelmäßig, schreit kräftig
Puls (Herzschlag)	Asystolie	<100	>100
Grundtonus	schlaff	träge, geringe Beugung der Extremitäten	aktive Bewegung
Aussehen	Zyanose, Blässe	Akrozyanose	rosig
Reflexe	keine	grimassieren	schreit, niest, hustet

Folgendermaßen lassen sich die erreichten Punkte auswerten:

- 9–10 Punkte: optimal lebensfrisch
- 7–8 Punkte: noch lebensfrisch
- 5–6 Punkte: leichter Depressionszustand
- 3–4 Punkte: mittelgradiger Depressionszustand
- 0–2 Punkte: schwerer Depressionszustand

> **Grenzen des APGAR-Scores**
>
> Die Beurteilung eines Neugeborenen enthält immer subjektive Komponenten und hängt von der Reife des Kindes ab, bezogen auf Tonus, Hautfarbe und Reflexerregbarkeit (vgl. ACOG COMMITTEE OPINION 2006, S. 760).

2.4.2 Körperpflege eines Neugeborenen

Berücksichtigt man die Adaptionsprozesse, die ein Neugeborenes zu leisten hat, so ergeben sich daraus für die Pflege eines Neugeborenen Besonderheiten, auf die Gesundheits- und Kinderkrankenpflegerinnen achten und die Eltern kompetent dazu informieren und anleiten müssen.

So unterscheidet sich die Haut des Neugeborenen signifikant von der eines Erwachsenen. So ist das Verhältnis von Körperoberfläche zu Körpermasse beim Kind deutlich größer als beim Erwachsenen. Auch ist die oberste Hautschicht der Epidermis, das Stratum corneum 30 % und die Epidermis selbst 20 % dünner als bei Erwachsenen. Die Säuglingshaut kann deutlich mehr Wasser aufnehmen, aber verliert es auch schneller, da sie noch nicht in der Lage ist, das Wasser zu speichern. Demzufolge besteht die Gefahr der Austrocknung. Umso wichtiger ist hier eine evidenzbasierte Pflege der Haut. Folgende Angaben beruhen auf den Empfehlungen des European Round Table Meetings von Pädiatern und Dermatologen aus dem Jahr 2009 sowie zwei Studien an der Charité Berlin (Penaten Professional Forum 2013, S. 2). Das Stratum corneum entwickelt sich demnach innerhalb des ersten Lebensjahres, was bedeutet, dass die natürliche Barriere der Haut zum Zeitpunkt der Geburt noch nicht ausgereift ist. Die Studien an der Berliner Charité kamen zu folgenden Ergebnissen:

Zweimal pro Woche gebadete Säuglinge zeigten im Vergleich zu zweimal pro Woche gewaschenen Säuglingen eine höhere Hautfeuchtigkeit an Stirn und Bauch am Stratum corneum und einen signifikant geringeren transepidermalen Wasserverlust im Windelbereich. Des Weiteren ließen sich eine erhöhte Hautfeuchtigkeit und ein geringerer Wasserverlust beim Gebrauch von milden, flüssigen Badezusätzen sowie dem Gebrauch von Babypflegecreme feststellen.

> **Handlungsempfehlungen zur Neugeborenen- und Säuglingspflege (nach Johnson und Johnson 2011, S. 8):**
>
> Europäische Pädiater und Dermatologen empfehlen in einem Konsensuspapier zwei- bis dreimal wöchentliches Baden statt Waschen mit einem Waschlappen. Die Badedauer sollte 5–10 Minuten betragen, die Badetemperatur 37°C. Die Zugabe eines milden Babybadezusatzes unter Beachtung der Dosierungsangabe verringert das Risiko des Austrocknens im Vergleich zum ausschließlichen Bad im klaren Wasser. Auf Seife sollte verzichtet werden, da sie alkalische Stoffe beinhaltet, die die Säuglingshaut reizen und austrocknen können. Das Eincremen nach dem Bad mit einer speziellen Babypflegecreme wird empfohlen, da dadurch der Feuchtigkeitsgehalt der Haut erhöht, der Wasserverlust verringert und somit die Hautschutzbarrie-

re geschützt wird. Hautpflege ist von besonderem Nutzen für Babys mit Risiko für atopisches Ekzem (Neurodermitis).

Gesäßpflege

Die Säuglingshaut ist nur ca. 1/5 so dick wie die Haut erwachsener Menschen. Dies hat Konsequenzen für ihre Pflege, insbesondere im Windelbereich. Denn dort ist die Haut mehreren Reizen ausgesetzt. Zum einen sorgt die gute Abdichtung der Windel dafür, dass sich Wärme und Feuchtigkeit auf der Haut stauen, die Haut mazeriert und bietet damit einen Nährboden für Bakterien und Pilze. Zudem kommt es durch die Reibung der Windel und den Kontakt der Haut mit Ausscheidungen zu Irritationen. Die Empfehlungen der Deutschen Haut- und Allergiehilfe lauten: Sobald die Windel voll ist, ist eine neue anzulegen. Das Kind sollte regelmäßig ohne Windel strampeln. Die Haut muss nach dem Bad gut getrocknet werden (tupfen, nicht reiben). Gereinigt werden soll die Haut mit Feuchttüchern, pflanzlichen oder Paraffin-Ölen. Das Öl auf der Haut bildet eine Schutzschicht, die die Wasserspeicherung erhöht und hilft, Austrocknung zu vermeiden. Wichtig ist nur, dass es sich um für die Hautpflege geeignete Öle handelt und nicht um herkömmliche pflanzliche Speiseöle (vgl. Johnson und Johnson 2010). Nach dem Reinigen des Gesäßes sollte eine spezielle Wundschutzcreme dünn auftragen werden, die entzündungshemmende Substanzen enthält.

> »Bewährt hat sich hier der Wirkstoff Dexpanthenol (Provitamin B5), (…). In den Hautzellen wird Dexpanthenol zu Pantothensäure (Vitamin B5) umgewandelt. Diese ist eine Vorstufe des biologisch aktiven Coenzyms A, das die Biosynthetisierung und die Regeneration der Zellen fördert. Darüber hinaus bindet Dexpanthenol Feuchtigkeit: Ein Austrocknen der Haut wird verhindert und das Wandern der neuen Hautzellen an die Oberfläche, das nur in ausreichend feuchtem Milieu möglich ist, sichergestellt« (Therapie Report aktuell Nr. 95, Der Deutsche Dermatologe Nr. 3/2005, S. 3).

Prinzipien zur Pflege der Haut von Neugeborenen und Säuglingen

Alle Hautfalten bzw. -areale sind stets trocken zu halten, um Mazerationen, Irritationen und damit Infektionen vorzubeugen. Beim Abtrocknen sollte immer darauf geachtet werden, das Kind abzutupfen, damit die Haut durch das Rubbeln nicht zusätzlich gereizt wird. Die Verwendung von auf Babyhaut abgestimmten Bade-/Waschzusätzen und Pflegecremes wird empfohlen, da dadurch die natürliche Schutzfunktion der Haut erhalten b leibt und gefördert wird.

Nabelpflege

Obwohl sehr viel Literatur zum Thema »Nabelpflege« zur Verfügung steht, gibt es hierzu nach wie vor keine evidenzbasierten Empfehlungen. In der Guideline des Schweizerischen Hebammenverbandes von 2014 wird dies damit begründet, dass der Heilungsprozess des Nabels noch nicht richtig verstanden wird. Auf der Basis einer umfassenden Analyse von Reviews kommt der Schweizerische Hebammenverband zu folgendem Schluss:

Die Nabelpflege kann »trocken« oder durch ein lokales Antiseptikum, wie z. B. 70%-igem Alkohol, erfolgen. Trockene Nabelpflege bedeutet, dass der Nabel nur bei Verschmutzung mit sauberem Wasser oder Seifenwasser gewaschen, ansonsten trocken gehalten wird. Der Nabel sollte nicht von Windeln oder Nabelbinden bedeckt sein und das Berühren des Nabels sollte vermieden werden. Ein reifes, gesundes Neugeborenes kann mit dem Nabelschnurrest gebadet werden. Wichtig ist es, den Nabel anschließend gut trocken zu tupfen.

Da es bei der trockenen Nabelpflege häufiger zu fauligem Geruch und einer Absonderung aus dem Nabel kommt, wird dies oftmals als Eiter interpretiert. Die bakterielle Besiedelung des Nabels ist bei der trockenen Nabelpflege höher als bei der Behandlung mit einem lokalen Antiseptikum. Es ist jedoch noch unklar, welche Auswirkungen dies auf die Nabelinfektionsrate hat. Bei der Pflege mit einem lokalen Antiseptikum genügt es, den Nabel einmal täglich zu desinfizieren. Je häufiger der Nabel desinfiziert wird, desto länger dauert es, bis die Nabelschnur abfällt

Bei Frühgeborenen oder kranken Neugeborenen wird, aufgrund der verminderten Immunabwehr dieser Kinder empfohlen, den Nabel mit einem lokalen Antiseptikum zu desinfizieren (vgl. SHV-Guideline 2014).

2.4.3 Stillen und Ernährung

Wie bereits in Kapitel 2.3 beschrieben, stellt die Geburt eines Kindes für die Eltern eine große Herausforderung dar. Sie möchten für ihr Kind alles richtig machen und das Beste tun. Dabei haben die Themen Stillen und Ernährung oftmals eine besonders große Bedeutung und bieten im Berufsalltag von Gesundheits- und Kinderkrankenpflegerinnen häufig Anlässe für Anleitung, Unterstützung und Beratung.

Stillen

Stillen ist die beste Form der Ernährung für gesunde Säuglinge in den ersten Lebensmonaten, auch das Teilstillen wird empfohlen (vgl. Koletzko et al. 2013). Um den Stillprozess zu fördern, sollte das Neugeborene innerhalb der ersten zwei Stunden nach der Geburt angelegt werden. Stillen ist ein Lernprozess zwischen Mutter und Kind, verursacht oft

Unsicherheiten und Schwierigkeiten, fördert aber den Bindungsprozess und reduziert das Schreien. Die Mutter erlangt ein hohes Maß an Selbstvertrauen, da nur sie in dieser perfekten Weise für ihr Kind sorgen kann. Durch die Hormonausschüttung beim Stillen entsteht für die Mutter eine innere Ruhe und Ausgeglichenheit, sie entspannt sich dabei. Für das Kind bedeutet der Stillvorgang, in seiner Gesamtheit angenommen zu sein, es kann ein Urvertrauen entwickeln, welches wichtig ist, um soziale Beziehungen aufzubauen.

Die nachfolgende Übersicht zeigt weitere Vorteile des Stillens für das Kind auf:

- Ernährungsphysiologische Vorteile der Muttermilch
  Muttermilch ist immer perfekt auf die altersentsprechenden Bedürfnisse des Stillkindes abgestimmt, da sie sich während einer Mahlzeit und von Mahlzeit zu Mahlzeit verändert; sie stellt gleichzeitig Getränk und Nahrung dar. Aufgrund ihrer Zusammensetzung ist Muttermilch äußerst leicht verdaulich, bringt milden Stuhl mit sich und das Kind kann sich an Muttermilch nicht überessen.
- Immunologische Vorteile der Muttermilch
  Stillen beugt der Ausbildung von Allergien vor. Die Bestandteile in der Muttermilch unterstützen den Aufbau des körpereigenen Immunsystems beim Kind. Gestillte Kinder erkranken seltener an Atemwegsinfekten, Erkrankungen des Magen-Darm-Traktes, Mittelohrentzündungen, Harnwegsinfekten, späterer Übergewichtigkeit, Diabetes mellitus, Multipler Sklerose, Karies, Autoimmunerkrankungen und Sehschwäche.
- Weitere gesundheitliche Vorteile des Stillens für das Kind
  Herzfrequenz, Atmung und Temperatur bleiben beim Stillen konstanter als bei derFlaschenfütterung. Das Risiko an SIDS (plötzlichem Säuglingstod) zu sterben, wird gesenkt. Durch das Training der Kau- und Mundmuskulatur kommt es zu einer besseren Kieferentwicklung, dadurch entstehen weniger Zahnfehlstellungen und weniger Sprachstörungen (vgl. La Leche Liga Österreich 2014).

Stilldauer

Die Stilldauer insgesamt bestimmen immer Mutter und Kind. Im ersten Lebenshalbjahr wird das ausschließliche Stillen empfohlen, wenigstens bis zum Beginn des 5. Monats. Diese Empfehlung bezieht sich auch auf Kinder mit einem erhöhten Allergierisiko, also wenn mindestens ein Elternteil und/oder mindestens ein Geschwisterkind eine Allergie, Asthma oder Neurodermitis vorweisen.

Stillintensität

Zeitpunkt und Dauer werden hier vom Kind bestimmt. Die Handlungsempfehlungen des Netzwerks Gesund ins Leben (Koletzko et al. 2013, S. 5) sprechen sich für das Stillen ad libidum aus, geben aber bewusst keine Hinweise, wie häufig in 24 Stunden das Kind angelegt werden soll. In bestimmten Fällen wie beispielsweise Gewichtsverlust, Gelbfärbung oder Trinkschwäche muss das Kind geweckt werden.

Mutterschutzgesetz und Stillen

Viele Frauen müssen oder wollen zeitnah nach ihrem Mutterschutz wieder arbeiten gehen, so auch Frau Rebmann. Sie stellt sich möglicherweise die Frage, ob das Stillen dann noch möglich ist. In Deutschland ist im Mutterschutzgesetz festgelegt, dass eine erwerbstätige, stillende Mutter während ihrer Arbeitszeit Anspruch auf bezahlte Stillzeiten hat (vgl. Mutterschutzgesetz [nach der Änderung vom 20.12.1996] Bundesgesetzblatt I S. 2110). Das Gesetz enthält keine Angabe dazu, bis zu welchem Alter des Kindes dieser Anspruch gilt.

Für Frauen wie Frau Rebmann ist es nützlich zu erfahren, wie man Muttermilch außerhalb des Stillvorganges gewinnen und aufbewahren kann.

Gewinnung und Aufbewahrung von Muttermilch

Ist die Mutter aus irgendeinem Grund nicht verfügbar für den Säugling, so kann dieser dennoch Muttermilch erhalten, denn es besteht die Möglichkeit, Muttermilch zu lagern und dann wieder zu verwenden.

Die Mutter hat verschiedene Möglichkeiten, Muttermilch zu gewinnen. Zum einen durch manuelles Ausstreichen der Brust, zum anderen durch eine Handpumpe oder auch mit Hilfe einer elektrischen Milchpumpe. Eine elektrische Milchpumpe empfiehlt sich, wenn man die Milchbildung anregen möchte oder größere Mengen Milch auf einmal gewinnen möchte.

Die Aufbewahrung sollte in Glasgefäßen, in Plastikflaschen aus Polypropylen (PP) oder in speziellen Muttermilchbeuteln erfolgen. (Zur Haltbarkeit von Muttermilch; ▶ Tab. 2.6) Zu vermeiden sind Behälter mit Bisphenol A, das in einigen Babyflaschen nachgewiesen wird. Die Behälter sollten gereinigt sein. Es empfiehlt sich, die Milch direkt in die Aufbewahrungsbehälter abzupumpen.

Eingefrorene Milch kann nach dem Auftauen (ohne Erwärmen) noch bis zu 24 Stunden im Kühlschrank gelagert werden. Das Auftauen kann beispielsweise über Nacht im Kühlschrank erfolgen, oder aber vorsichtig unter fließend warmem Wasser bzw. im Wasserbad (nicht kochen). Das gilt auch für gekühlte Milch. Die Erwärmung in der Mikrowelle wird nicht empfohlen, da sich die Milch ungleichmäßig erwärmt, und es so beim Kind während des Trinkens zu Verbrühungen kommen kann (vgl. La Leche Liga Deutschland 2012).

Tab. 2.6: Haltbarkeit von Muttermilch

Lagerung der Muttermilch	Haltbarkeit der Muttermilch
Frisch abgepumpt bei Zimmertemperatur (16-29°C)	3-4 Stunden optimal 6-8 Stunden akzeptabel – unter sehr sauberen Bedingungen*
Im hinteren Teil des Kühlschranks (<4°C)	72 Stunden optimal 5-8 Tage akzeptabel unter sauberen Bedingungen*
Im hinteren Teil des Tiefkühlschrankes (<-18°C)	6 Monate optimal 1 Jahr akzeptabel

* saubere Bedingungen heißt, vor dem Abpumpen Hände waschen, die Innenteile der Milchpumpe nicht mit den Händen berühren und stets gereinigte Aufbewahrungsbehälter zu benutzen

Frau Rebmann ist zeitweise ungeduldig mit sich selbst, und möchte den Mutterschutz fürsorglich gestalten, um ihrem Sohn einen guten Start in das Leben zu ermöglichen. Sie hat sich schon während der Schwangerschaft entschieden zu stillen, und es zeigt sich nach der Geburt, dass das Stillen recht gut klappt. Herr Rebmann möchte sich gut auf die Zeit nach der Entlassung und die Elternzeit vorbereiten. Für die Gesundheits- und Kinderkrankenpflegerin bedeutet dies, dass sie Frau Rebmann beim Stillen weiterhin unterstützt, sie in ihrer bereits bestehenden Motivation bestärkt und die positiven Auswirkungen auf die Mutter und das Kind beschreibt. Wenn Frau Rebmann ungeduldig wird, ist es wichtig, ihr anhand konkreter Reaktionen von Raphael zu zeigen, wie positiv er auf das Stillen reagiert (wohlige Geräusche beim Saugen, entspanntes Öffnen der Händchen oder Einschlafen an der Brust als Zeichen von Sattsein). Somit stärkt sie das Selbstwirksamkeitserleben von Frau Rebmann. Für die Zeit nach der Mutterschutzfrist kann sie die Eltern über die Möglichkeiten des Abpumpens und der Aufbewahrung von Muttermilch informieren und ihnen Merkzettel mit den wichtigsten Informationen für das Nachlesen zu Hause an die Hand geben. Bei der Entlassung sollte sie dem Ehepaar Rebmann die Kontaktadressen von Still- und Laktationsberaterinnen aushändigen, damit sie sich bei auftretenden Fragen oder Stillproblemen Rat holen können.

Säuglingsnahrungen

Wird das Kind nicht oder nicht vollgestillt, so soll es industriell hergestellte Säuglingsnahrungen erhalten. Von selbst hergestellten Milchnahrungen aus allen Milcharten (z. B. Ziegen- oder Sojamilch) wird abgeraten, da es zu Magen-Darm-Infektionen, Unterversorgung mit Nährstoffen und abnormen Gewichtsentwicklungen kommen kann. Bei den Fertigmilchprodukten wird in sogenannte Säuglingsanfangsnahrung (Pre- oder 1er-Nahrungen), Folgenahrungen (2er- und 3er-Nahrungen) und Hypoallergene (HA) Nahrungen unterschieden.

- Säuglingsanfangsnahrungen sind für die Ernährung im gesamten ersten Lebensjahr geeignet. Pre-Nahrung ist der Muttermilch angeglichen, enthält ausschließlich Laktose als Kohlenhydrat, diese schützt den Darm vor pathogenen Keimen, schafft ein positives Milieu der Darmschleimhaut. 1er-Nahrung ist weitestgehend der Muttermilch angeglichen, enthält auch Stärke als Kohlenhydrat.
- Folgenahrungen sind nur für Säuglinge geeignet, die bereits Beikost erhalten, oft sind versteckteZucker enthalten (z. B. Maltodextrin).
- HA-Nahrungen werden bei Kindern mit einem erhöhten Allergierisiko empfohlen, da sie durch die Aufspaltung (Hydrolyse) des Eiweißes weniger allergieauslösend sind. Durch die Aufspaltung des Eiweißes schmecken sie etwas bitter, Säuglinge akzeptieren den Geschmack aber in der Regel; vom Süßen mit Zucker oder Süßstoff ist abzuraten. Auch bei den HA-Nahrungen gibt es Pre- bzw. 1er-Nahrungen und Folgenahrungen. Eine Umstellung auf HA-Nahrung im 2. Lebensjahr ist in der Regel aber nicht nötig (vgl. BZgA 2013, S. 26).

Zubereitung von Flaschennahrung

Bei der Zubereitung von Flaschennahrungen bedarf es der Beachtung einiger Voraussetzungen. Um den Nährboden für Bakterien im Pulver zu verringern, wird empfohlen, sich vor der Zubereitung derFlasche gründlich die Hände mit warmem Wasser und Seife zu waschen und die Nahrung frisch zuzubereiten. Reste von einer vorherigen Mahlzeit dürfen nicht mehr verwendet werden. Die genaue Dosierung ist einzuhalten. Es kann Leitungswasser verwendet werden, Ausnahmen bilden Brunnenwasser und bleibelastete Leitungen. Leitungswasser soll immer selbst (auf 30 – 40°C) erwärmt und nicht warm aus der Leitung entnommen werden (Bakterienbelastung). Alternativ kann dann abgekochtes Wasser, bzw. Baby-oder Mineralwasser mit dem Aufdruck »Für die Herstellung von Säuglingsnahrung« verwendet werden. Nach der Mahlzeit sollen Flasche und Sauger gründlich gereinigt und getrocknet werden, ein Auskochen ist nur bei Gummisaugern angezeigt, da diese zu Porosität neigen.

Beikost

Beikost kann ab dem Beginn des 5. Lebensmonats, spätestens jedoch mit Beginn des 7. Lebensmonats eingeführt werden. Das begleitende Stillen wird dabei empfohlen. Der Zeitpunkt für die Einführung der Beikost wird dabei abhängig gemacht von der Entwicklung, dem Interesse und der Essfähigkeit des Kindes, z. B. seiner Fähigkeit, die Nahrung mit den Lippen von Löffel zu nehmen. Auch bei Kindern mit einem erhöhten Allergierisiko gilt dieselbe Empfehlung zur Einführung der Beikost. Ein zu verspätetes Einführen beispielsweise von Gluten zur Allergieprävention kann sogar einen gegenteiligen Effekt haben. Die Beikostgabe sollte dem Ernährungsplans des Forschungsinstituts für Kinderernährung (FKE; www.fke-do.de) folgen. Abwechslung durch Variation der verwendeten Beikostzutaten ist erwünscht. Dabei wird kein qualitativer Unterschied zwischen industriell hergestellten Breien und selbstgekochten Breien hervorgehoben. Entscheidet sich die Familie für industriell hergestellte Breie, so sollte sie auf Zusatzstoffe wie Salz oder Aromen, sowie eine übermäßigen Zuckeranteil achten und Breie bevorzugen, die Lebensmittelzutaten enthalten, die den anerkannten Rezepturen der Selbstzubereitung entsprechen. Zu empfehlen ist hier die Homepage des Forschungsinstitutes für Kinderernährung (FKE) auf der man den Ernährungsplan nachlesen kann (▶ Literaturverzeichnis).

Erst wenn der drei Breie am Tag gefüttert werden, was ca. im 7./8. Lebensmonat der Fall ist), benötigt das Kind zusätzliche Flüssigkeit zum Stillen oder zur Flaschennahrung. Diese sollte bevorzugt im Becher oder einer Tasse angeboten werden. Empfohlen werden Trinkwasser und ungesüßte Früchte- oder Kräutertees. Das Trinkwasser muss nicht abgekocht werden, das Wasser sollte vorher so lange aus der Leitung laufen, bis es gut abgekühlt ist. Kuhmilch als Getränk soll erst Ende des ersten Lebensjahres eingeführt werden (Kuhmilch ist bereits in kleinen Mengen im Milch-Getreide-Brei enthalten) (vgl. Koletzko et al. 2013, S. 8).

2.4.4 Kinaesthetics Infant Handling

Alles, was Gesundheits- und Kinderkrankenpflegerinnen oder Eltern mit dem Baby tun, dient der Förderung seiner Entwicklung und hierbei spielt die Interaktion zwischen dem Erwachsenen und dem Kind eine zentrale Rolle. Diese Aspekte werden im Konzept des Kinaesthetics Infant Handling aufgegriffen.

Kinaesthetics ist die Lehre/Wissenschaft von der Bewegungsempfindung.

»Kinästhetik ist das Studium der Bewegung und der Wahrnehmung, die wiederum aus der Bewegung entsteht – sie ist die Lehre von der Bewegungsempfindung« (Hatch, Maietta 2003).

Das Wort Kinästhetik ist zusammengesetzt aus den griechischen Wörtern: »kinesis« = Bewegung und »aesthesie« = Wahrnehmung
Infant (engl.) = Kind
Handling (engl.)= berühren, bewegen

Kinaesthetics Infant Handling ist ein Lernmodell, welches die Interaktion zwischen Erwachsenen und Kindern jeder Altersgruppe fördert und unterstützt. Das Konzept wurde in den 1970er Jahren von Dr. Lenny Maietta und Dr. Frank Hatch auf den wissenschaftlichen Grundlagen der Verhaltenskybernetik, Anatomie, Physiologie, Entwicklungspsychologie, Biologie und Physik entwickelt.

Intrauterin haben die Kinder viele Bewegungskompetenzen erfahren und erlernt. Zum einen durch die Bewegungen der Mutter, zum anderen durch die Eigendynamik. Wenn ein Neugeborenes auf die Welt kommt, verändern sich die Bewegungsabläufe. Die Schwerkraft beschränkt die im Mutterleib mühelosen Bewegungen. Ziel von Kinaesthetics Infant Handling ist es Kinder in ihrer Entwicklung zu unterstützen und dabei auf die im Mutterleib erlernten Bewegungsmuster zurückzugreifen.

Kinaesthetics Infant Handling geht davon aus, dass Kinder ihre Bewegungsfähigkeiten und Bewegungsmuster nicht allein erlernen. Eltern und Angehörige von Gesundheits- und Erziehungsberufen baden und wickeln das Kind, ziehen es an, geben ihm zu Essen oder tragen es herum. Die Art und Weise wie diese Handlungen vollzogen werden hat einen wesentlichen Einfluss darauf, welche Bewegungsmuster ein Kind entwickelt. Kinaesthetics Infant Handling wird also in die alltäglichen (Pflege-)Handlungen mit einbezogen, so dass kein zusätzlicher Aufwand entsteht.

Eltern und Kinder erleben dadurch Selbstwirksamkeit, was das Selbstvertrauen steigert, die Kompetenzen erhöht und die Bindung zueinander verstärkt.

»Kinaesthetics will mit Respekt vor der Selbständigkeit des Gegenübers Lern- und Entwicklungsprozesse fördern und so einen Beitrag zur Lebensqualität aller Beteiligten leisten« (Kinaesthetics Deutschland, 2014).

Das Kinaesthetics Konzeptsystem

Das Kinaesthetics-Konzeptsystem stellt ein Werkzeug dar, um die alltäglichen Aktivitäten zu beobachten, zu beschreiben, zu verstehen und situativ anzupassen.

- **Kommunikation und Interaktion** durch Berührung und Bewegung: Hier geht es darum, ob das Kind die Bewegungen in seinem eigenen Körper nachvollziehen kann. Untergliedert ist das Konzept in die Themen Sinne/Bewegungselemente/ Interaktionsformen.
- **Funktionale Anatomie**: Kann das Kind durch die Anleitung seinen Körper erfahren, und gelingt es ihm, die eigenen Ressourcen einzusetzen? Gewicht und Schwerkraft, harte und weiche Strukturen seien hier als Stichworte genannt. Die Unterthemen des Konzeptes heißen Knochen und Muskeln/Massen und Zwischenräume/Haltungs- und Transportbewegungsebenen/Orientierung

- **Menschliche Bewegung:** Hilft die Anleitung dem Kind, seine eigenen Bewegungsressourcen so zu nutzen, dass die Anstrengung gering ist? Eine stabile Haltungsbewegung hält die Beziehung der Körperteile zueinander aufrecht. Die Unterthemen gliedern sich auf in Haltungs- und Transportbewegung/Parallele und spiralige Bewegungsmuster.
- **Anstrengung:** Hilft die Unterstützung dem Kind, die Anstrengung (Zug und Druck) in seinem eigenen Körper zu koordinieren?
- **Menschliche Funktion:** Stellt ein Ordnungssystem dar, um menschliche Aktivitäten zu verstehen und zu klassifizieren. Die Grundmuster der einzelnen Aktivitäten werden anhand der anderen bereits genannten Konzepte beschrieben.
- **Angepasste Umgebung:** Ist die Umgebung für die Durchführung der entsprechenden Funktion geeignet? (Vgl. Hatch/Maietta 2003)

Familie Rebmann hat im Vorfeld keinen Säuglingspflegekurs besucht. Es fehlen den Eltern also wichtige Informationen und praktische Erfahrungen zur Pflege ihres Kindes und zum Handling. Die Gesundheits- und Kinderkrankenpflegerinnen sind die ersten Ansprechpartner für die Eltern bei Fragen zur Entwicklung von Raphael in den einzelnen Alltagsaktivitäten. Sie können die Eltern dabei anleiten, die Bewegungskompetenz ihres Sohnes beim Hochnehmen aus dem Bettchen oder beim Wickeln zu fördern.

Hochnehmen:

Aufnehmen oder Hochnehmen bedeutet für Raphael einen Positionswechsel. Zur Unterstützung dieses Positionswechsels ist es für die Pflegeperson sinnvoll, sich bewusst zu machen, wie ein Mensch über eine natürliche Bewegung aus der Rücklage zum Stehen kommt. Diese Bewegung vollziehen Menschen nicht an einem Stück, sondern über verschiedene Zwischenpositionen. Das Hochnehmen sollte deshalb in einer spiraligen Bewegung über die Seite erfolgen, um die physiologischen Bewegungsabläufe bei Raphael zu fördern.

Wickeln:

Hier wird u. a. mit dem Konzept der Anstrengung gearbeitet; d. h. die Bewegung die dahinter steht, ist das Anheben des Beckens. Dies kann durch die Kontrolle des Beckens über die Beine gelingen, also den Druck des Fußes auf den Boden erhöhen zum Beispiel durch Druck an der Hüfte oder am Knie. Dadurch kann das Kind auch die Bauchmuskulatur einsetzen, und somit kommt es zur Unterstützung und Aktivierung der Darmtätigkeit. Das Wickeln an sich sollte immer über die Seite erfolgen, da dieses wie beim Hochnehmen schon beschrieben den physiologischen Bewegungsabläufen entspricht.

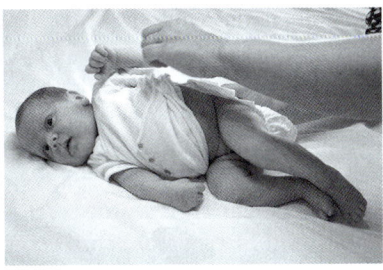 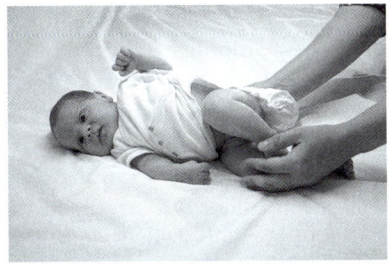

Abb. 2.1 und 2.2: Kinästhetics Infant Handling

2.4.5 Elternschaft und elterliche Feinfühligkeit

Nach der Geburt stellt sich für die Eltern heraus, inwieweit ihre Vorstellungen, Erwartungen und Wünsche mit der Realität übereinstimmen und ggf. der Wirklichkeit angepasst werden müssen. Zum veränderten Paargefüge kommen nun auch Schlafmangel und eine andauernde Aufmerksamkeit für die Bedürfnisse des Kindes.

Das Kind möchte von jetzt auf gleich umsorgt, geborgen und beschützt werden. Dies ist für alle Eltern ein immenser Kraftakt, der nur dann gut gelingen kann, wenn die Eltern positive Gefühle und Erfahrungen mit den Interaktionen verbinden können, beispielsweise durch eine gute Stillbeziehung, eine gute Partnerschaft, die Stärken und Schwächen akzeptiert usw. (vgl. Wilken 2002, S. 388). Immer wieder treten nach der Geburt auch Gefühle von Neid und Missgunst auf, beispielsweise wenn Frauen gerne so unabhängig sein wollen wie ihr Mann oder andersherum, wenn der Mann gerne eine so enge Beziehung zum Kind haben möchte wie die Frau. Wenn es den Eltern in dieser Phase nicht gelingt, sich als ein Teil des Beziehungssystems zu sehen, sondern sie sich beispielsweise gegenseitig die Beziehung zum Kind streitig zu machen, so leidet die Kommunikation unter Missverständnissen und oft ist eine der drei Personen ausgeschlossen. Beratung und Prävention versuchen dieses Muster zu durchbrechen (vgl. ebd.).

> »Die Familie ist eine Einheit interagierender Persönlichkeiten. Mit Einheit interagierender Persönlichkeiten ist ein lebendes, sich veränderndes, wachsendes Etwas gemeint. Beinahe hätte ich es als eine Superpersönlichkeit bezeichnet. Auf jeden Fall besteht die tatsächliche Einheit des Familienlebens weder in irgendeinem formellen Kontrakt sondern in der Interaktion der Mitglieder. Denn, ob eine Familie überlebt, hängt nicht von harmonischen Beziehungen zwischen ihren Mitgliedern ab, und sie löst sich auch nicht notwendigerweise auf, wenn es zwischen ihren Mitgliedern zu Konflikten gekommen ist. Die Familie lebt so lange, wie Interaktion stattfindet« (Burgess, 1926, zitiert nach Wilken 2002, S. 390).

Zusammenfassend bedeutet dies für die Eltern, in der neuen Rolle weiterhin miteinander zu interagieren, auch und gerade auf der Paarebene Möglichkeiten zu finden, sich zu pflegen und zu umsorgen.

Für die Eltern-Kind-Beziehung heißt das gerade im ersten Lebensjahr, dass die Eltern feinfühlig mit ihrem Kind in Beziehung treten. »Feinfühligkeit kann nur gelingen, wenn man aus der Sicht des Kindes handelt«

(Künster 2013). Künster beschreibt, wie optimal abgestimmt auf die Bedürfnisse feinfühlige Eltern handeln (nach Ainsworth in Grossmann & Grossmann 2003): Sie sind aufmerksam gegenüber den Signalen des Kindes, sie interpretieren die Signale richtig und reagieren auf diese prompt und angemessen. Durch diese externe Regulation der kindlichen Gefühle, gelingt es den Kindern mit der Zeit zunehmend, sich selbst zu regulieren (Selbstkontrolle). Wie bereits in Kapitel 1.4.3 beschrieben wurde, verfügen die Eltern über ein Repertoire an intuitivem Elternverhalten. Dieses muss nicht erlernt werden. Für die gesundheitliche Entwicklung des Säuglings ist es entscheidend, in wie weit es den Eltern gelingt, »die jeweiligen Signale und die Ausdrucksverhaltensweisen ihrer Kinder wahrzunehmen und ihr Verhalten adäquat und rechtzeitig darauf abzustimmen.« (Ziegenhain et.al 2010, S. 4). Im Sinne der Prävention ist es die Aufgabe von Gesundheits- und Kinderkrankenpflegerinnen, die elterliche Feinfühligkeit einzuschätzen und zu fördern, um u. a. den Aufbau einer sicheren Bindung zwischen Kind und Eltern zu unterstützen, damit das Kind Schutzfaktoren (Resilienz) entwickeln kann. Diese helfen dem Kind, sich auch bei widrigen Umständen gesund zu entwickeln.

Es gibt ein Instrument, welches allen, die aus beruflichen Gründen mit Eltern und ihren Kindern arbeiten, hilft, die elterliche Feinfühligkeit einzuschätzen. Das Instrument eignet sich nicht für eine einmalige Beobachtung.

»Bei der Einschätzung handelt es sich um eine globale Beurteilung der elterlichen Verhaltensweisen über den gesamten Beobachtungszeitraum hinweg, d. h. es geht nicht um die Registrierung von einmal beobachteten Verhalten, sondern um das wiederholte Auftreten von feinfühligen bzw. weniger oder überhaupt nicht feinfühligem Verhalten. Eine Ausnahme stellt jedoch extrem grobes, aggressives, misshandelndes (Schlagen, Schütteln des Kindes) und gefährdendes Verhalten (Weggehen vom Wickeltisch) dar. Hier ist schon eine einmalige Handlung ausreichend, um aggressiv feindseliges Verhalten anzukreuzen bzw. ›Überhaupt nicht feinfühlig‹ zu kodieren.« (Künster 2013, S. 11).

Das Instrument gibt Informationen über die Qualität der Eltern-Kind-Beziehung und darüber, ob Interventionen eingeleitet werden müssen.

Die Qualität elterlichen feinfühligen Verhaltens wird mittels dreier Kriterien beurteilt, die sich je auf vier Feinfühligkeitsstufen verteilen:

Tab. 2.7: Skala elterlicher Feinfühligkeit (nach Ziegenhain et. al. 2008)

Sehr feinfühlig	Feinfühlig	Wenig feinfühlig	Überhaupt nicht feinfühlig
Sehr ausgeprägte Fähigkeit, die Bedürfnisse und Signale des Säuglings oder Kleinkindes (wie etwa Belastetheit) wahrzunehmen und adäquat darauf zu reagieren	angemessene Fähigkeit, die Bedürfnisse und Signale des Säuglings oder Kleinkindes (wie etwa Belastetheit) wahrzunehmen und adäquat darauf zu reagieren	wenig ausgeprägte Fähigkeit, die Bedürfnisse und Signale des Säuglings oder Kleinkindes (wie etwa Belastetheit) wahrzunehmen und adäquat darauf zu reagieren. Ansätze, die Belas-	völlige Unfähigkeit, die Bedürfnisse und Signale des Säuglings oder Kleinkindes (wie etwa Belastetheit) wahrzunehmen und adäquat darauf zu reagieren

2.4 Fachwissen zur kompetenten Bewältigung der Situation

Tab. 2.7: Skala elterlicher Feinfühligkeit (nach Ziegenhain et. al. 2008) – Fortsetzung

Sehr feinfühlig	Feinfühlig	Wenig feinfühlig	Überhaupt nicht feinfühlig
Verhalten und Verhaltensausdruck sind auf die Befindlichkeit und die Signale des Kindes abgestimmt.	Verhalten und Verhaltensausdruck sind überwiegend auf die Befindlichkeit und die Signale des Kindes abgestimmt.	tung des Kindes wahrzunehmen, lassen sich beobachten, allerdings ist der Umgang damit unzureichend (zu kurze Reaktion oder verzögerte Reaktion und das Kind wird nicht hinreichend getröstet). Verhalten und Verhaltensausdruck sind wenig auf die Befindlichkeit und die Signale des Kindes abgestimmt.	Verhalten und Verhaltensausdruck sind nicht auf die Empfindlichkeit und die Signale des Kindes abgestimmt.
Tonfall, Gesichtsausdruck, sprachliche Äußerungen stimmen durchgängig mit den Bedürfnissen oder den Signalen des Kindes überein (z. B. Mutter/Vater geht auf die Angebote des Kindes wie Lächeln oder Vokalisieren ein), spiegelt gleichermaßen positive wie negative Gefühle des Kindes (z. B. Mutter Vater tröstet, wenn es weint, benennt sein Unbehagen bzw. bemüht sich deutlich sein Wohlbefinden wieder herzustellen etc.).	Tonfall, Gesichtsausdruck, sprachliche Äußerungen stimmen zeitweise mit den Bedürfnissen oder den Signalen des Kindes überein (z. B. Mutter/Vater geht auf die Angebote des Kindes wie Lächeln oder Vokalisieren ein), spiegelt gleichermaßen positive wie negative Gefühle des Kindes (z. B. Mutter/Vater tröstet, wenn es weint, benennt sein Unbehagen bzw. bemüht sich deutlich sein Wohlbefinden wieder herzustellen) und zeitweise nicht.	Tonfall, Gesichtsausdruck, sprachliche Äußerungen stimmen wenig mit den Bedürfnissen oder den Signalen des Kindes überein (z. B. Mutter/Vater geht auf die Angebote des Kindes nicht ein oder aber nur verzögert und gleichgültig; ausdrucksloses Gesicht bei deutlicher Belastetheit oder Lächeln des Kindes).	Tonfall, Gesichtsausdruck, sprachliche Äußerungen stimmen nicht mit den Bedürfnissen oder den Signalen des Kindes überein (z. B. Mutter/Vater schimpft oder ist ärgerlich, wenn das Kind belastet ist oder weint bzw. äfft sein Weinen nach oder aber lächelt).
Ärgerliches, feindseliges oder aggressives Verhalten kommt nicht vor. Emotional fla-	Ärgerliches Verhalten kann vereinzelt vorkommen. Emotional flaches, verlangsam-	Der Umgang mit dem Kind ist zeitweise ärgerlich bzw. feindselig oder die Bezugsperson wirkt zeitweise	Der Umgang mit dem Kind ist überwiegend harsch, aggressiv (Tonfall und/oder körperlicher Um-

	Sehr feinfühlig	Feinfühlig	Wenig feinfühlig	Überhaupt nicht feinfühlig
Tab. 2.7: Skala elterlicher Feinfühligkeit (nach Ziegenhain et. al. 2008) – Fortsetzung	ches, verlangsamtes Verhalten oder ein ausdrucksloses Gesicht kommen nicht vor	tes Verhalten oder ein ausdrucksloses Gesicht können vereinzelt vorkommen	emotional flach und ausdruckslos	gang) oder feindselig oder die Bezugsperson wirkt stark ausgeprägt und durchgängig emotional flach, verlangsamt und ausdruckslos.

Die Skala wird des Weiteren in Farben aufgeteilt, die sich am Farbsystem einer Ampel orientieren:

- Grün (sehr feinfühlig): Aktuell kein Interventionsbedarf hinsichtlich der Eltern-Kind-Interaktion
- Gelb (Feinfühlig): Weitere Abklärung notwendig das heißt weiterführendes Elterngespräch, Elternberatung bei Bedarf
- Orange (wenig feinfühlig): Interventionsbedarf notwendig, das hießt weitere diagnostische Abklärung und weitere Hilfen für die Familie notwendig
- Rot (überhaupt nicht feinfühlig): Rascher Interventionsbedarf angezeigt, das heißt zügige Einleitung von Hilfen notwendig

Die gelingende Interaktion hängt zum einen von der Vorgeschichte der Eltern, aber auch von ihren positiven und negativen (Bindungs-) Erfahrungen ab, sowie von der derzeitigen beruflichen und privaten Situation. »Kind und Eltern tragen gemeinsam zu einer gelingenden Entwicklung bei.« (Ziegenhain et al. 2010, S. 3). Für die Gesundheits- und Kinderkrankenpflegerin kann dies bedeuten, dass sie in einem Gespräch mit den Eltern erfährt, wie deren eigene biographische Geschichte war, mit welchen sozialen und beruflichen Schwierigkeiten die Familie gerade beschäftigt ist und wie deren Zielsetzung in Bezug auf Erziehung und Pflege des Kindes aussieht. Auf der Basis einer wertschätzenden Haltung gegenüber den Eltern ist es so möglich, die Eltern in ihren feinfühligen Verhaltensweisen zu bestärken und sie anzuleiten, die Signale des Babys wahrzunehmen, zu lesen und angemessen zu interpretieren.

2.4.6 Vorsorgeuntersuchungen

Gesundheitsförderung und Prävention am Lebensanfang bedeutet auch, die Eltern dabei zu unterstützen, Verantwortung für die Gesundheit ihres Kindes übernehmen zu können. Hierzu gehört u. a. das Wissen um und die konsequente Wahrnehmung der Vorsorgeuntersuchungen für Kinder und Jugendliche, von denen die allermeisten gesetzlich vorgesehen sind und von den Krankenkassen bezahlt werden.

2.4 Fachwissen zur kompetenten Bewältigung der Situation

Gesetzlich vorgesehene Untersuchungen	
U1	unmittelbar nach der Geburt
U2	3. bis 10. Lebenstag
U3	4. bis 5. Lebenswoche
U4	3. bis 4. Lebensmonat
U5	6. bis 7. Lebensmonat
U6	10. bis 12. Lebensmonat
U7	21. bis 24. Lebensmonat (mit etwa 2 Jahren)
U7a	34. bis 36. Lebensmonat (mit etwa 3 Jahren)
U8	46. bis 48. Lebensmonat (mit etwa 4 Jahren)
U9	60. bis 64. Lebensmonat (mit etwa 5 Jahren)
J1	im Alter von 13 Jahren
Von Kinder- und Jugendärzten zusätzlich empfohlene Untersuchungen (werden nicht von allen Kassen bezahlt)	
U10	im Alter von 7 bis 8 Jahren
U11	im Alter von 9 bis 10 Jahren
J2	im Alter von 16 bis 17 Jahren

Tab. 2.8:
Übersicht über die Vorsorgeuntersuchungen für Kinder und Jugendliche

Die Vorsorgeuntersuchungen im ersten Lebensjahr

Im Folgenden werden nur die Vorsorgeuntersuchungen bis zum 12. Lebensmonat (U1–U6) beschrieben, da sich dieses Kapitel mit der Prävention und Gesundheitsförderung im Säuglingsalter befasst.

- U1
  Die erste Untersuchung findet unmittelbar nach der Geburt statt. Es wird untersucht, ob das Neugeborene die Geburt gut überstanden hat. Die Hebamme/ Kinderkrankenschwester oder der Arzt überprüft die Hautfarbe, die Atmung, die Herztätigkeit, den Muskeltonus und die Reflexe anhand des Apgar-Scores. Des Weiteren erfolgt eine Vitamin K Prophylaxe, da dieses Vitamin für die Blutgerinnung unerlässlich ist und es bei einem Mangel zu Blutungen (v. a Hirnblutungen) kommen kann. Säuglinge, die voll gestillt werden, sollten diese Tropfen dann nochmals nach einer Woche und nach einem Monat erhalten. Flaschennahrung enthält Zusätze von Vitamin K, so dass Flaschenkinder im Grunde die 2. und 3. Dosis nicht mehr benötigen.
- U2
  Die zweite Untersuchung ist die Basisuntersuchung und erfolgt in der ersten Woche nach der Geburt. Der Kinderarzt prüft die Reflexe und ob das Knochengerüst in Ordnung ist. Dem Säugling wird für einen

Stoffwechseltest (Guthrie-Test) Blut aus der Ferse entnommen. Der Arzt informiert bei der U2 die Eltern über die Gabe von Vitamin D. Um einen Säugling vor einem Vitamin D Mangel zu schützen, sollte man Vitamintabletten verabreichen und dem Kind möglichst viel Tageslicht zukommen lassen.

Vitamin D ist für ein gesundes Knochenwachstum unerlässlich. Bei einem Mangel kann ein Kind an Rachitis erkranken und Knochenverformungen erleiden. Ebenso informiert der Kinderarzt über die Vorteile des Stillens und die optimale Schlafumgebung zur Vorbeugung des SIDS (plötzlichen Kindstods).

- U3

Die dritte Untersuchung findet in der 4. bis 6. Woche nach der Entbindung statt. Der Arzt misst den Kopfumfang, der die Entwicklung des Kindes widerspiegelt und ob dieFontanellen noch offen sind. Ebenso wird die Hüfte auf eventuelle Unreife untersucht. Der Schwerpunkt bei der U3 liegt auf einer neurologischen Untersuchung. So werden z. B. die folgenden Punkte überprüft:
– Reagiert der Säugling auf eine Glocke? (Hörtest)
– Reagiert er auf die Stimme der Mutter?
– Verfolgt er eine Lichtquelle mit den Augen und in Rückenlage auch mit dem Kopf?
– Kann er in Bauchlage seinen Kopf für ca. 10 Sekunden halten?
– Kann er einen Gegenstand kurz festhalten?
– Gibt er außer Schreien noch andere Laute von sich?

- U4 bis U6

In den folgenden Untersuchungen wird das Hauptaugenmerk auf die zeitgerechte körperliche Entwicklung des Kindes gelegt, um beispielsweise zerebrale Bewegungsstörungen aufzudecken, außerdem auf die Interaktion zwischen Eltern und Kind.

Hierbei sollte in der Unterhaltung mit dem Arzt unbedingt über zeitgerechte Impfungen gesprochen werden.

- U4

Diese Untersuchung erfolgt im 3.-4. Lebensmonat. Neben einer gründlichen Untersuchung von Organen und Geschlechtsteilen überprüft der Kinder- und Jugendarzt das Hör- und Sehvermögen. Er kontrolliert auch, ob die Fontanelle ausreichend groß ist, damit der Schädel problemlos wachsen kann. Mit verschiedenen Tests werden außerdem die Beweglichkeit und das Reaktionsvermögen des Säuglings untersucht, z. B. ob das Kind sein Köpfchen bereits halten kann, wenn es an beiden Händen hochgezogen wird, ob das Kind Gegenstände verfolgt oder Personen nachschaut.

Hand-Mund- und Hand-Hand-Kontakt sollten aktiv vorhanden sein. Gezielte Greifversuche zeigen sich meist erst etwas später.

Weitere Themen sind der Tag-Wach-Rhythmus, sowie Impfungen (siehe Impfkalender im nächsten Abschnitt) und die Ernährung.

- U5

Die 5. Untersuchung erfolgt im 6. bis 7. Monat. Neben den allgemeinen Untersuchungen der Körperfunktionen stehen vor allem die Überprüfung der Beweglichkeit und Körperbeherrschung im Vordergrund.

Der Kinder- und Jugendarzt kontrolliert, ob sich das Kind in Bauchlage auf seine Arme abstützen kann und ob es sich hochziehen kann, wenn man es an zwei Fingern festhält. Der Säugling sollte in Sitzposition sein Köpfchen gut halten können und mittlerweile in der Lage sein, gezielt nach Gegenständen zu greifen. Es wird auch das Hör- und Sehvermögen nochmals getestet. Richtungshören auf neutrale Geräusche sollte beim Kind vorhanden sein. Der Kinder- und Jugendarzt kann mit Hilfe eines Augenspiegels jetzt feststellen, ob das Kind schielt. Weitere Themen beziehen sich u. a. auf die Zahnpflege, vor allem aber auch auf die Verletzungsprävention und Unfallverhütung, die durch die fortschreitende Mobilität des Kindes verstärkt in den Fokus rückt.

- U6
Im 10. bis 12. Monat folgt die 6. Untersuchung nach der Geburt. Der Kinder- und Jugendarzt kontrolliert u. a., ob das Kind schon mit gestreckten Beinen und geradem Rücken frei sitzen oder sogar schon alleine stehen und sich dabei festhalten kann. Viele Kinder können sich schon in den Stand hochziehen. Außerdem wird sich der Kinder- und Jugendarzt nach den sprachlichen Entwicklungen (insbesondere Sprachverständnis?) und dem allgemeinen Verhalten erkundigen und die Eltern an die erforderlichen Auffrischungsimpfungen erinnern (Impfkalender ▶ Kap. 2.9.2). Weitere Themen sind die Ernährung (gibt es beispielsweise Trink- oder Ess-Schwierigkeiten), die Verdauung und die Zahnpflege (vgl. BZgA 2014).

2.4.7 Impfungen

Zu den präventiven Maßnahmen gehören auch die Impfungen, empfohlen durch die STIKO (Ständige Impfkommission). Impfungen schützen nicht nur den Geimpften selbst, sondern auch sein Umfeld. Durch hohe Impfquoten konnte beispielsweise die Poliomyelitis in Europa eliminiert werden.

Anbei eine Übersicht über den Impfkalender im ersten Lebensjahr:

Lebensalter	Impfung gegen
ab 6. Lebenswoche	Rotaviren 2- bzw. 3-malige Schluckimpfung (je nach Impfstoff)
ab 3. Lebensmonat (diese Impfungen werden bis zur U6 vom Kinderarzt wiederholt;	Beginn der Grundimmunisierung gegen: • Diphtherie • Keuchhusten • Tetanus

Tab. 2.9: Impfkalender (vgl. STIKO 2013)

Tab. 2.9: Impfkalender (vgl. STIKO 2013) – Fortsetzung	Lebensalter	Impfung gegen
	bis zu vier Grundimmunisierungen)	• Haemophilus-influenzae-Typ B • Kinderlähmung • Hepatitis B • Pneumokokken
	bei U6	Grundimmunisierung gegen: • Meningokokken C • Masern-Mumps-Röteln • Windpocken
	bei U7	Grundimmunisierung gegen: • Masern • Mumps • Röteln • Windpocken

2.4.8 Sorge für einen gesunden und sicheren Säuglingsschlaf

Eine weitere wichtige präventive Maßnahme ist die Sorge für einen gesunden und sicheren Säuglingsschlaf. Gerade beim Thema Schlafen entstehen vielfältige Beratungsanlässe für Gesundheits- und Kinderkrankenpflegerinnen (▶ Kap. 4.7).

Schlafbedürfnis von Säuglingen

Viele Eltern machen sich Gedanken über das Schlafbedürfnis ihres Kindes oder äußern Ängste vor dem plötzlichen Säuglingstod (SIDS). Sie sind sich unsicher, wie viel ihre Kinder schlafen sollen oder dürfen und vergleichen das Schlafverhalten ihres Kindes mit dem der Kinder anderer Eltern. Die nachfolgende Tabelle soll einen groben Überblick dazu geben. Sie dient aber nur als *Anhaltspunkt*, denn jedes Kind ist anders und hat andere Schlaf- und Ruhebedürfnisse (▶ Kap. 4.7.3).

Tab. 2.10: Schlafbedürfnis von Säuglingen	Alter	Schlafdauer
	Ab der 1. Lebenswoche	Nachtschlaf: 8 Stunden Tagschlaf: 9 Stunden
	Ab dem 1. Lebensmonat	Nachtschlaf: 9 Stunden Tagschlaf: 7 Stunden
	Ab dem 3. Lebensmonat	Nachtschlaf: 10 Stunden Tagschlaf: 5 Stunden
	Ab dem 6. Lebensmonat	Nachtschlaf: 11 Stunden Tagschlaf: 4 Stunden

Alter	Schlafdauer
Ab dem 12. Lebensmonat	Nachtschlaf: 12 Stunden Tagschlaf: 2 Stunden

Tab. 2.10: Schlafbedürfnis von Säuglingen – Fortsetzung

Prävention des Plötzlichen Kindstodes (SIDS-Prophylaxe)

SIDS steht für Sudden infant death syndrome. »Der Plötzliche Säuglingstod (...) ist der plötzliche und unerwartete Tod eines zuvor normal und gesund erscheinenden Säuglings. Die Diagnose SID ist nur durch eine Obduktion möglich« (GEPS e. V. 2013). Die Ursache des plötzlichen Säuglingstodes ist noch nicht geklärt, er kommt aber überall auf der Welt und in allen sozialen Schichten vor. Er ist mit 2 5 % weltweit die häufigste postneonatale Todesursache bei Kindern zwischen einem Monat und einem Jahr (vgl. Bieri 2013, S. 295). Ca. 60 % aller verstorbenen Kinder sind männlich, und gehäuft werden Fälle in den Wintermonaten, sowie zwischen dem 2. und 4. Lebensmonat des Kindes gemeldet. Da der plötzliche Säuglingstod wie eben beschrieben unerwartet, bei scheinbar gesunden Kindern auftritt, gibt es auch keine Vorhersage dafür. Es wurden aber folgende Risikofaktoren festgestellt:

- Frühgeborene (vor der 33. Schwangerschaftswoche)
- Kinder mit einem Geburtsgewicht unter 2000 g
- Kinder drogenabhängiger Mütter
- Nachfolgende Geschwister

Weitere Risikofaktoren sind:

- Schlafen in Bauchlage
- Überwärmung
- Co-Sleeping
- Rauchen
- Nichtstillen oder sehr frühes Abstillen

Diese wissenschaftlichen belegten Risikofaktoren führten zu weltweiten Aufklärungskampagnen, um das Risiko für SIDS zu senken. In Amerika war es beispielsweise 1994 die »Back to Sleep-Kampagne«. In Deutschland sind es oft die Gesundheits- und Kinderkrankenpflegerinnen, die als erste Ansprechpartner über SIDS aufklären, weil sie häufig von Eltern zu den Themen Stillen, Schlafen im eigenen Bett und Lagerung des Säuglings beim Schlafen angesprochen werden (vgl. Bieri und Bieri 2013, S. 295). Folgende Punkte sollten in die Beratung einfließen:

- Schlafen in Rückenlage:
  Kinder, die in Bauch- oder Seitenlage schlafen gelegt werden, haben

ein erhöhtes Risiko für SIDS. Im wachen Zustand sollte die Bauchlage aber gefördert werden, da sie für eine gute motorische Entwicklung und die Vermeidung von Fehlbildungen des Schädels (Flachschädel) wichtig ist. Auch beim Schlafen sollte der Kopf des Säuglings von Anfang an abwechselnd nach links oder nach rechts gelegt werden. Anreize können beispielsweise durch ein Mobilé oder eine kleine Lichtquelle gegeben werden.

- Schlafen im eigenen Bett im Zimmer der Eltern
  Die optimale Schlaftemperatur beträgt 16–18°C. Der Säugling sollte dabei im eigenen Bett im Zimmer der Eltern schlafen. Durch die Geräusche der Eltern, z. B. beim Umdrehen oder Schnarchen, wird der Säugling zum Weiteratmen angeregt. Das Kind schläft in einem passenden Schlafsack ohne Kissen, da Decke und Kissen die Atemwege verlegen können. Ein entsprechender Schlafsack lässt sich nicht wegstrampeln oder über den Kopf ziehen. Zur Gewährleistung einer besseren Luftzirkulation wird auch von Nestchen, Betthimmeln und zu vielen Kuscheltieren abgeraten.
- Stillen
  Wie bereits in Abschnitt 2.6 beschrieben, stärkt das Stillen den kindlichen Organismus und das Immunsystem: das Risiko für SIDS wird gesenkt. Kinder, die einen Schnuller verwenden, haben ein ebenfalls gesenktes Risiko am SIDS zu sterben.
- Rauchfreie Umgebung
  Rauchen stellt neben dem Schlafen in Bauchlage den höchsten Risikofaktor dar. Die Eltern sollten ganz auf das Rauchen verzichten, zumindest nicht in der Wohnung rauchen. Vor dem Kontakt mit dem Kind sollten sich die Eltern den Mund ausspülen, da in der Ausatemluft noch viele Schadstoffe enthalten sind, sich die Hände waschen und möglichst frische Kleidung anziehen, da auch diese Schadstoffe ausdünsten.

2.4.9 Anleitung der Familie Rebmann

Unter Einbezug des relevanten Fachwissens für die Gesundheitsförderung und Prävention am Lebensanfang ist die Gesundheits- und Kinderkrankenpflegerin nun in der Lage, die Eltern von Raphael fundiert anzuleiten. Dabei stehen die folgenden Fragen immer im Mittelpunkt ihres Handelns: Welchen Anleitungsbedarf, welche Erfahrungen und welches Vorwissen haben die Eltern von Raphael? Wo besteht ein Unterstützungsbedarf? Um diesen Fragen auf den Grund zu gehen, ist es hilfreich sich klar zu machen, was unter Anleitung verstanden wird und wie sie gestaltet werden kann. »Anleitung ist eine pädagogische Intervention. Sie kann auch als Instruktion, Training oder Unterweisung bezeichnet werden« (Hoehl und Kullick 2008, S. 219). Anleitung hat zum Ziel, die Eltern durch die Aneignung von Handlungskompetenzen zu befähigen, die Pflege ihres Kindes selbstständig und im Bewusstsein ihrer Verantwortung durchzuführen. Anleitung steht im Gegensatz zur Beratung, bei der es darum geht, die Eltern zu unterstützen ein Problem selbständig zu lösen oder zur Schulung, bei der es darum geht, den Eltern in strukturierter Form Wissen zu vermitteln und gezielt Informationen anzubieten.

Anleitung vollzieht sich in folgenden Schritten:

1. Einschätzung des Anleitungsbedarfs unter Berücksichtigung der Voraussetzungen (z. B. Aufmerksamkeit, Konzentrationsfähigkeit, Motivation, körperliche Fähigkeiten und ggf. Beeinträchtigungen, Vorwissen und bereits vorhandene Kompetenzen)
2. Austausch über und Festlegung der Nah- und Fernziele (was möchten die Eltern bis wann können?)
3. Entscheidung für bestimmte Methoden und Bereitstellung von Materialien, mit deren Hilfe die Ziele erreicht werden sollen
4. Durchführung der zu erlernenden Handlung, indem die Gesundheits- und Kinderkrankenpflegerin die Tätigkeit demonstriert und mit fachlichem Hintergrundwissen begründet
5. Durchführung der zu erlernenden Handlungen durch die Eltern unter Beobachtung und ggf. begleitender Unterstützung durch die Gesundheits- und Kinderkrankenpflegerin; und zwar so lange, bis
6. die Eltern diese selbständig und sicher durchführen können und wollen.
7. Die Reflexion über den Zugewinn an Kompetenzen durch die Eltern bildet den Abschluss der Anleitung oder führt zu einem erneuten Anleitungsprozess.

In unserem Fall lässt sich Herr Rebmann gerne von der Gesundheits- und Kinderkrankenpflegerin (GKiKP) anleiten. Unter Berücksichtigung der o.g. Schritte lässt sich feststellen, dass Herr Rebmann motiviert ist, aber noch keinerlei Erfahrungen im Umgang mit Säuglingen hat. (Schritt 1) Er ist unsicher beim Wickeln, Baden, An- und Ausziehen von Raphael. Ziele der Anleitung könnten sein, dass Herr Rebmann das Wickeln entwicklungsfördernd und feinfühlig im Umgang mit Raphael gestalten möchte. (Schritt 2) Im dritten Schritt wird nun erörtert, welche Materialien (Windeln, Feuchttücher usw.) benötigt werden, mit welchen Pflegeprodukten die Eltern zu Hause ihr Kind pflegen möchten und welche Prinzipien aus dem Konzept des Kinästetics Infant Handling zum Tragen kommen. Im Schritt 4 demonstriert dann die Gesundheits- und Kinderkrankenpflegerin für den Vater unter Berücksichtigung kinästhetischer Prinzipien, unter gezieltem Einsatz feinfühliger Verhaltensweisen und unter Verwendung der bereit gelegten Materialien das Wickeln von Raphael. Sie begleitet ihre Handlung durch fachliche Erklärungen. Bei der nächsten Wickelrunde wird der Vater ermutigt, die Handlung selbsttätig unter Anleitung der Gesundheits- und Kinderkrankenpflegerin durchzuführen. Sie beobachtet seine Handlung und seinen feinfühligen Umgang mit seinem Sohn (achtet auf Tonfall, sprachliche Äußerungen und seinen Gesichtsausdruck), gibt ihm Rückmeldung, indem sie Gelungenes hervorhebt, übersetzt für ihn die Reaktionen von Raphael auf die Interaktionsangebote seinen Vaters und bestärkt ihn so in seinem Selbstwirksamkeitserleben. Dort, wo der Vater noch Unsicherheiten zeigt oder Fragen hat, gibt sie im Tipps und Anregungen. Durch ein abschließendes Reflexionsgespräch kann Herr Rebmann seinen Kompetenzzuwachs und seinen möglichen, weiteren Unterstützungsbedarf formulieren.

Literatur

ACOG COMMITTEE (2006). ACOG COMMITTEE Opinion Nr. 333, Mai 2006 in: Frauenarzt 2007, Nr.8, S. 759–762. http://www.frauenarzt.de/1/¬2007PDF/07-08/2007-08-acog-dudenhausen.pdf (Zugriff am 20.07.2016)

Afgan J, Bier A, Kästner, Al. (2012). Muttermilch gewinnen und aufbewahren in: Infoblatt La Leche Liga Deutschland 2/2012, 1-4. http://www.lalecheliga.de¬/download/LLL_Info_MuMiGewinn_Web.pdf (Zugriff am 10.09.2016)

Antwerpes F, Roier M, Krabbe H (o.J). Kinästhetik (Pflege). http://flexikon.doc¬check.com/de/Spezial:Artikel_Autoren/Kin%C3%A4sthetik_(Pflege) (Zugriff am 10.09.2016)

Bieri M, Bieri N (2014). Die Prävention des plötzlichen Kindstodes – Eine Literaturrecherche zur Wirksamkeit ausgewählter Maßnahmen; In: kinderkrankenschwester, 32. Jg., Heft 8, 294-300

Bohrer A. (2008) Beratung gestalten. Brake:Prodos-Verlag

Buchholz T (2012). Kinästhetik. In: S. Wied, A. Warmbrunn (Hrsg.) Pschyrembel Pflege. Berlin: De Gruyter

BZgA Bundeszentrale für gesundheitliche Aufklärung (Hrsg.) (2013). Das Baby. Information für Eltern über das erste Lebensjahr, Köln

BZgA Bundeszentrale für gesundheitliche Aufklärung (Hrsg.) (2014). U1bis U9 – Zehn Chancen für Ihr Kind. http://www.kindergesundheit-info.de/themen/ent¬wicklung/frueherkennung-u1-u9-und-j1/untersuchungen-u1-bis-u9/ (Zugriff am 20.07.2016)

Eickhorst A, Schweyer D, Köhler H, Jelen-Mauboussin A, Kunz E, Sidor, A, Cierpka M (2010). Elterliche Feinfühligkeit bei Müttern und Vätern mit psychosozialen Belastungen in: Bundesgesundheitsblatt 2010, 1126-1133 http://www.fruehehilfen.de/fileadmin/user_upload/fruehehilfen.de/pdf/Bundes¬gesundheitsblatt_Artikel_Eickhorst.pdf (Zugriff am 10.09.2016)

Geppert S, Sattler M (2013). Vorsorgeuntersuchung bei Kindern http://www.¬baby-zeit.de/themen/gesundheit/vorsorgeuntersuchung.php

GEPS Deutschland e. V. (2013). Der plötzliche Säuglingstod. http://www.geps.de¬/cms/front_content.php?path=Der-Ploetzliche-Saeuglingstod/ (Zugriff am 6.10.2013)

Grossmann KE, Grossmann K (Hrsg.) (2003). Bindung und menschliche Entwicklung. John Bowlby, Mary Ainsworth und die Grundlagen der Bindungstheorie. Stuttgart: Klett-Cotta

Hatch F, Maietta L (2003). Kinästhetik. Gesundheitsentwicklung und menschliche Aktivitäten, 2. Auflage. München: Urban und Fischer

Literatur

Hoehl M, Kullick P (2008). Gesundheits- und Kinderkrankenpflege, 3. Auflage. Stuttgart und New York: Thieme Verlag

Hölter K (2103). Erstversorgung des Neugeborenen http://www.k-hoelter.de/geburtshilfe/das-neugeborene/erstversorgung/ (Zugriff am 20.07.2016)

Johnson & Johnson GmbH (2010). Pflanzenöle und Paraffinöle in der Babypflege. Eine Darstellung auf Basis wissenschaftlicher Referenzen http://www.penaten.de/pdf/online-infomaterial/hebammenforum/wissenschaftlicher-service/babyhaut-und-pflege/Pflanzenoele_und_Paraffinoele.pdf (Zugriff am 20.07.2016)

Johnson & Johnson GmbH (2011). Wissenschaft für die Praxis. Wieviel Pflege braucht die Säuglingshaut? Empfehlungen auf Basis aktueller Studienergebnisse. http://www.penaten.de/pdf/online-infomaterial/hebammenforum/wissenschaftlicher-service/babyhaut-und-pflege/baden-evidenzgestuetzte-pflegeempfehlungen/Pflegeempfehlung_S%c3%a4uglingshaut.pdf (Zugriff am 20.07.2016)

Kinaesthetics Deutschland (2014). Was ist Kinaesthetics? http://www.kinaesthetics.de/download/eka/infoblaetter/deutsch/Infoblatt_1_Was_ist_Kinaesthetics.pdf. (Zugriff am 10.09.2016)

Künster AK (2013). Risikoscreening-Aus der Praxis: Vorstellung der Skala elterlicher Feinfühligkeit. http://www.uniklinik-ulm.de/fileadmin/Kliniken/Kinder_Jugendpsychiatrie/Praesentationen/Netzw_FH/VorstSkala_elterlFeinfuehligkeit130410.pdf (Zugriff am 7.10.2013)

Koletzko B, Bauer C-P, Brönstrup A, Cremer, M, Flothkötter M, Hellmers C, Kersting M, Krawinkel M, Przyrembel H, Schäfer T, Vetter, K, Wahn,U, Weißenborn A (2013). Säuglingsernährung und Ernährung der stillenden Mutter. Aktualisierte Handlungsempfehlungen des Netzwerks Gesund ins Leben – Netzwerk Junge Familie, ein Projekt von IN FORM. In: Monatsschrift Kinderheilkunde, 161. Jg., Sonderdruck März 2013, S. 237–246

Nennstiel-Ratzel U (2013). Sicherer und gesunder Babyschlaf. http://www.lgl.bayern.de/gesundheit/praevention/kindergesundheit/sicherer_babyschlaf/ (Zugriff am 20.07.2016)

Penaten: Förderpreis 2004/2005 http://www.penaten.de/pdf/online-infomaterial/hebammenforum/wissenschaftlicher-service/babyhaut-und-pflege/kompendium/8_2_foerderpreis2004.pdf (Zugriff am 20.07.2016)

Penaten Professional Forum (2013). Wissenschaft für die Praxis: Wie wichtig ist Feuchtigkeit für die Säuglingshaut? http://www.penaten.de/pdf/online-infomaterial/hebammenforum/wissenschaftlicher-service/babyhaut-und-pflege/RZV%20Penaten%20Intensiv-Creme%20080312_low.pdf (Zugriff am 20.07.2016)

Robert Koch Institut (2013). Selbstverständlich Impfen. http://www.rki.de/DE/Content/Kommissionen/STIKO/Empfehlungen/Aktuelles/Impfkalender_Poster_dt.pdf?__blob=publicationFile (Zugriff am 15.10.2013)

Roos R, Genzel-Boroviczény O, Proquitté H (Hrsg.) (2010). Checkliste Neonatologie. Stuttgart: Thieme

Schweizerischer Hebammenverband (2014). Guideline Nabelpflege beim Neugeborenen. http://www.hebamme.ch/x_data/lit_pdf/Guideline%20Nabelpflege_14.04.2014.pdf. (Zugriff am 10.09.2016)

Therapiereport aktuell/Der Deutsche Dermatologe: Handeln bevor es zu spät ist. http://www.penaten.de/pdf/online-infomaterial/hebammenforum/wissenschaftlicher-service/wundschutz/ein-roter-po-ist-keine-bagatelle/Wundschutz.pdf (Zugriff am 20.07.2016)

Uhlemann M (2013). Physiologie der Neonatalperiode http://kinderklinik.med.uni-rostock.de/fileadmin/user_upload/files/Humanmedizin/Adaptation_und_Physiologie_des_Neugeborenen.pdf (Zugriff am 15.10.2013)

WHO, DIMDI (1994–2013). Definitionen im Zusammenhang mit der Fetal-, Perinatal-, Neonatal- und Säuglingssterblichkeit (Stand August 2012) http://www.dimdi.de/static/de/klassi/icd-10-who/kodesuche/onlinefassungen/htmlamtl2013/zusatz-definitionen.htm (Zugriff am 20.07.2016)

Ziegenhain U (2008). Die Chance der ersten Monate. Feinfühlige Eltern – gesunde Kinder http://www.uniklinik-ulm.de/fileadmin/Kliniken/Kinder_Jug

endpsychiatrie/Praesentationen/zie_TKStuVorstManual08_12_10.pdf (Zugriff am 20.07.2016)

Ziegenhain U et al. (2010). Lernprogramm Baby Lesen. Stuttgart: Hippokrates Verlag

3 Gesundheitsförderung und Prävention in einer Familie mit einem Kleinkind

Katrin Witkowski, Tobias Bischof und Elisabeth Holoch

3.1 Exemplarischer Fall

Familie Gücuk ist vor einigen Wochen in eine größere Stadt gezogen. Ihre Tochter Ayse ist drei Jahre alt. Herr Gücuk lebt schon seit seiner Kindheit in Deutschland, hat eine handwerkliche Ausbildung absolviert und arbeitet in seinem Beruf. Frau Gücuk ist erst vor vier Jahren nach Deutschland gezogen. Sie hat einen Schulabschluss in ihrer türkischen Heimat erfolgreich absolviert, aber keine Ausbildung. Deutsch zu sprechen fällt ihr noch immer schwer und sie führt mit ihrer Tochter ein sehr zurückgezogenes Leben. Ihre Familie lebt weiterhin in der Türkei, die Familie von Herrn Gücuk sehr weit entfernt in Deutschland.

Familie Gücuk sucht einen Kindergartenplatz für ihre Tochter Ayse. Die Eltern möchten, dass Ayse gleichaltrige Kinder kennenlernt und zweisprachig aufwächst. Frau Gücuk wünscht sich mehr soziale Kontakte und möchte die deutsche Sprache besser lernen. Außerdem hat sie sich vorgenommen, eine Ausbildung zu machen. Ihr Mann unterstützt sie hierbei.

In der Erziehung ihrer Tochter fühlen sich beide oftmals unsicher und die Großeltern stehen aufgrund der weiten Entfernung zur Unterstützung nicht zur Verfügung. Ayse ist eher zart für ihr Alter und spricht nicht viel. Ihre Eltern glauben, dass sie nicht ausreichend isst und sich nicht altersgemäß entwickelt.

Familie Gücuk hat Glück. Bereits wenige Wochen nach dem Umzug bekommen sie einen Kindergartenplatz im Familienzentrum Pusteblume. Ayse kann hier jeden Tag für sechs Stunden die Kindertagesstätte besuchen. Während der Eingewöhnungszeit fallen Frau Gücuk die vielfältigen Angebote der Einrichtung auf. Neben den Erzieherinnen arbeitet im Familienzentrum auch eine Familien-Gesundheits- undKinderkrankenpflegerin (FGKiKP). Frau Gücuk fasst schnell Vertrauen und berichtet der FGKiKP von den Sorgen über die Entwicklung ihrer Tochter und ihrem Wunsch, Kontakt zu anderen Familien aufzubauen.

3.2 Einleitung

Familie Gücuk steht beispielhaft für viele Familien mit Kindern in Deutschland, denen familiäre Netzwerke nicht in dem Maße zur Verfügung stehen, wie es für die Unterstützung bei der Pflege und Erziehung der Kinder hilfreich wäre. Aufgrund beruflich geforderter Mobilität oder fehlender Anbindung an die Ursprungsfamilie, z. B. – wie im Fall der Familie Gücuk – aufgrund von Migration, wird es für Familien zunehmend schwieriger, auf familiäre Netzwerke zurückzugreifen. Familienzentren sind für diese Familien eine Möglichkeit, soziale Netzwerke aufzubauen und sich Unterstützung und Hilfe zu holen.

Bis vor einigen Jahren haben in Familienzentren v. a. Sozialpädagoginnen oder -arbeiterinnen Kurse zu Erziehungsthemen angeboten, hin und wieder gaben Gesundheits- und Kinderkrankenpflegerinnen u. a. Kurse zu Fragen der Säuglingspflege. Nun finden zunehmend auch Familien-Gesundheits- und Kinderkrankenpflegerinnen dort ein Beschäftigungsfeld, um Familien mit einem besonderen Unterstützungsbedarf zu gesundheitsbezogenen Fragestellungen und Anliegen zu beraten.

In diesem Kapitel wird deshalb zum einen dargestellt, welchem Auftrag sich Familienzentren verpflichtet fühlen, welche Angebote sie unterbreiten und wie sie mit weiteren Hilfe- und Unterstützungssystemen für Familien vernetzt sind. Zum anderen wird erläutert, welche Aufgaben eine FGKiKP in einem Familienzentrum übernimmt und wie sie sich für diese Aufgaben qualifiziert. Relevante Themen für die Förderung der Gesundheit und die Prävention von Gesundheitsrisiken von Kleinkindern werden im dritten Abschnitt des Kapitels aufgegriffen und konkret beschrieben. Den Abschluss bilden die beispielhafte Darstellung eines konkreten Programms zur Gesundheitserziehung im Kindergartenalter und die Beschreibung von Prinzipien einer adressatengerechten Entwicklung von Schulungs- und Beratungsangeboten für Eltern mit erhöhten Unterstützungsbedarf.

3.3 Kompetenzen

- Die Entstehung von Familienzentren in Deutschland nachvollziehen, deren Strukturen verstehen und Angebote kennen, um darin die Funktion und Position einer (Familien-)Gesundheits- und Kinderkrankenpflegerin verorten zu können.
- Den jeweils individuellen Beratungs- und Unterstützungsbedarf von Familien mit einem Kleinkind erkennen, die eigenen fachlichen Kompetenzen und Grenzen adäquat einschätzen und die Familien bei Bedarf an geeignete Netzwerkpartner weitervermitteln.

- Die Hintergründe für die Entstehung der Qualifizierungsmaßnahme von Gesundheits- und Kinderkrankenpflegerinnen zu Familien-Gesundheits- und Kinderkrankenpflegerinnen (FGKiKP) kennen und deren Rolle, Aufgaben und Kompetenzen bei der Betreuung und Unterstützung von Familien mit Kleinkindern verstehen.
- Über die Prinzipien einer gesunden Ernährung im Kindesalter Bescheid wissen, sich hierzu kontinuierlich über die neuesten Erkenntnisse informieren und Eltern und Kinder unter Berücksichtigung der familiären Situation (z. B. Herkunftsland) beraten.
- Die Entwicklung von Kindern auf der Grundlage aktuellen Wissens über die physische, psychosoziale, motorische, kognitive, und sprachliche Entwicklung im Kindes- und Jugendalter fachlich korrekt einschätzen.
- Eltern und wichtige soziale Bezugspersonen der Kinder über Möglichkeiten und Maßnahmen zur Entwicklungsförderung von Kindern unter Berücksichtigung der Situation und Möglichkeiten der jeweiligen Familie beraten und anleiten.
- Im Wissen um die Bedeutung gesunder Zähne für eine gesunde Verdauung und die sprachliche Entwicklung und um den Zusammenhang zwischen Ernährung und Kariesentstehung, Eltern und andere wichtige Betreuungs- und Bezugspersonen über frühe Maßnahmen zur Kariesprävention informieren und aufklären.
- Verletzungs- und Unfallrisiken im Kindesalter kennen und diese im eigenen Arbeitsfeld vermeiden sowie Eltern und weitere Bezugspersonen über die besonderen Gefahren für das Auftreten von Verletzungen bzw. Unfällen bei Kindern aufklären und alltagstaugliche, präventive Maßnahmen vermitteln.
- Familien mit einer besonderen Allergiegefährdung auf Grundlage aktueller wissenschaftlicher Erkenntnisse über Maßnahmen primärer Allergieprävention informieren und handlungsorientierte Maßnahmen vermitteln.
- Schulungskonzepte zur Gesundheitsförderung und Prävention im Kindergarten- und Grundschulalter kennen und an diesen gezielt mitwirken.
- Methodische und didaktische Aspekte der Erwachsenenbildung, insbesondere für die Arbeit mit Familien mit einem erhöhten Unterstützungsbedarf, kennen und zielgruppenorientiert einsetzen.

3.4 Fachwissen zur kompetenten Bewältigung der Situation

3.4.1 Das Familienzentrum – eine Definition

»[Familienzentren] sind wohnortnahe Orte für Familien, Nachbarschaft und Generationen und die einzelnen Menschen, die ihnen angehören. Sie machen bedarfsgerechte Angebote und zeichnen sich durch eine gute und strukturell verankerte Zusammenarbeit mit anderen sozialen Diensten und Einrichtungen in ihrem Umfeld aus. [...] Sie bieten den Menschen in ihrem Wohnumfeld verschiedene Bildungs-, Beratungs-, Begegnungs- und Unterstützungsmöglichkeiten unter einem Dach« (DRK-Landesverband S.-H. e. V. 2010, S. 5).

Die Entwicklung von Kinder- und Familienzentren in Deutschland orientiert sich u. a. an den Early Excellence Centres in England. Auch wenn dies der Name zuerst vermuten lässt, so sind diese Zentren keine Anlaufstellen für hochbegabte Kinder, sondern verstehen sich vielmehr als eine »Gemeinschaft forschend Lernender« (Early Excellence e. V.). Dies bedeutet, dass Eltern, Kinder und das pädagogische Personal eine Einheit bilden, um den Bildungsprozess der Kinder auf einem hohen Niveau unter Einbeziehung aller Parteien und Netzwerkpartner des Sozialraums zu ermöglichen und sicherzustellen. Auf deutsche Verhältnisse übertragen wurde der Early Excellence-Ansatz erstmals im Kinder- und Familienzentrum Schillerstraße des Pestalozzi-Fröbel-Hauses in Berlin (Ebd.; Burdorf-Schulz 2015, S. 186) und wurde seitdem von vielen Familienzentren übernommen (vgl. Burdorf-Schulz 2015; Entzmann 2015; Bode-Brock 2015; Welzien 2015).

Angebote in einem Familienzentrum richten sich an die ganze Familie oder an spezielle Gruppen: Eltern, Kinder, Großeltern, bestimmte Bevölkerungsgruppen mit gemeinsamen Merkmalen wie Menschen mit Migrationshintergrund, Alleinerziehende, Eltern von Kindern mit Behinderungen u. a. m. Familienzentren setzen sich immer das Ziel, die Selbsthilfepotenziale und die Selbstbildung der Familien und ihrer Mitglieder anzuregen (Empowerment-Ansatz).

Im Vordergrund der Bemühungen um die **Förderung der Kinder** stehen v. a. Sprachförderung, gesunde Ernährung, Bewegungsförderung und Teilhabe.

Das Angebot für **Eltern und Familien** konzentriert sich in Familienzentren auf:

- Austausch und Begegnung (z. B. Kinder-Eltern-Café),
- Beratung bei Erziehungs-, Ehe- sowie Familienproblemen, bei Schwangerschaftskonflikten oder bei Fragen der Gesundheit (Sucht, psychische Erkrankungen),
- Unterstützung von Familien, die von Trennung und Scheidung betroffen sind,

- Orientierungshilfe für verunsicherte Eltern (Elternschule, Elterntraining),
- Eltern- und Familienbildung (thematische Elternabende, Mutter-Kind-Gruppen),
- Begleitung und Beratung der Eltern bei der aktiven Unterstützung der Bildungs- und Entwicklungsprozesse ihrer Kinder,
- Sprachkurse,
- Arbeitsmarktorientierte Angebote (in Kooperation mit Jobcentern) sowie Unterstützung bei der Vereinbarkeit von Familie und Beruf,
- Armutsprävention,
- Partizipation von Kindern und Eltern im Sozialraum,
- Unterstützung von Familien mit Problemen aufgrund von Flucht oder Migration und
- Gesundheitsförderung in allen Settings.

Darüber hinaus verstehen sich **Familienzentren als Teil eines Netzwerks** und verfolgen deshalb das Ziel,

- sozialräumliche Netzwerke aufzubauen,
- ressourcenorientierte Zusammenarbeit zu fördern,
- trägerübergreifende Foren aller Familienzentren zu etablieren und
- darüber den Erfahrungsaustausch und über Fort- und Weiterbildung den Wissenstransfer sicherzustellen (vgl. Engelhardt 2008).

Familienzentren gibt es in verschiedenen Organisationsformen. Bargsten unterscheidet drei Prototypen:

1. Kindertagesstätten als Familienzentren mit Angeboten für die Familien der eigenen Einrichtung oder mit Angeboten für den gesamten Sozialraum bzw. Ort,
2. Sozialzentren als Familienzentren (»Alles unter einem Dach«) oder
3. Familienzentren als Sozialraumbüro-Verbund von Einrichtungen unterschiedlichen Typs (Bargsten 2015, S. 48f.).

Mögliche Netzwerkpartner von Familienzentren sind Bildungseinrichtungen (Grundschulen, Musikschulen, Volkshochschulen, Anbieter von Sprachkursen, Familienbildungsstätten), Seniorenheime (z. B. zur Sicherstellung generationsübergreifenden Lernens), Kindertagesstätten, Beratungsstellen (z. B. Migrationsfachdienste, Sucht- und Schuldnerberatungsstellen, psychologische Dienste), Gesundheitsfachpersonen (Gesundheits- und Kinderkrankenpflegerinnen, Hebammen, Physiotherapeuten, Ergotherapeuten, Logopädinnen), Arztpraxen, Krankenhäuser, Vereine vor Ort (Sport- oder Kulturvereine), Einrichtungen für Menschen mit Behinderung, Freie Jugendhilfeträger und nicht zuletzt die Frühen Hilfen. Die Netzwerkpartner sind selbstverständlich abhängig vom einzelnen Familienzentrum, seinem Sozialraum, den Bedarfen und

Wünschen der Eltern und Kinder sowie den jeweiligen pädagogischen Konzepten.

3.4.2 Familien-Gesundheits- und Kinderkrankenpflegerinnen (FGKiKP) im Familienzentrum

Wie bereits dargelegt, spielen Gesundheitsförderung und -bildung eine wichtige Rolle in Familienzentren. Ihre sozialräumliche Vernetzung bietet eine gute Voraussetzung dafür, Familien mit gesunden und kranken Kindern aus allen sozialen Milieus zu erreichen und sie mit Angeboten zur Gesundheitsförderung und zur Prävention von Gesundheitsrisiken in Kontakt zu bringen. Neben Angehörigen pädagogischer Berufe unterbreiten zunehmend auch Angehörige von Gesundheitsberufen und hier insbesondere Gesundheits- und Kinderkrankenpflegerinnen Angebote für die Familien; in Form von Kursen, offenen Gesundheitssprechstunden, Einzelfallberatung, Schulungen, Elterntreffs u. a. m.

Gesundheits- und Kinderkrankenpflegerinnen leisten, seit es ihren Beruf gibt, schon immer einen Beitrag zur Gesundheitsförderung und Prävention bei Kindern und Jugendlichen, sowohl im klinischen als auch außerklinischen Bereich (siehe hierzu auch die Biographie von Antonie Zerwer (1873 – 1909); Wegmann 1992; BeKD 2009). Mit der Einführung des Krankenpflegegesetzes und der Ausbildungs- und Prüfungsverordnung von 2003 wurde diesem Auftrag explizit und in weitreichenderem Sinne als bislang Rechnung getragen. Dies schlägt sich zum einen in der Erweiterung der Berufsbezeichnung (Gesundheits- und Kinderkrankenpflegerin anstatt Kinderkrankenschwester bzw. -pfleger) nieder. Zum anderen sollen nach Anlage 1 zu §1 Abs.1 des Krankenpflegegesetzes von 2003 Gesundheits- und Kinderkrankenpflegerinnen in ihrer Ausbildung befähigt werden, nicht nur in akuten und/oder vital bedrohlichen Situationen zu unterstützen. Darüber hinaus sollen ganz explizit auch Maßnahmen zur Gesundheitsvorsorge in Form von Beratung, Anleitung und Begleitung von Betroffenen, Angehörigen und Bezugspersonen fachkompetent durchgeführt werden. Grundlage hierfür ist die Fähigkeit, nicht nur die gesundheitliche, sondern auch die psychosoziale Situation eines Kindes systematisch und zielgerichtet einschätzen zu können.

Qualifizierung zur FGKiKP

Auf Basis ihrer Grundausbildung und von mindestens zwei Jahren Berufserfahrung in der Gesundheits- und Kinderkrankenpflege können sich Gesundheits- und Kinderkrankenpflegerinnen seit 2009 für die präventive Arbeit für und in Familien mit Kindern qualifizieren. Mit dem erfolgreichen Abschluss dieser Qualifizierungsmaßnahme erhalten sie das Zertifikat als Familien-Gesundheits- und Kinderkrankenpflegerin (FGKiKP). Es befähigt sie dazu,

- »Eltern von und Familien mit Kindern und Jugendlichen in ihren gesundheitsbezogenen Kompetenzen zu fördern und stärken.
- ihre Unterstützung in einem Gesamtkonzept zu leisten, in dem weitere Berufsgruppen (Familienhebammen, Sozialarbeiter und -pädagogen, Kinder- und Jugendärzte etc.) mitwirken.
- Konzepte für die Unterstützung eines ›gesunden Lebensanfangs‹ und für die Förderung der Gesundheit junger Menschen im Sinne der WHO-Strategie ›Gesundheit 21‹ (WHO 1998) (mit) zu entwickeln und bei deren Umsetzung mit zu arbeiten.
- mit öffentlichen Einrichtungen, die sich auf strategischer oder operativer Ebene mit dem Wohl von Kindern in unserer Gesellschaft befassen, zusammen zu arbeiten und dabei ihren spezifischen Beitrag zur Förderung des Kindeswohls und zur Prävention von Kindeswohlgefährdungen zu leisten« (BeKD 2015, S. 5).

Arbeit in den Frühen Hilfen

Mit der im Juni 2012 vom Bundesfamilienministerium beschlossenen Bundesinitiative Frühe Hilfen (BIFH) hat der Bund den Ländern und Kommunen finanzielle Mittel zur Verfügung gestellt, um Familien mit Kindern bis zum 3. Lebensjahr gezielter zu unterstützen. Hierdurch sollen die bisherigen, vielfältigen Angebote für junge Familien allen Eltern zugänglich gemacht und bisherige Defizite in der Vernetzung und Verzahnung der verschiedenen Akteure und Leistungsträger mit ihren jeweiligen Hilfe- und Unterstützungsangeboten beseitigt werden. Die BIFH ist die logische Folge des Anfang 2012 verabschiedeten Bundeskinderschutzgesetz (BKiSchG), das bestehende Gesetze zum Kindeswohl und zum Kindesschutz bündelt und ergänzt. In Artikel 1 des BKiSchG wird darauf hingewiesen, dass ein möglichst frühzeitiges, koordinierendes und multiprofessionelles Angebot im Hinblick auf die Entwicklung von Kindern vor allem in den ersten Lebensjahren für (werdende) Mütter und Väter vorgehalten werden soll. Dieses Angebot wird als Frühe Hilfen bezeichnet. »Frühe Hilfen bilden lokale und regionale Unterstützungssysteme mit koordinierten Hilfsangeboten für Eltern und Kinder ab Beginn der Schwangerschaft und in den ersten Lebensjahren mit einem Schwerpunkt auf der Altersgruppe der 0- bis 3-Jährigen. Sie zielen darauf ab, Entwicklungsmöglichkeiten von Kindern und Eltern in Familie und Gesellschaft frühzeitig und nachhaltig zu verbessern. Neben alltagspraktischer Unterstützung wollen Frühe Hilfen insbesondere einen Beitrag zur Förderung der Beziehungs- und Erziehungskompetenz von (werdenden) Müttern und Vätern leisten. Damit tragen sie maßgeblich zum gesunden Aufwachsen von Kindern bei und sichern deren Rechte auf Schutz, Förderung und Teilhabe« (Wissenschaftlicher Beirat des Nationalen Zentrums Frühe Hilfen[1], 2009).

Zentrale Ziele der Frühen Hilfen sind es,

- Leistungen des Gesundheitswesens, der Kinder- und Jugendhilfe und zivilgesellschaftliches Engagement besser zu verzahnen und
- die Erziehungskompetenz von Eltern zu stärken und frühzeitig familiäre Belastungen zu erkennen.

Gesundheits- und Kinderkrankenpflegerinnen werden zusammen mit den Familienhebammen vom NZFH explizit zu den Berufsgruppen hinzugezählt, die in den Frühen Hilfen Leistungen erbringen. Ihre Qualifizierung und ihr Einsatz sind nach § 2, Abs. 4 der Verwaltungsvereinbarung »Bundesinitiative Netzwerke Frühe Hilfen und Familienhebammen« (www.bmfsfj.de) förderfähig. Grundlage für die Qualifizierung sind zum einen die Mindestanforderungen der BIFH vom 09.07.2014 (www.fruehehilfen.de) und zum anderen das vom NZFH erstellte Kompetenzprofil für FGKiKP (NZFH 2014). Danach ist die Arbeit der FGKiKP in der sekundären Prävention angesiedelt. Dies bedeutet, dass sich die Leistungen an Familien mit besonderen Belastungen richten und ihre Inanspruchnahme auf dem Prinzip der Freiwilligkeit beruht, eine Ablehnung von Seiten der Familie folglich nicht mit Konsequenzen für diese verbunden ist (vgl. ebd., S. 11).

Weitere Aufgaben von FGKiKP

Zentrale Handlungsanforderungen an FGKiKP sind zum einen die Stärkung der Ressourcen der Eltern und zum anderen die interdisziplinäre Zusammenarbeit, die Vernetzungsarbeit und die Übernahme der Funktion als Lotsin gegenüber den Familien (vgl. ebd., S14f.). Familienzentren bieten hierfür einen ausgezeichneten Rahmen. Sie stellen einen niederschwelligen Zugang dar, basieren auf den Prinzipien der sozialräumlichen Vernetzung und der Anerkennung der Eltern als Experten für die emotionalen und körperlichen Bedürfnisse ihrer Kinder.

Aufgabenfelder von FGKiKP in Familienzentren sind:

- **Kompetenzförderung von Eltern** durch niedrigschwellige Informations-, Beratungs- und Fortbildungsangebote, Vernetzung von Beratungs- und Hilfsangeboten auch auf regionaler Ebene. Diese Aufgabe richtet sich speziell an Eltern, die unsicher sind in der Pflege und der

---

1 Das Nationale Zentrum für Frühe Hilfen (NZFH) hat primär die Aufgabe, Projekte und Konzepte der Frühen Hilfen für Eltern und Kinder wissenschaftlich zu begleiten und zu evaluieren.

gesundheitlichen Versorgung ihrer Kinder oder an Familien mit chronisch kranken Kindern.
- **Förderung der Gesundheits- und Sozialkompetenz von Kindern** durch altersgerechte Schulungen zu Fragen der Gesundheit und im Umgang mit Menschen mit chronischen Erkrankungen und/oder Behinderungen
- **Beteiligung an der Inklusion von Kindern mit einer chronischen Erkrankung bzw. Behinderung** durch die Sicherstellung einer professionell-pflegerischen Betreuung; z. B. durch die Beobachtung von und den Umgang mit krankheitsspezifischen Symptomen und die Gewährleistung der notwendigen medikamentösen Therapie bzw. die Durchführung von pflegerischen Maßnahmen usw.
- **Förderung der Kompetenz von Kindern mit einer chronischen Erkrankung bzw. Behinderung im Umgang mit krankheitsbezogen Anforderungen** mit dem Ziel, ihnen ein weitestgehend selbständiges Leben mit der Erkrankung/Behinderung einer chronischen Erkrankung zu ermöglichen
- **Die Unterstützung der Kompetenzentwicklung pädagogischer Mitarbeiterinnen** in den Bereichen Gesundheitserziehung, Prävention und Umgang mit chronisch kranken Kindern (Verabreichung von Medikamenten, zeitnahes Erkennen von akuten Verschlechterungen, Anleiten von Kindern im Umgang mit ihrer Erkrankung u. a. m.).

Gesundheit von Kindern mit Migrationshintergrund

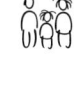

Familie Gücuk stammt ursprünglich aus der Türkei. Frau Gücuk hat sich aktiv um einen Kindergartenplatz für Ayse bemüht und zeigt Interesse an den Angeboten des Familienzentrums. Dies bietet für die gesundheitliche Entwicklung von Ayse gute Voraussetzungen. Denn laut KiGGS-Studie leben Kinder und Jugendliche mit beidseitigem Migrationshintergrund (d. h. beide Elternteile sind zugewandert oder besitzen nicht die deutsche Staatsangehörigkeit) »zu einem beträchtlich höheren Ausmaß (53,7 %) in sozial benachteiligter Lage verglichen mit Kindern und Jugendlichen ohne bzw. mit einseitigem Migrationshintergrund (22,1 % bzw. 27,0 %)« (RKI 2008, S. 119). Kinder und Jugendliche aus der Türkei gehören mit 70,7 % am häufigsten der untersten Sozialschicht an. Das Aufwachsen in sozial benachteiligten Verhältnissen geht mit einer geringeren Chance für ein gesundes Aufwachsen einher. Auch wenn laut KiGGS Kinder mit Migrationshintergrund durchaus nicht durchgängig in allen relevanten Gesundheitsbereichen höhere Gesundheitsrisiken aufweisen, so zeigt die Erhebung jedoch, dass insbesondere Kinder mit türkischem Migrationshintergrund im Vergleich zu Kindern ohne Migrationshintergrund

1. zwar häufiger gestillt werden, die Stillzeit jedoch kurz ist,

2. zwar mehr Obst essen, zusätzlich aber auch mehr Softdrinks, Fast Food, Chips und Süßigkeiten konsumieren,
3. seltener jodiertes Salz zu sich nehmen,
4. zusammen mit Kindern aus islamisch-arabischen Ländern den höchsten Fernsehkonsum aufweisen und sich u. a. dadurch weniger bewegen,
5. durch den Genuss von zuckerhaltigen Getränken und Speisen und aufgrund eines ungünstigen Mundgesundheitsverhaltens (selteneres Zähneputzen und unregelmäßigere Zahnarztkontrollen) ein größeres Kariesrisiko haben und
6. seltener und weniger konsequent an den Vorsorgeuntersuchungen teilnehmen. (Dies trifft auch auf Kinder aus arabisch-islamischen Ländern und Ländern der ehemaligen Sowjetunion zu.) Dabei zeigt sich, dass ein geringer Grad an Integration (z. B. geringe Deutschkenntnisse und geringe berufliche Integration der Eltern), ein unsicherer Aufenthaltsstatus oder die Zugehörigkeit zur ersten Einwanderungsgeneration mit einer niedrigen Inanspruchnahme von Vorsorgeuntersuchungen korrespondieren (vgl. ebd., S. 120ff.; Mensink et al. o. J., S. 50ff.).

Die beste Voraussetzung, um die Ressourcen und den spezifischen Unterstützungsbedarf von Familie Gücuk zu erfassen, ist die interdisziplinäre Zusammenarbeit aller Fachkräfte im Gesundheitszentrum. Eine zentrale Aufgabe der FGKiKP ist es, daraus für den Bedarf der Familie zugeschnittene Angebote zu schaffen. Diese sollen einen niederschwelligen Charakter haben; sprich keine zusätzlichen Erschwernisse für die Familie mit sich bringen (Veranstaltungen direkt im Familienzentrum wie Eltern-Kind-Café, Sprachkurse, Flohmarkt), kostenlos oder mit niedrigen Kosten verbunden sein und die gesundheitsförderlichen kulturellen Muster der Lebensführung wahrnehmen und stärken, z. B. durch die Zusammenarbeit mit Vertrauenspersonen mit Migrationshintergrund und Migrantenorganisationen (vgl. Pott 2008).

3.4.3 Gesundheitsförderung und Prävention im Kleinkindalter

In den vorausgegangenen Abschnitten wurden bereits einige Themen angesprochen, die einen bedeutsamen Einfluss auf die Gesundheit von Kleinkindern haben und sich langfristig positiv auswirken. Aus diesem Grund bilden sie häufig die Grundlage für Gesundheitssprechstunden, Elternseminare oder Elterninformationsabende. Diese Themen werden nachfolgend eingehender beleuchtet.

Gesunde Ernährung

Am Ende des ersten Lebensjahres verändert sich das Essverhalten der Kinder (Erläuterungen zur Ernährung des Neugeborenen und zum Essverhalten im ersten Lebensjahr ▶ Kap. 2.6 und 4.8). Diese Veränderung wird zum einen bedingt durch den Übergang von Muttermilch bzw. künstlicher Säuglingsnahrung und Beikost zur gemischten Familienkost; das heißt, die Kinder werden an den so genannten Familientisch herangeführt. Zum anderen entwickeln sich neue motorische Fähigkeiten wie freies Sitzen mit sicherer Gleichgewichtskontrolle und ein gezieltes Greifen mit den Fingern der rechten und linken Hand. Ein unentwegtes, positiv motiviertes Ausprobieren motorischer Fähigkeiten unterstützt den Entwicklungsprozess (vgl. hierzu die Grenzsteine der Entwicklung für den 12. Lebensmonat; Nennstiel-Ratzel et al. 2013, S. 110).

Da nicht nur die Ernährung selbst, sondern – in enger Verbindung damit – auch das Bewegungsverhalten für die Prävention von Übergewicht eine große Rolle spielt, hat das Netzwerk »Gesund ins Leben – Netzwerk Junge Familie« ein Projekt namens »IN FORM – Deutschlands Initiative für gesunde Ernährung und mehr Bewegung« (http://¬www.in-form.de) mit Handlungsempfehlungen unter dem Titel »Ernährung und Bewegung im Kleinkindalter« entwickelt (Koletzko et al. 2013). Einige dieser Handlungsempfehlungen werden im Folgenden dargestellt.

Essen lernen

Kinder lernen das Essen durch eigenes Ausprobieren, durch Nachahmung, Interaktion und Kommunikation. »Die Familie bzw. das Umfeld, in dem das Kind aufwächst, bildet den ersten und wichtigsten sozialen Rahmen beim Essenlernen. Kleinkinder übernehmen familiäre Rituale und Gewohnheiten sowie kulturelle Regeln und Praktiken beim Essen und gestalten diese zugleich aktiv mit« (Ebd., S. 5). Laut DONALD-Studie verändern sich die Lebensmittel- und Nährstoffmuster nach dem 2. Lebensjahr, wenn der Übergang auf die Familienernährung abgeschlossen ist, nur noch unwesentlich, das heißt die Ernährungsgewohnheiten von Kindern und Jugendlichen werden nach wie vor in der Familie geprägt (vgl. Kersting o. J.). Wichtig ist hierbei die Vorbildfunktion der Eltern bzw. sozialen Bezugspersonen im Hinblick auf Ernährung, Bewegungsverhalten und Medienkonsum.

> **Essen lernen im Kleinkindalter meint**
>
> - den Erwerb von Gewohnheiten, die das spätere Ernährungs- und Bewegungsverhalten wesentlich beeinflussen.
> - die aktive Teilhabe an Tischsitten und Gebräuchen.

> - den Hunger und das Sättigungsgefühl (als Regulationsmechanismen der Nahrungs- und Energieaufnahme) wahrnehmen, voneinander und von anderen emotionalen Zuständen unterscheiden können.
> - die Erweiterung der Lebensmittelvielfalt.
> - das Erlenen des Umgangs mit Besteck und Geschirr (Fein- und Grobmotorik).

Mahlzeiten in Gemeinschaft und mit genügend Zeit und Ruhe (ohne Ablenkung z. B. durch ein laufendes Fernsehgerät) sind wünschenswert. Es ist anzustreben, dass die Familie mindestens einmal am Tag gemeinsam isst. Eine freundliche Atmosphäre bei den Mahlzeiten macht das Essen zu einem positiven Erlebnis. Kleinkinder sollten ihre Mahlzeiten in einem regelmäßigen Rhythmus bekommen (z. B. drei Hauptmahlzeiten und zwei kleinere Zwischenmahlzeiten). Dabei wechseln sich die Mahlzeiten mit essensfreien Zeiten ab. In den Essenspausen zwischen den Mahlzeiten (z. B. für 2–3 Stunden) sollten weder Snacks und zuckerhaltige Getränke noch Milch angeboten werden. Wasser kann den Kindern jederzeit angeboten werden.

Die Eltern sollten ihrem Kind ermöglichen, selbstständig zu essen sowie aktiv an den Mahlzeiten teilzunehmen und neue Lebensmittel oder Speisen auszuprobieren. Während sie für ein ausgewogenes Nahrungsangebot zuständig sind, entscheidet das Kind selbst, wie viel es davon isst. Wichtig dabei ist, dass die Eltern die Hunger- und Sättigungssignale des Kindes respektieren. Die Eltern bieten zunächst eine kleine Portion an bzw. das Kind nimmt sich eine Portion, sobald es sich selbst bedienen kann. Das Kind kann nachfordern bzw. sich nachnehmen, bis es satt ist.

Die Eltern sorgen dafür, dass sich ihr Kind auf das Essen konzentrieren kann, in dem sie Ablenkungen vermeiden. Sie animieren das Kind nicht mit Tricks, Überzeugungsszenarien, Versprechen oder Spielen zum Essen. Essen sollte nicht zur Belohnung oder zur Bestrafung eingesetzt werden. Essen ist keine Leistung. Das Kind sollte nicht übermäßig für das, was und wie viel es isst, gelobt werden. Beendet das Kind die Mahlzeit frühzeitig oder will es nichts essen, dann genügen ein bis zwei Versuche der Eltern, das Kind zum Essen zu ermutigen. Sie sollten keine Extraspeisen als Ersatz anbieten, sondern die Mahlzeit eindeutig beenden.

Ernährung

Kleinkinder können und sollen an allen Mahlzeiten der Familie teilnehmen und alle Lebensmittel mit genießen. Es gibt nur wenige Ausnahmen: zum Beispiel Lebensmittel, die aufgrund ihrer Größe leicht aspiriert werden können. »Kleine runde Lebensmittel, wie Nüsse, Samen,

Beeren, Hülsenfrüchte, sind die am häufigsten in die Luftröhre verschluckten Fremdkörper« (Ebd., S. 7). Auch Lebensmittel, für die das Immunsystem des Kindes noch nicht ausgereift ist, sollten gemieden werden (siehe Nahrungsunverträglichkeiten auf S. 105).

Wie wichtig es ist, Kinder in der Familie und in Betreuungseinrichtungen bereits im Kleinkindalter an eine im o. g. Sinne ausgewogene Ernährung zu gewöhnen und diese Gewohnheiten zu verfestigen, zeigen die Ergebnisse der im Rahmen des KiGGS durchgeführten Verzehrstudie, die Lebensmittel- und Nährstoffaufnahme von Kindern zwischen dem 1. und 17. Lebensjahr untersuchte (Mensink et al. 2007). Danach wird, insbesondere von jüngeren Kindern, zwar relativ selten Fast Food und Fleisch gegessen und regelmäßig Milch getrunken. »Allerdings isst ein Großteil der Studienteilnehmer im Vergleich zu den Empfehlungen zu häufig Wurst, Schokolade und Süßigkeiten sowie zu selten Fisch, Gemüse und Obst« (Ebd., S. 210). Die Empfehlung, mehrmals am Tag Obst zu essen, wird selten eingehalten. Die Hälfte der an der Studie teilnehmenden Kinder und Jugendlichen essen sogar weniger als einmal am Tag Obst. Außerdem nimmt mit zunehmendem Alter der tägliche Obst- und Gemüsekonsum ab.

Auch auf einen hygienischen Umgang mit Lebensmitteln bei der Zubereitung von Speisen und Mahlzeiten sollte geachtet werden. Da das Immunsystem von Kleinkindern noch nicht voll ausgereift ist, können bei ihnen Lebensmittelinfektionen einen schweren Verlauf nehmen. Deshalb sollten Kleinkinder keine rohen Speisen wie Rohmilch oder Weichkäse aus Rohmilch, rohes und nicht durchgebratenes Fleisch, rohen Fisch (Sushi), rohe Eier und daraus hergestellte, nicht ausreichend erhitzte Lebensmittel essen. Fleisch, Fisch und Eier in roher Form sollten ausreichend erhitzt werden. Eine Kerntemperatur von +70°C für zwei Minuten wird empfohlen. Ein nur kurzes Aufkochen oder Erhitzen in der Mikrowelle ist nicht ausreichend.

Einen guten Überblick über eine ausgewogene Ernährung, die dem Kind diejenigen Nährstoffe zur Verfügung stellt, die es für eine gesunde Entwicklung benötigt, gibt Tabelle 3.1. Sie ist den o.g. Handlungsempfehlungen entnommen.

Tab. 3.1: Ausgewogene Ernährung von Kleinkindern (Quelle: Monatszeitschrift Kinderheilkunde Sonderdruck 2013, Koletzko et al. 2013, S. 8)

Lebensmittelgruppen, Bedeutung für die Nährstoffversorgung und Empfehlungen zur Auswahl			
Lebensmittelgruppe	Nährstoffe	Bevorzugt auswählen	Besondere Hinweise
Reichlich			
Getränke (ungesüßt/zuckerfrei)	Wasser	Trinkwasser (Leitungswasser), Mineralwasser, ungesüßte Kräuter- und Früchtetees	Kräuter- und Früchtetees nicht ausschließlich anbieten und Sorten wechseln

Tab. 3.1: Ausgewogene Ernährung von Kleinkindern (Quelle: Monatszeitschrift Kinderheilkunde Sonderdruck 2013, Koletzko et al. 2013, S. 8) – Fortsetzung

Lebensmittelgruppe	Nährstoffe	Bevorzugt auswählen	Besondere Hinweise
Gemüse und Obst	Provitamin A, Folat, Vitamin C, Kalium, Magnesium, Ballaststoffe	Alle Gemüse- und Obstarten, Hülsenfrüchte und Salat	Gemüse fettarm zubereiten, roh und gegart; Obst am besten roh. Sprossen und Tiefkühlbeeren nur nach intensiver Erhitzung
Getreideprodukte und Kartoffeln	Vitamin B1, Magnesium, Ballaststoffe (Vollkornprodukte)	Vollkornprodukte mehrmals täglich, Brot aus fein gemahlenem Vollkornmehl	Kein Brot mit ganzen oder zerkleinerten Nüssen (Aspirationsgefahr). Wenig frittierte und andere fettreiche Kartoffelzubereitungen (Pommes frites, Reibekuchen)
Mäßig			
Milch- und Milchprodukte	Eiweiß, Calcium, Jod, Vitamin B2, Vitamin B12	Pasteurisierte und hoch erhitzte fettarme Milch und Milchprodukte (1,5 % Fett) und Käse unter 50 % Fett i. Tr.	Keine Rohmilch und Rohmilchprodukte. Wenn noch gestillt wird, ersetzt Muttermilch einen Teil der Milch und Milchprodukte
Fleisch, Wurst, Fisch, Ei	Eiweiß, Vitamin B1, Vitamin B6, Vitamin B12, Niacin, Biotin, Eisen, Zink. Meeresfisch: Vitamin D, Jod, langkettige Omega-3-Fettsäuren (fettreiche Arten)	Magere Fleischstücke, fettarme Wurstsorten, Fischfilet ohne Gräten (fettarme und fettreiche Meeresfische)	Fleisch, Fisch und Ei immer gut durcherhitzen. Keine Rohwurst. Wenig fettreiche Zubereitungen (z. B. Paniertes und Frittiertes)
Sparsam			
Feste« Fette (Fette mit hohem Anteil an gesättigten Fettsäuren)	Fett		Pflanzliche Öle (z. B. Rapsöl) bevorzugt verwenden (Omega-3- und Omega-6-Fettsäuren)
Süßigkeiten, süße Getränke, süße Backwaren, Snackprodukte			

Nahrungsunverträglichkeiten und Nahrungsmittelallergien

Prinzipiell muss zwischen einer Nahrungsmittelallergie und einer Nahrungsmittelunverträglichkeit unterschieden werden. Nahrungsmittelunverträglichkeiten zeigen sich in der Regel durch Übelkeit, Durchfall, Erbrechen und in einzelnen Fällen auch durch Hautreaktionen. Sie werden durch bestimmte Stoffwechselprodukte, Giftstoffe oder eine Abneigung gegen bestimmte Nahrungsmittel ausgelöst. Nahrungsmittelallergien dagegen entstehen durch eine Reaktion des körpereigenen Immunsystems auf das Nahrungsmittel (vgl. BZgA; kindergesundheit-info.de). Dabei kann schon die kleinste Menge eines Nahrungsmittels eine der folgenden Reaktionen auslösen:

- An der Haut: Juckreiz, Nesselsucht (Urtikaria), Ekzem (Neurodermitis)
- An den Schleimhäuten von Mund und Nase: Schwellungen und Brennen an Lippe, Zunge, im Hals, Anschwellen der Nasenschleimhaut, Niesen, Schnupfen
- An den Atemwegen: Husten, Asthma
- Im Magen-Darm-Trakt: Erbrechen, Bauchschmerzen, Durchfall, Koliken, Verstopfung, blutige Stühle

Nahrungsunverträglichkeiten mit allergieähnlichen Symptomen kommen im Kleinkindalter jedoch selten vor. Die Häufigkeit für Nahrungsmittelallergien in diesem Alter liegt insgesamt bei etwa 4 %. Bei Kleinkindern mit atopischer Dermatitis liegt die Häufigkeit bei etwa 33–50 %. Neben Kuhmilch sind Hühnerei, Erdnuss, Weizen und Soja die häufigsten Auslöser für allergische Reaktionen im Säuglings- und Kindesalter. Bis zum Schulalter verlieren sich jedoch viele Nahrungsmittelallergien wieder.

Gesicherte Methoden zur Diagnose von Nahrungsmittelunverträglichkeiten sind Anamnese, Elimination und Provokation mit den verdächtigten Lebensmitteln sowie ggf. Hauttest bzw. In-vitro-Test auf IgE-Antikörper. Welche diagnostischen Methoden individuell notwendig sind, empfiehlt der betreuende Kinderarzt.

Liegt eine nachgewiesene Nahrungsmittelallergie vor, muss das betroffene Lebensmittel gemieden werden. Die damit verbundene, geringere Zufuhr an spezifischen Nährstoffen (bei einer Kuhmilchallergie bspw. Kalzium, tierisches Eiweiß, Vitamin B2 und Jod) muss durch das Angebot anderer Lebensmittel ersetzt werden. In diesen Fällen ist deshalb die Beratung durch eine allergologisch geschulte Ernährungsfachkraft oder eine Kinderallergologin zu empfehlen. Bei einer nichtallergischen Nahrungsunverträglichkeit sollte berücksichtigt werden, dass Einschränkungen bei der Lebensmittelauswahl zu sozialen Belastungen für das Kind führen und – bei Mangel an lebenswichtigen Nährstoffen – gesundheitsgefährdend sein können. Kleine Mengen des Lebensmittels werden oftmals toleriert (bspw. bei Laktoseintoleranz), sodass eine Reduktion des entsprechenden Nahrungsmittels genügt.

Altersgemäße Entwicklung und Entwicklungsförderung

Sorgen von Frau Gücük

Frau Gücük spricht mehrere Teilbereiche der Entwicklung von Ayse an, um die sie sich Sorgen macht. Zum einen die körperliche Entwicklung des Mädchens (»zart für ihr Alter«), das Essverhalten (»glauben, dass sie nicht ausreichend isst«) sowie die Sprachentwicklung (»spricht nicht viel«). Zudem hat sie allgemein das Gefühl, dass sich das Mädchen »nicht altersgemäß entwickelt.«

Die angesprochenen Fragestellungen gehören zu den häufigsten Fragen von Eltern zur Entwicklung eines Kleinkindes. Die Differentialdiagnosen für Auffälligkeiten in jedem der einzelnen Entwicklungsbereiche sind zahlreich; zuvor sollte aber objektiviert werden, inwiefern das Mädchen in den einzelnen Teilbereichen eine altersgemäße Entwicklung oder Abweichungen davon zeigt. Um die Eltern adäquat beraten zu können, bedarf es also zunächst einer Einschätzung der einzelnen Entwicklungsbereiche. Dazu sind eine gründliche pflegerische und medizinische Anamnese und eine Beobachtung und Untersuchung des Kindes erforderlich. Die FGKiKP im Familienzentrum kann bereits einige wichtige Daten und Befunde erheben und eine erste Einschätzung vornehmen. Hierzu kann sie das Gewicht, die Größe und den Body-Mass-Index (BMI) von Ayse erheben und Frau Güzük bitten zu erzählen, was Ayse über den Tag verteilt isst, wie selbstständig sie beim Essen ist und auch die Erzieherinnen nach dem Essverhalten des Kindes fragen. Von zentraler Bedeutung ist auch die Frage, ob Familie Gücük an einen Kinderarzt angebunden ist und mit Ayse regelmäßig zu den Vorsorgeuntersuchungen geht.

Körperliche Entwicklung

Bei der Einschätzung der körperlichen Entwicklung helfen Perzentilenkurven, um das Wachstum von Kindern im Vergleich zu anderen Gleichaltrigen darstellen zu können. Optimal wäre im Fall von Ayse die Verwendung von Referenzperzentilen für türkische Mädchen, da je nach ethnischer Herkunft leichte Unterschiede bestehen können.

Als Standardparameter werden Größe, Gewicht und Kopfumfang gemessen und eingetragen; zur Einschätzung der Größe im Vergleich zum Gewicht auch die Perzentile des Body-Mass-Index (BMI), der aus Größe und Gewicht errechnet werden kann (BMI = Körpergewicht: (Körpergröße in m)^2. Die Einheit des BMI ist kg/m^2). So kann festgestellt werden, ob Kinder in den einzelnen Teilbereichen der körperlichen Entwicklung innerhalb des Referenzbereichs, im Allgemeinen zwischen der 3. und der 97. Perzentile der einzelnen Teilbereiche, liegen. Ein Ausscheren unter die 3. oder über die 97. Perzentile wird in der Regel als Auffälligkeit gewertet und kann weitere Untersuchungen nach sich ziehen.

Mindestens ebenso wichtig wie die Momentaufnahme der einzelnen Parameter ist hier aber der Perzentilenverlauf über die vorangegangenen Jahre sowie die Einordnung und Bewertung der Befunde in die Gesamtkonstellation: so wäre beispielsweise ein normaler Verlauf der Gewichtsperzentile entlang der 75. Perzentile über Jahre hinweg unauffällig. Wenn aber dann bei den aktuellen Messungen nur noch Werte entlang der 25. Perzentile gemessen würden, deutet dies auf eine zu geringe Gewichtsentwicklung zwischen den Messungen hin, die weiterer Abklärung bedarf, auch wenn ein gemessener Wert auf der 25. Perzentile alleine nicht auffällig wäre. Auf der anderen Seite kann z. B. eine Gewichtsentwicklung entlang der 3. Perzentile über Jahre hinweg durchaus normal sein, wenn das Kind z. B. ebenfalls sehr schlanke Eltern hat. Hier hilft neben der Familienanamnese auch der Vergleich der einzelnen Perzentilen oder die BMI-Perzentile weiter, um feststellen zu können, ob Größe und Gewicht auch zueinander passen. Eine Größe knapp unter der 97. Perzentile und ein Gewicht knapp über der 3. Perzentile deuten beispielsweise auf ein Untergewicht hin, auch wenn beide Werte isoliert betrachtet normwertig wären.

Allgemeine Entwicklung

Die Einschätzung des Entwicklungsstands eines Kindes ist komplex und vielschichtig. Die zuvor beschriebene körperliche Entwicklung stellt hier nur eine Facette dar, die mit anderen Entwicklungsbereichen interferieren kann. Grob- und Feinmotorik, soziale und emotionale Entwicklung, kognitive Entwicklung, Ich-Entwicklung und Sprache stellen weitere wichtige Entwicklungsbereiche dar, die in der Gesamtschau der Entwicklung eines Kindes gesondert gewürdigt werden müssen. Auf die theoretischen Gedanken zur Entwicklung des Kindes wurde bereits in Kapitel 1 eingegangen. Im Alter von drei Jahren sollte Ayse in den verschiedenen Teilbereichen folgenden Entwicklungsstand erreicht haben:

- Grobmotorik: beidbeiniges Hüpfen mit sicherer Gleichgewichtskontrolle, Rennen mit Umsteuern von Hindernissen, promptes Anhalten ohne Gefährdung des Gleichgewichts,
- Feinmotorik: dünne Buch- oder Zeitschriftenseiten können einzeln umgeblättert werden, sicheres Benutzen des 3-Finger-Spitzgriffes (Daumen, Zeige- und Mittelfinger) zur präzisen Manipulation kleiner Gegenstände,
- Soziale und emotionale Entwicklung: gemeinsames Spielen mit anderen Kindern für 10–20 Minuten mit sprachlicher Kommunikation und Austausch von Gegenständen. Hilft gerne mit, soweit bei häuslichen Tätigkeiten möglich. Kann für einige Stunden außerhalb des häuslichen Umfeldes bei bekannten Personen bleiben, zeigt entsprechende Mimik und Körpersprache bei Freude oder Ärger,

- Kognitive und Ich- Entwicklung, Entwicklung der Selbstständigkeit: Konzentriertes Spielen für 30 Minuten mit Spielsachen, Malen und Kritzeln mit Kommentar, wen oder was es gemalt hat. Nennt sich selbst mit eigenem Namen und kann sich auf Fotos oder Filmen erkennen. Kann selbstständig mit Löffel und Gabel essen, ahmt typische Tätigkeiten seiner Bindungspersonen in Rollenspielen nach.
- Sprach- und Sprechentwicklung: Sprechen von Drei- bis Fünfwortsätzen (mit Nomina, Hilfsverben, Präpositionen und Adjektiven), keine auffälligen Aussprachefehler.

Von Nennstiel-Ratzel et al. (2013) wurden kurze und einfach auszufüllende Elternfragebogen zu den o. g. Entwicklungsbereichen von Kindern im Alter von einem, zwei, drei, vier, fünf und sechs Jahren entwickelt und an einer repräsentativen Zufallsstichprobe (1390 Datensätze) normiert. Mit Hilfe der Fragebogen ist ein erstes Entwicklungsscreening unter Einbeziehung der Eltern möglich. Die Fragebogen finden sich unter http://www.lgl.bayern.de/gesundheit/praevention/kindergesundheit/kindliche_entwicklung.htm (Zugriff am 20.07.2016).

Essverhalten

Eng verknüpft mit der Gewichtsentwicklung ist natürlich die Frage zum Essverhalten des Kindes. Der individuelle Kalorienbedarf ist aber von Kind zu Kind je nach individuellen genetischen und hormonellen Faktoren, Grundumsatz, Ausmaß der körperlichen Aktivität, Wachstumsgeschwindigkeit und weiteren Faktoren verschieden. Von einer ausreichenden Kalorienzufuhr kann aber in der Regel ausgegangen werden, wenn ein Kind parallel zu den Gewichtsperzentilen zunimmt und ein normales Körperwachstum zeigt. Generell wird für das Kleinkindalter eine abwechslungsreiche Mischkost empfohlen (▶ Gesunde Ernährung). Bei Vorliegen einer Gedeihstörung können daher die Ernährungsanamnese und ein Ernährungsprotokoll einen ersten Überblick über die tatsächliche Nahrungszufuhr geben. Kleinkinder zeigen gelegentlich ein sehr selektives Essverhalten, welches bei manchen Kindern von selbst verschwindet. Die Persistenz eines selektiven Essverhaltens, insbesondere bei begleitenden gastrointestinalen Symptomen wie Erbrechen, Blähungen, Bauchschmerzen, Durchfällen, Blutbeimengungen im Stuhl oder bei weiteren Allgemeinsymptomen kann auf Nahrungsmittelunverträglichkeiten, Nahrungsmittelallergien oder chronische Krankheiten des Magen-Darm-Traktes hindeuten, die weiter abgeklärt werden sollten.

Sprachentwicklung

Insbesondere die Sprachentwicklung sowie das Erlernen von Deutsch als zweiter Sprache war Ayses Mutter ein Anliegen. Die Beurteilung der

Sprachentwicklung geschieht bei fremdsprachig aufwachsenden Kindern vor allem durch die Anamnese über die Eltern, wenn der Untersucher nicht selbst über entsprechende Fremdsprachenkenntnisse verfügt. Zudem gibt es Spezifika jeder einzelnen Sprache, die Einfluss auf den Erwerb einer Zweitsprache haben wie z. B. das Vorhandensein oder Nichtvorhandensein von Artikeln oder Präpositionen in der Erstsprache. Zur Sprach- und Sprechentwicklung bei mehrsprachigen Kindern existiert eine Vielfalt an Beurteilungsmöglichkeiten; zwei generelle Erkenntnisse können aber der Mutter dargelegt werden:

- Eine gute Sprachentwicklung in der Erstsprache ist hilfreich beim Erlernen einer Zweitsprache. Bei guten Kenntnissen der türkischen Sprache als Muttersprachlerin und gleichzeitig nicht weitreichenden Deutschkenntnissen sollte die Mutter selbst türkisch mit dem Kind reden; das perfekte Erlernen der Sprache ist wertvoll für das Kind.
- Ein frühes Erlernen der Zweitsprache erleichtert den Spracherwerb und die Kommunikation in derselben, insbesondere beim Lernen von Muttersprachlern. Ein frühzeitiger und regelmäßiger Kindergartenbesuch, ggfs. mit entsprechenden zusätzlichen Sprachlernangeboten, ist hilfreich für das Erlernen der Zweitsprache.

Weder sollte die Mutter also versuchen bei nicht weitreichenden Deutschkenntnissen mit dem Kind Deutsch zu sprechen noch sollte der Erwerb der Zweitsprache künstlich hinausgezögert werden, bis die Erstsprache »komplett« erlernt ist. Mit der Suche nach einem Kindergartenplatz hat die Mutter den ersten Schritt zum Zweitspracherwerb unternommen; die Einschätzung des Sprachstandes in der Erstsprache sollte anamnestisch geklärt werden. Hierzu gehört neben Untersuchung oder Anamnese des aktiven und passiven Wortschatzes das Erfragen des Beginns des aktiven Spracherwerbs, die Länge der gesprochenen Sätze und die Grammatik. Auch das Erfragen von Aussprachestörungen einzelner Buchstaben und Silben fließen in die Beurteilung des Sprachstandes mit ein. Weitere Einflussfaktoren für die Sprachentwicklung und gleichzeitig auffällige Merkmale können individuelle Verhaltensmuster des Kindes sein wie z. B. situationsbedingtes Schweigen oder Schüchternheit. Als Grundlage für die Sprachentwicklung sollte auch das Hörvermögen und die Hörwahrnehmung nicht vergessen werden. Die Frage nach vorangegangenen Hörtestungen, häufigen Mittelohrentzündungen und sonstigen Erkrankungen im Hals-Nasen-Ohren-Bereich kann hier Hinweise auf weiterführenden Abklärungs- oder Behandlungsbedarf geben.

Entwicklungsförderung

Viele Eltern versuchen, die Entwicklung gerade in den Bereichen zu unterstützen, in denen das Kind im Vergleich zu anderen gleichaltrigen Kindern weniger Fähigkeiten aufzuweisen scheint. Das Portfolio verschiedenster für die entsprechende Altersgruppe verfasster pädagogischer Bilderbücher, Lesehefte, Puzzles und Motorikspiele ist groß und findet sich in jedem gut sortierten Spielwarenfachhandel. Auch die Förderung und Unterstützung der einzelnen Entwicklungsbereiche in Kindertagesstätten, Eltern-Kind-Gruppen und Sportvereinen werden von vielen Eltern gerne angenommen.

Relevante Auffälligkeiten in den beschriebenen Entwicklungsbereichen bedürfen aber einer spezifischen Abklärung. Erste Anlaufstelle ist in der Regel der Kinderarzt, der die Entwicklung des Kindes über die Jahre in den Vorsorgeuntersuchungen beobachten konnte. Bei Bedarf werden von hier die Kinder zur weiteren Abklärungen z. B. in Sozialpädiatrische Zentren (SPZ) überwiesen. Sozialpädiatrische Zentren sind oft an Kliniken angegliederte, kinderärztlich geleitete und interdisziplinär arbeitende Einrichtungen, die Kinder ambulant betreuen, die aufgrund Art, Schwere oder Dauer der Erkrankung nicht alleine durch den eigenen Kinderarzt betreut werden können. Im Unterschied zu pädagogischen Frühförderstellen besteht hier auch die Möglichkeit zur erweiterten medizinischen Abklärung einer Symptomatik.

Im pädagogischen Bereich wenden sich viele Eltern an Frühförderstellen, die ohne ärztliche Überweisung arbeiten und von den Eltern als Anlaufstelle bei drohender oder manifester Entwicklungsstörung für Beratung und aufsuchende Hilfe genutzt werden können. Manche Frühförderstellen sind auf einzelne Teilbereiche spezialisiert (z. B. auf Sprach- oder Sinnesbehinderung). Interdisziplinäre Frühförderstellen kombinieren medizinische und pädagogische Blickwinkel auf das Kind; hier arbeiten z. B. Kinderärztinnen, Psychologinnen, Sozial-, Sonder und Heilpädagoginnen, Logopädinnen und Ergotherapeutinnen in der Abklärung und Behandlung von Entwicklungsstörungen zusammen. Ihre Arbeit kann aufsuchend oder ambulant sein. Die Erstberatung ist in der Regel sehr niederschwellig.

FGKiKP und Kinderärzte sind hier auch Lotsen für die Eltern und können neben ihrer eigenen Beratungstätigkeit wichtige diagnostische und ggfs. notwendige therapeutische Maßnahmen in die Wege leiten.

Zahngesundheit

Die Zahngesundheit beginnt bereits intrauterin, denn schon im Mutterleib entstehen die Keimanlagen für die ersten Zähne. Dasselbe gilt für die Entwicklung der bleibenden Zähne, denn diese wird im Krabbelalter bereits vorbereitet. Deshalb ist es wichtig, Eltern präventiv zum Thema Zahngesundheit zu beraten. Hierzu gehört die Aufklärung zur Zahnpflege, zu den zahnärztlichen Vorsorgeuntersuchungen und zur Zahngesundheit der Eltern.

Die Zahnentwicklung ist meistens mit dem 2. Lebensjahr abgeschlossen. Sobald mit ca. 6 Monaten der erste Milchzahn durchbricht, sollte mit der Zahnpflege begonnen werden, denn wenn die Milchzähne kariös sind, besteht die Gefahr, dass die Kariesbakterien auf die bleibenden Zähne übertragen werden. Die Milchzähne sind zudem ein wichtiger Platzhalter für die bleibenden Zähne und dienen der Lautbildung in der Sprachentwicklung. Zur Zahnpflege sollten mindestens einmal täglich mit einer weichen, angefeuchteten Bürste oder einem Wattestäbchen die Zähnchen gereinigt werden. Spätestens, wenn das Kind zwei Jahre alt ist, sollte zweimal täglich geputzt werden.

Um den Zahnschmelz zu stärken wird die Gabe von Fluoriden empfohlen, jedoch gibt es hierzu aus fachlicher Perspektive unterschiedliche Ansichten (vgl. BZgA 2014):

- Zahnärztliche Fachgesellschaften empfehlen, auf diese frühe Gabe von Fluoridtabletten zu verzichten und stattdessen vom ersten Zähnchen an – mit etwa sechs Monaten – eine fluoridhaltige Kinderzahnpasta zu verwenden, da die äußere Fluoridzufuhr über den Zahnschmelz am wirkungsvollsten ist. Zusätzlich raten sie dazu, im Haushalt nur fluoridiertes Speisesalz zu verwenden. Dass beim Putzen Zahnpasta verschluckt werden kann, wird hierbei toleriert, da die Fluoridmenge durch die richtige Dosierung der Zahnpasta (dünner Film im ersten Lebensjahr bis erbsengroß ab dem zweiten Lebensjahr) nicht überschritten wird (vgl. ebd., S. 22 ff.).
- Die kinder- und jugendmedizinischen Fachgesellschaften empfehlen dagegen, in den ersten Lebensjahren Fluoride in Tablettenform zu verabreichen und erst beim älteren Kind fluoridhaltige Zahnpasta zu verwenden, um ein Verschlucken von Zahnpasta zu vermeiden. Insbesondere Kinderzahnpasten, die durch entsprechende Farben und Geschmack für Kinder attraktiv sind, fördern das Verschlucken, bei dem das Kind Inhaltsstoffe zu sich nimmt, die für den Verzehr nicht geeignet sind. »Die Empfehlung der Anwendung einer geringen Menge (›dünner Film‹, ›erbsengroße Menge‹) ist auf eine kariesprophylaktische Wirksamkeit nicht untersucht, wird in der Praxis nicht richtig umgesetzt und bietet keinen hinreichenden Schutz vor dem Verschlucken größerer Mengen an Zahnpasta« (S2k-Leitlinie 2013, S. 31). »Eine rezente Cochrane-Metaanalyse zeigte bei Schulkindern und Jugendlichen bis zum Alter von 16 Jahren eine kariespräventive Wirkung der regelmäßigen Anwendung fluoridierter Zahnpasta mit einem Fluoridgehalt von 1000–1250 ppm (mittlere Kariesreduktion 23 %) und von 2400–2800 ppm (mittlere Kariesreduktion 36 %), während Zahnpasten mit einem Fluoridgehalt von 440–550 ppm mit keiner Kariesreduktion einhergingen« (Koletzko et al. 2013, S. 509). Die in Deutschland üblicherweise verwendeten Kinderzahnpasten enthalten 500 ppm. Fluoridhaltiges Speisesalz wird ab dem Alter von zwei Jahren für die Kinderernährung empfohlen. Durch diese früh einsetzende Fluoridgabe – schon bevor die ersten Zähne durchbrechen – soll die Zahnhärtung bereits in der Phase des Zahnaufbaus unterstützt werden.

Für Kinder besteht der Anspruch (zusätzlich zu den Vorsorgeuntersuchungen) auf drei zahnärztliche Früherkennungsuntersuchungen bis zum Schulalter in einem Abstand von mindestens zwölf Monaten. Die erste Früherkennungsuntersuchung findet im Alter von drei Jahren statt. Um Kindern die Normalität eines Zahnarztbesuches zu verdeutlichen und im Sinne des Modelllernens ist es gut, wenn Eltern ihre Kinder schon früh dorthin mitnehmen.

Da die Eltern durch ihren Speichel Kariesbakterien übertragen können, spielt ihre eigene Zahngesundheit für die Gesundheit der Zähne ihrer Kinder eine entscheidende Rolle. Abzuraten ist demzufolge dringend davon, Schnuller oder Gegenstände selbst in den Mund zu nehmen und sie anschließend dem Kind zu geben.

Primäre Allergieprävention

Allergien bzw. allergische Erkrankungen haben in Deutschland insgesamt deutlich zugenommen (vgl. RKI 2015, S. 77ff.). Allergische Erkrankungen gehören bei Kindern und Jugendlichen zu den häufigsten gesundheitlichen Beeinträchtigungen. So waren laut der ersten KiGGS-Studie (2003–2006) 26,0 % der Kinder und Jugendlichen von mindestens einer atopischen Erkrankung (Asthma bronchiale, Heuschnupfen, Neurodermitis) betroffen (vgl. ebd., S. 79).

Wichtig ist es zu unterscheiden, ob eine Sensibilisierung oder eine tatsächliche Allergie vorliegt. Laut KiGG-Survey liegt bei 41 % der an der Studie beteiligten Kinder bzw. Jugendlichen zwischen 3 und 17 Jahren eine Sensibilisierung vor. Die meisten (37 %) sind dabei gegen Stoffe sensibilisiert, die eingeatmet werden können (Pollen, Tierhaare, Hausstaubmilben) und ca. 20 % weisen eine Sensibilisierung gegenüber Nahrungsmitteln auf (vgl. Kurth 2006, S. 1053). Sensibilisierung meint hierbei, dass der Körper auf spezifische Eiweißstoffe (Allergene) IgE-Antikörper bildet. Diese Antikörper lassen sich im Blut oder auf der Haut nachweisen. Allein der Nachweis ist keine Diagnose einer Allergie, diese geht immer mit Symptomen einher.

Zwei Faktoren beeinflussen das Allergierisiko: Die Vererbung (70 %) und die Umwelt (30 %). Das Risiko für eine atopische Erkrankung liegt bei Kindern, bei denen ein Elternteil mindestens eine atopische Erkrankung hat, bei 20–40 %; wenn beide Elternteile betroffen sind, steigt das Risiko auf bis zu 60 % (BZgA o. J.). Insektengiftallergien und Allergien auf Medikamente gehören jedoch nicht zu den vererbbaren Allergien. Kommt es bei bestehender Sensibilisierung zum Ausbruch der Allergie, so spielen auch immer die physische und psychische Verfassung eine Rolle. Die Allergie wird durch die Ausschüttung des in den Mastzellen befindlichen Histamins ausgelöst. Histamin bewirkt eine Erweiterung der Blutgefäße, wodurch es zu Schwellungen und den typischen Quaddeln auf der Haut kommt. Hinzu kommt lästiger Juckreiz. Die Diagnosestellung einer Allergie sollte einem erfahren Allergologen obliegen, der anhand von drei verschiedenen Verfahren zu einem Urteil kommt: Anamnese, Bluttest und Provokationstest.

Das Ziel der primären Allergieprävention ist es, die Entstehung einer atopischen Erkrankung zu verhindern. Handlungsorientierend für Fachkräfte ist hierbei die S3 Leitlinie zur primären Allergieprävention von 2009 (Schäfer et al. 2014). Danach sollten Allergene nicht gemieden werden. Stattdessen gilt die Empfehlung, mit Hilfe einer geregelten Exposition mit den Stoffen zu einer Toleranz-Induktion, also einer allmählichen Auslösung einer Gewöhnung an das Allergen zu kommen.

Zu den zentralen Maßnahmen der primären Allergieprävention gehören

1. die Stärkung des kindlichen Immunsystems, u. a. durch eine ausgewogene Ernährung,
2. die Vermeidung schädlicher Umweltfaktoren (Tabakrauch, Abgase, Schimmelpilzsporen u. a.) und
3. das Einhalten der Impfungen nach Empfehlung der Ständigen Impfkommission (STIKO).

Da die Punkte 1 und 3 bereits im Kapitel 2 erläutert wurden, wird an dieser Stelle nur auf den zweiten Aspekt eingegangen.

Sowohl die aktive als auch die passive Exposition mit Tabakrauch (also die Inhalation von Tabakrauch aus der Raumluft) erhöht deutlich das Allergierisiko eines Kindes. Der sich in der Raumluft befindende Tabakrauch besteht zum größten Anteil aus dem sog. Nebenstromrauch, der vom glimmenden Ende der Zigarette abgegeben wird. Er besteht aus gas- und partikelförmigen Substanzen und enthält eine Vielzahl an Giften, die die kindliche Lunge schädigen. Eine Vielzahl an Substanzen des Tabakrauchs verweilt sehr lange in der Raumluft (Stickoxide z. B. bis zu zwei Stunden); sie lagern sich an Wänden, Teppichböden oder Polstermöbeln ab und werden von dort wieder in die Raumluft abgegeben.

Aus diesem Grund ist eine rauchfreie Umgebung die wichtigste Allergieprävention. Für die Beratung von Eltern ergeben sich hierbei unterschiedliche Ansätze. Sollten die Eltern das Rauchen nicht aufgeben wollen oder können, so kann die Gesundheits- und Kinderkrankenpflegerin Empfehlungen aussprechen, wie das Kind vor Rauch geschützt werden kann: Rauchen nur auf dem Balkon, kein Rauchen im Auto oder in geschlossenen Räumen, bei Freizeitveranstaltungen das Rauchen vermeiden und auch bei Freunden auf eine rauchfreie Umgebung achten. Hilfreich in der Beratung von Eltern zur Veränderung des Raucherverhaltens sind Konzepte aus der Motivierenden Gesprächsführung, die an den Ambivalenzen der Eltern (angenehme Seite des Rauchens für die Eltern selbst versus Nachteile für ihr Kind) ansetzen (vgl. Körkel und Veltrup 2003). Zusätzlich zum Gespräch können den Eltern schriftliche Informationen über die weitreichenden Folgen des Passivrauchens für ihr Kind ausgehändigt werden. Empfänglich für eine Veränderung ihres

Verhaltens sind Eltern v. a. dann, wenn ihr Kind aufgrund einer Atemwegserkrankung akut stationär in einer Kinderklinik behandelt werden muss. Auch hier ergeben sich oftmals sehr gute Ansatzpunkte für ein wirksames Beratungsgespräch oder die Vermittlung von Institutionen und Programmen zur Rauchentwöhnung (vgl. DKfZ 2014, S. 26).

Die Gestaltung der Wohnumgebung ist eine weitere wichtige Maßnahme der primären Allergieprävention. Eine Beratung im Hinblick auf eine allergenreduzierte bzw. -freie Wohnumgebung sind folgende Aspekte wichtig:

- Die Anschaffung eines felltragenden Tieres ist zur geregelten Exposition mit Allergenen nicht zu empfehlen. Insbesondere die Haltung einer Katze erhöht das Allergierisiko um ein Vielfaches.
- Zur Reduktion des Risikos einer Hausstaubmilbenallergie ist kein gesonderter Aufwand erforderlich, sondern das Einhalten gängiger Prinzipien der Wohnungshygiene. Dies bedeutet: regelmäßiges Lüften und Beziehen der Betten (ca. alle zwei Wochen), regelmäßiges Staubsaugen und feuchtes Wischen glatter Bodenbeläge jeden zweiten Tag unter Verwendung von milden Allzweckreinigern. (Aggressive Putzmittel stellen eine weitere Gefährdung durch die Ausdünstung löslicher Stoffe dar.) Außerdem ist es ratsam, offene Regale und Staubfänger aller Art zu reduzieren und die Wohnung regelmäßig und großzügig zu lüften. Am stärksten vermehren sich Hausstaubmilben in der Zeit zwischen Mai und Oktober. Zu Beginn der Heizperiode, wenn die Luftfeuchtigkeit sinkt, stirbt ein Großteil von ihnen ab. In dieser Zeit sind die Beschwerden von Hausstauballergikern am Größten, weil sich dann die maximale Menge an Milbenkot angesammelt hat. Die Luftfeuchtigkeit möglichst unter 50 % zu halten, ist deshalb auch eine sinnvolle Möglichkeit der Allergieprävention.
- Auch lösliche Stoffe in Farben, Lacken, Klebern, Duftkerzen, Bodenbelägen, Massivholzmöbeln aus Fichte oder Kiefer können Allergien auslösen. Bei anstehenden Renovierungsarbeiten und dem Einrichten von (Kinder-)Zimmern können sich Eltern bei Verbraucherzentralen beraten lassen oder sich auf der Homepage des Bundesumweltamtes informieren.
- Zur Vorbeugung von Schimmelpilzen gilt die Empfehlung, mindestens zweimal täglich ausgiebig bei weit offenem Fenster für ca. 10 Minuten zu lüften. Außerdem sollte zwischen Wand und Möbeln immer ein Spalt frei gelassen werden, um auch dort die Belüftung sicherzustellen.
- Kinder- und Schlafzimmer sollten zudem auf der verkehrsärmeren Seite der Wohnung liegen, um sich weniger stark der Exposition von Feinstaub und Abgasen auszusetzen.

Unfalls- und Verletzungsprävention

Während in Deutschland lange Zeit der Begriff der Unfallprävention verwendet wurde, wird inzwischen auch hier – unter Bezug auf die WHO-Definition von Unfällen als »injury« – auf den Begriff der Verletzungsprävention zurückgegriffen. Laut WHO umfasst der Begriff »injury« sowohl unbeabsichtigte (Unfälle im engeren Sinne) als auch beabsichtigte Verletzungen (durch Gewalt, Selbstverletzung oder Suizid).

Obwohl die Mortalität von Kindern und Jugendlichen durch Verletzungen in Ländern mit hohem Einkommen laut WHO insgesamt deutlich abgenommen hat, trägt sie immer noch 40 % zur Mortalität dieser Bevölkerungsgruppe bei (Ellsässer et al. 2013, S. 17). Das heißt unfallbedingte Verletzungen sind die häufigste Todesursache von Kindern im Alter von 0–15 Jahren. Jede unfallbedingte Verletzung mit tödlichem Ausgang oder einer schweren, lebenslangen Behinderung als Folge führt zu großem Leid in den Familien und hätte in vielen Fällen vermieden werden können. Die häufigsten Verletzungen, die zum Tode führen, entstehen im Straßenverkehr, gefolgt von Freizeitunfällen und von Unfällen im Haus (BAG 2016). Eine detaillierte Übersicht über tödliche Unfälle von Kindern zwischen dem 1. und 14. Lebensjahr in 2013 zeigt Tabelle 3.2.

Tab. 3.2: Tödliche Kinderunfälle nach Unfallart (vgl. BAG 2016; Quelle: Todesursachenstatistik, Stat.BA; Unfälle ohne Spätfolgen [ICD V01-X59], Stand Februar 2015)

Unfallart	< 1 Jahr		1 – < 5 Jahre		5 – < 15 Jahre		< 15 Jahre	
	Unfälle	Quote	Unfälle	Quote	Unfälle	Quote	Unfälle	Quote
Sturz	1	0,1	7	0,3	5	0,1	13	0,1
Ertrinken	0	0	13	0,5	20	0,3	33	0,3
Feuer/Verbrennen	2	0,3	4	0,1	6	0,1	12	0,1
Ersticken	13	1,9	9	0,3	8	0,1	30	0,3
Transportmittelunfall	2	0,3	12	0,4	49	0,7	63	0,6
Kinder in 100.000	6,78483		26,96157		72,53500		106,28140	

Quote = Unfälle je 100.000 Kinder

Anhand der Tabelle wird deutlich, dass Kinder unterschiedlichen Alters verschiedene Verletzungsrisiken haben. Säuglinge und Kleinkinder gelten – im Vergleich zu Kindern ab dem 5. Lebensjahr – als Hochrisikogruppe.

> »Der Altersgipfel der tödlichen Verletzungen durch Unfälle und Gewalt bei Kindern unter 15 Jahren betrifft seit Jahren das Säuglings- und Kleinkindalter.

Unfälle haben den höchsten Anteil. An zweiter Stelle folgen bei den Säuglingen bereits die tödlichen Verletzungen durch Gewalt, im Jahr 2010 waren dies 2,7 Todesfälle pro 100.000« (Ebd.).

Unfälle im Säuglings- und Kleinkindalter ereignen sich am häufigsten im häuslichen Umfeld. Dabei ist mehr als die Hälfte der Unfälle von Kindern zwischen und 1. und 4. Lebensjahr durch Stürze verursacht. Produkte bzw. Objekte des unmittelbaren Lebensumfeldes sind dabei mit einem hohen Prozentanteil beteiligt (▶ Tab. 3.3).

Tab. 3.3: Die sieben häufigsten produktbezogenen häuslichen Sturzverletzungen (212 von 230) bei Säuglingen (Fallanalysen der krankenhausbezogenen europäischen Injury Data Base; IDB im Zeitraum 2007–2010; aus Elsässer et al. 2013, S. 20, Quelle: Landesgesundheitsamt Brandenburg)

Rang	Verletzung auslösendes Produkt/Gegenstand	Häufigkeit	Prozent
	Gesamt	212	100,0
1	Wickeltisch	54	23,5
2	Polsterstuhl, Sofa, Coach, Sitzecke, Divan, Fauteuil	46	20,0
3	Elternbett	37	16,1
4	Kinderwagen, Buggy, Sportkinderwagen, Laufwagen	10	4,3
5	Andere, näher bestimmte Baby- und Kinderartikel	9	3,9
6	Kinderbett, Babybett	8	3,5
7	Baby- oder Kindersitz (Auto)	7	3,0

Haupttodesursache bei Säuglingen ist das Ersticken durch Aspiration und im Kleinkindalter das Ertrinken. Gewaltbedingte, tödliche Verletzungen bei Säuglingen werden am häufigsten durch Schütteltraumen verursacht (Ebd., S. 19).

Gesundheits- und Unfallrisiken für Kinder in Deutschland weisen viele Parallelen auf. So beeinflusst der Sozialstatuts der Eltern z. B. nicht nur das Bewegungs- und Ernährungsverhalten in der Familie, sondern auch das Sicherheitsverhalten. Eltern aus sozial schwachen Familien benutzen beispielsweise häufiger eine Lauflernhilfe und sorgen weniger dafür, dass ihre Kinder einen Fahrradhelm tragen. Auch das Risiko für eine Verbrennung oder Verbrühung scheint durch sozioökonomische Faktoren mit bedingt zu sein. Nach einer Studie von Ellsässer und Böhmann von 2004 traten bei Jungen aus Migrantenfamilien fast sechsfach und beim Mädchen fast dreifach häufiger Verbrennungen bzw. Verbrühungen auf als bei gleichaltrigen deutschen Kindern. (Wobei das Herkunftsland keine Rolle spielte.) Außerdem sind Armut, Kinderreichtum und elterlicher Alkohol- oder Drogenkonsum sozioökonomische Risikofaktoren auch für Kinderunfälle (vgl. Ellsässer et al. 2013, S. 22).

Aufklärung und Beratung zur Verletzungsprävention

Familien-Gesundheits- und Kinderkrankenpflegerinnen haben neben den Angehörigen anderer Gesundheitsfachberufe wie (Familien-)Hebammen, Kinder- und Jugendärzten und -ärztinnen regelmäßigen und »selbstverständlichen« Kontakt zu Familien mit kleinen Kindern. Insbesondere im Rahmen von Elterntreffs u. ä. und vor allem bei der Unterstützung einer Familie im häuslichen Umfeld ergeben sich oftmals geeignete Situationen, um sich ein Bild vom Wissen der Eltern und ihrem Sicherheitsverhalten zu machen. Hier lassen sich Aufklärung zu Sicherheitsmaßnahmen gut mit anderen Gesundheitsthemen verknüpfen.

Eine wichtige Voraussetzung dafür, dass Eltern ihr Kind durch Aufsicht und altersentsprechende Sicherheitsmaßnahmen vor Unfällen und Verletzungen schützen, ist ihre Kompetenz, die Entwicklung ihres Kindes, seine Fähigkeit Gefahren zu erkennen und Warnhinweise zu verstehen richtig einschätzen zu können. Diese Kompetenz und darüber hinaus die Fähigkeit und Bereitschaft der Eltern, die häusliche Umgebung unter unfallpräventiven Gesichtspunkten zu gestalten, lässt sich in hervorragender Weise bei Besuchen in der Familie im Kontext der Frühen Hilfen beobachten und fördern.

Die Familien-Gesundheits- und Kinderkrankenpflegerin im Familienzentrum kann in vielerlei Hinsicht positiv auf eine Verletzungs- und Unfallprävention hinwirken, beispielsweise durch

- eine Fortbildung und Beratung der Erzieherinnen der Kindertagesstätte in Fragen der Unfallprävention und zur Umgebungsgestaltung in der Kita,
- Elternkurse und Beratungsangebote zum Thema Unfallprävention, die sich an den Anliegen und Fragen der Eltern und am Alter der Kinder orientieren,
- die Einschätzung des Sicherheitsverhaltens der Eltern und der elterlichen Fürsorge durch Beobachtung ihres Umgangs mit den Kindern beim Explorieren und durch Fragen zu einer kindgerechten Gestaltung der Wohnung oder
- eine Anbindung der Familien an die Frühen Hilfen.

Wie bereits erwähnt, sind unfallbedingte Verletzungen im Kindes- und Jugendalter in vielen Fällen vermeidbar. Bezogen auf die häufigsten Unfallarten werden deshalb nachfolgend die wichtigsten präventiven Maßnahmen aufgeführt.

1. Stürze
   - Für rutschfeste Bodenbeläge sorgen und lose Teppichkanten befestigen
   - Ecken und Kanten von Möbeln abpolstern

- Herumliegende Kabel vermeiden bzw. fixieren
- Sicherung von Treppen und -absätzen durch Treppengitter
- Fenster mit einem Schloss verschließen
- Keine Stühle, Blumentische, Kübel o. ä., die zum Klettern animieren, in der Nähe von Fenstern oder auf dem Balkon deponieren

2. Verbrennen und Verbrühen
   - Streichhölzer, Feuerzeug, Kerzen o. ä. außerhalb der Reichweite von Kindern aufbewahren
   - Kinder nicht mit Feuer (Kamin, brennende Kerze etc.) alleine im Raum lassen
   - Die Gefahren von Feuer erklären und mit dem Kind gemeinsam den Umgang mit Streichhölzern üben
   - Kinder bei der Verwendung von Feuer (Kerzen, Grill etc.) immer beaufsichtigen
   - Am Herd die Griffe der Töpfe nach hinten drehen, vorzugsweise auf den hinteren Platten kochen oder ein Herdschutzgitter verwenden
   - Herunterhängende Tischdecken, Kabel (Bügeleisen, Wasserkocher etc.) vermeiden, da beim Ziehen daran heiße Speisen, Getränke, Wasser oder Gegenstände direkt auf das Kind fallen
   - Überprüfen der Bade- bzw. Duschtemperatur mit Hilfe eines Thermometers
   - Mischbatterien anbringen

3. Schneiden, Quetschen, Stechen
   - Werkzeuge und scharfe Utensilien außerhalb der Reichweite von Kindern lagern
   - Beaufsichtigung von Kindern in (Dreh-)Türbereichen, Autotüren kindersicher verschließen

4. Ersticken/Ertrinken
   - Keine Plastiktüten herumliegen lassen
   - Große Behälter und Waschmaschinen/Trockner gut verschließen
   - Immer Aufsicht halten am Pool/Gartenteich/in Wassernähe
   - Kinder früh zum Schwimmkurs anmelden

5. Stromunfälle
   - Steckdosen mit Kindersicherungen versehen
   - Elektrogeräte regelmäßig auf Defekte hin überprüfen und defekte Elektrogeräte entsorgen
   - Geräte immer vom Netz nehmen

6. Straßenverkehr und in der Freizeit
   - Kinder im Auto in dem für sie vorgesehenen Autositz immer anschnallen
   - Vorbildfunktion in der Verkehrserziehung
   - Nur sicherheitsgeprüfte Sportgeräte (Roller, Fahrräder etc.) verwenden
   - Schutzausrüstungen benutzen

7. Vergiftungen

- Sich bewusst sein, dass insbesondere Kleinkinder aufgrund ihrer Neugier und ihres Entdeckungsdranges gefährdet sind, giftige Gegenstände, Flüssigkeiten, Medikamente oder Zigarettenkippen zu »untersuchen«, ggf. in den Mund zu nehmen oder zu verschlucken
- Wasch- und Putzmittel für Kinder unerreichbar (also z. B. nicht unter der Spüle) aufbewahren
- Ätzende oder giftige Flüssigkeiten nicht in andere Behältnisse umgießen
- Medikamente nicht im Nachtisch oder auf dem Wickeltisch aufbewahren
- Pflegeprodukte und Kosmetika gehören nicht in Kinderhand, auch nicht auf dem Wickeltisch (Deckel könnte sich lösen oder öffnen und der Inhalt in den Mund des Kindes gelangen)
- Beachten, dass in anderen Haushalten (z. B. bei den Großeltern) Medikamente oder giftige Flüssigkeiten nicht kindersicher aufbewahrt sein können
- Beim Putzen in Anwesenheit von Kindern Putz- oder Reinigungsmittelflaschen immer gleich wieder verschließen und kindersicher platzieren. Nicht geöffnet stehen lassen.
- Sich über giftige Pflanzen informieren und eine Liste hierzu griffbereit haben
- Giftige Pflanzen aus der Wohnung oder dem Garten entfernen, solange Kinder nicht verstehen, dass und warum sie Pflanzenbestandteile oder Früchte nicht in den Mund nehmen dürfen
- Die Telefonnummer des Kinderarztes, der Kinderklinik und der regionalen Giftinfozentrale gemeinsam an einem sicheren Ort (z. B. Medikamentenschrank) aufbewahren

> Weitere umfangreiche Tipps und Sicherheitsmaßnahmen finden sich auf der Homepage der Bundesarbeitsgemeinschaft Mehr Sicherheit für Kinder e. V. unter http://www.kindersicherheit.de/kinderunfaelle-¬vermeiden.html.

3.4.4 Gesundheitserziehung in der Kindertagesstätte

Obwohl sich die überwiegende Zahl der Kinder in Deutschland in einem guten Gesundheitszustand befindet (vgl. Kurth 2006, S. 1051), nimmt die Anzahl an Kindern, Jugendlichen und Erwachsenen, die unter chronischen Erkrankungen (wie Herz-Kreislauferkrankungen, Diabetes mellitus, Allergien, Rheuma, Atemwegserkrankungen sowie Krankheiten des Bewegungsapparates) leiden zu. Für viele dieser Erkrankungen stellen Bewegungsmangel, Fehl- und Überernährung, geringe Stressbewältigungs- und Entspannungskompetenz sowie Suchtmittelkonsum wichtige Risikofaktoren dar (vgl. GKV-Spitzenverband 2010,

S. 14). 15 % der Kinder und Jugendlichen in Deutschland sind übergewichtig, davon 6,3 % adipös. Der Anteil der Übergewichtigen steigt von 9 % bei den 3- bis 6-Jährigen über 15 % bei den 7- bis 10-Jährigen bis hin zu 17 % bei den 14- bis 17-Jährigen (vgl. Schlack et al. 2008, S. 249). Übergewicht kann bereits im Kindesalter zu Bluthochdruck, Fettstoffwechselstörungen oder Diabetes führen und bereitet den Weg für zahlreiche Spätfolgen im Erwachsenenalter.

Zwar ist in Deutschland die Anzahl der 11- bis 17-Jährigen die rauchen in den letzten Jahren deutlich zurückgegangen. (Von 20 % im Jahr 2005 auf 15 % im Jahr 2008.) Dennoch lag die Raucherquote in dieser Altersgruppe 2014 noch bei 10 % und steigt bei den 18- bis 25-Jährigen wieder auf 30 % an. Das durchschnittliche Einstiegsalter liegt bei 14,8 Jahren und je früher Kinder und Jugendliche mit dem Rauchen beginnen, desto schneller werden sie abhängig. 80 % aller Raucherinnen und Raucher haben ihre erste Zigarette vor dem 18. Lebensjahr geraucht (vgl. www.rauchfrei-info.de.; Zugriff am 04.08.2016).

In diesem Zusammenhang ist auch auf den Konsum von Alkohol hinzuweisen. Laut Gesundheitsberichterstattung von 2015 haben 18 % der Jungen zwischen 12 und 17 Jahren und 9 % der gleichaltrigen Mädchen innerhalb der letzten zwölf Monate einmal pro Woche Alkohol getrunken. Jugendliche in Deutschland waren im Durchschnitt 13,8 Jahre alt, als sie das erste Glas Alkohol getrunken haben. 5 % der 12- bis 17-Jährigen konsumieren Alkoholmengen, die für Erwachsene als gesundheitsriskant gelten (RKI 2015, S. 2f.).

Dazuhin sind die Chancen für ein gesundes Aufwachsen von Kindern in Deutschland ungleich verteilt. Wie bereits erwähnt, hat der Kinder- und Jugendgesundheitssurvey (KiGGS) von 2003–2006 gezeigt, dass Kinder und Jugendliche aus einkommensschwachen und bildungsfernen Haushalten einen schlechteren Gesundheitszustand haben als ihre Altersgenossen aus einkommensstarken und gebildeten Familien. Menschen, die eine gute Allgemeinbildung haben, wissen mehr über gesunde Ernährung (was jedoch nicht heißt, dass das Wissen auch umgesetzt wird). Ein entscheidender Faktor für die Entwicklung eines gesundheitsförderlichen Verhaltens ist die Wertevermittlung der Bezugspersonen: Sie fungieren als Vorbild und ihre Verhaltensweisen werden von ihren Kindern übernommen.

Vor diesem Hintergrund sollten Eltern, Kinder und Jugendliche frühzeitig mit Maßnahmen der Gesundheitsförderung erreicht und ihre Ressourcen gestärkt werden, so dass gesundheitliche Risiken erst gar nicht entstehen. Hier können Kitas und Schulen einen wichtigen Beitrag leisten. Sie sind ein wichtiger sozialer Erfahrungsraum von Kindern (vgl. Hurrelmann 1993) und können das Gesundheitsverhalten von allen Kindern von klein auf positiv beeinflussen, unabhängig von ihrer sozialen Herkunft. Kinder in diesem Alter sind grundsätzlich offen und experimentierfreudig, was eine vielversprechende Chance bietet, Kinder frühzeitig an gesundheitsrelevante Themen heranzuführen.

Dies kann beispielsweise durch eine Kinderakademie geschehen, in der die Kinder durch Experimente, durch Eigenerfahrungen und gemeinsames Lernen mehr über sich, ihren Körper und ihr seelisches Wohlbefinden erfahren. Kinder in diesem Alter können lernen, wie ihr Körper organisiert ist, wie er funktioniert und wie sie ihn zu schützen vermögen. Aber auch positive soziale Beziehungen zwischen Kindern (und Erwachsenen) sind zu fördern, denn sie haben eine große Bedeutung für die psychische Gesundheit. Insbesondere bei Kleinkindern ist eine enge Beziehung zwischen Erzieherin und Kind wichtig. Von dieser sicheren Basis aus sind Kinder eher geneigt, ihre Umwelt zu erkunden und neue Beziehungen einzugehen. Aber auch Entspannungsübungen können ein Bestandteil des Tagesablaufs in der Kindertagesstätte oder Grundschule sein und dazu beitragen, dass die Kinder zur Ruhe und Ausgeglichenheit kommen.

Darüber hinaus kann das selbstverständliche Zusammenleben von gesunden Kindern mit Kindern mit einer Behinderung oder chronischen Erkrankung durch Konzepte einer gesundheitsfördernden Kita bzw. Schule gefördert werden. Voraussetzung dafür ist, dass die Erzieherinnen über grundlegendes Wissen zu chronischen Erkrankungen und zum Umgang mit Kindern mit einer Behinderung verfügen. Nur so können sie den Kindern Wissen über bestimmte Erkrankungen vermitteln und mit den Kindern über die gemeinsam gemachten Erfahrungen sprechen. Optimal und anzustreben ist es, wenn auch (Familien-)Gesundheits- und Kinderkrankenpflegerinnen in Bildungseinrichtungen beschäftigt sind (▶ Kap. 6).

> **Allgemeine Ziele einer Kinderakademie in der Kindertagesstätte**
>
> Die Kinder
>
> - verstehen in Grundzügen ihren Körper. Sie entwickeln ein positives Körpergefühl und begreifen ihren Körper als wertvoll und schützenswert.
> - werden dabei unterstützt, Entscheidungen zu treffen, die sich positiv auf ihre Gesundheit auswirken können. Sie werden in einer Lebensweise gefördert, die ihrer Gesundheit dienlich ist.
> - entwickeln ein Verständnis für die Situation von Kindern mit einer chronischen Erkrankung oder Behinderung und gehen unvoreingenommen und rücksichtsvoll mit diesen um.

Um dem ganzheitlichen Lernen der Kinder gerecht zu werden, werden vielfältige Formen der Wissensvermittlung und Methoden gewählt, die das Bedürfnis der Kinder nach anschaulichem und aktivem Lernen berücksichtigen. Am Beispiel des Themas Hygiene sind einige dieser Methoden nachfolgend dargestellt:

- Demonstration und Anleitung zu hygienegerechtem Händewaschen
- Spielerisches Lernen der richtigen Reihenfolge beim Waschen
- Gemeinsames Dichten eines »Händewaschliedes«
- Entwicklung eines Videofilmes über richtiges Händewaschen
- Seifenherstellung
- Experiment mit Petrischalen, um Bakterien »sichtbar« zu machen
- Verwendung von Mikroskop und Stereoskop
- Basteln eigener Phantasiebakterien
- Experiment mit Schwarzlichtlampe und spezieller Creme zur Darstellung der Bakterien in den Handflächen (vgl. DRK-Heinrich-Schwesternschaft e. V.)

3.4.5 Elternschulung und -beratung als Erwachsenenbildung

Gesundheitserziehung in der Kindertagesstätte richtet sich an den kognitiven, emotionalen und psychosozialen Fähigkeiten von Kindern im Alter zwischen 3 und 6 Jahren aus und orientiert sich am Explorationsbedürfnis und der prinzipiellen Offenheit von Kindern für Neues. Kinder lernen anders als Erwachsene. Sie lernen kontinuierlich Neues dazu und benötigen beim Lernen die Koregulation durch ihre Bezugspersonen; z. B. Hilfe dabei, den Fokus und die Aufmerksamkeit aufrecht zu erhalten, Anregungen und Angebote, um Unterforderung zu vermeiden oder Schutz vor Überforderung durch das Schaffen eines Rahmens, in dem das Kind positive Bewältigungserfahrungen machen kann.

Angebote eines Familienzentrums, die sich an die Eltern richten, basieren dagegen auf den Prinzipien der Erwachsenenbildung. Aus diesem Grund ist auch der Begriff der Elternschulung kritisch zu betrachten, denn Erwachsenenbildung kann als »ein lebensphasenspezifisches Angebot der Unterstützung des letztlich selbst zu verantwortenden individuellen Lernens« bezeichnet werden (Dinkelaker 2015, S. 50). Dabei ist das Lernen weniger ein Neulernen, als ein Dazulernen, Weiterlernen, Umlernen oder auch Verlernen. Ob und was die Eltern lernen (wollen), entscheiden und verantworten sie selbst. In der Erwachsenenbildung geht es nicht um die Übernahme der Weltsicht anderer. Das, was gelernt wird (also z. B. das Wissen über die Schritte der kindlichen Entwicklung oder Maßnahmen zur Prävention von Karies beim eigenen Kind), wird immer verknüpft mit den Vorkenntnissen, der eigenen Lerngeschichte, den eigenen Erfahrungen, den eigenen Vorstellungen von Entwicklung oder Gesundheit. Erwachsenenlernen ist also in den seltensten Fällen die reine Aneignung von Sachverhalten, sondern immer auch »Deutungslernen« (Arnold 1996). Das heißt, die Sichtweise, Interpretation und Bedeutung, die Eltern zu einer Situation vortragen und äußern, müssen in der Beratung oder in Elternkursen genügend Raum finden. Denn das Lernen von Erwachsenen geht mit der Reflexion, Irritation und Ausdifferenzierung dieser Deutungsmuster einher. Auch die damit verbundenen Gefühle können und sollen Themen der Elternkurse und Beratungsangebote sein.

Dies gilt für alle Eltern, insbesondere jedoch für Eltern, »die unter Risikobedingungen leben« (Armbruster 2006, S. 142). So die Bezeichnung von Eltern, an die sich das Konzept der Eltern-AG richtet; ein Empowerment-Programm zur Stärkung der Elternkompetenz von sogenannten Problemfamilien. (Das Konzept wurde 2006 für den Deutschen Präventionspreis nominiert.) Diese Eltern sind ärmer oder weniger gebildet als der Durchschnitt der Bevölkerung, ihnen stehen weniger Ressourcen zur Verfügung und sie leiden häufiger an vermeidbaren Krankheiten. Nach Armbruster ist die psychologische Grundverfassung dieser Eltern (bedingt durch ungünstige Lebensbedingungen und instabile soziale Beziehungen) durch Furcht vor Verletzung und damit einhergehend eher durch negative als positive Emotionen gekennzeichnet. Beeinträchtigte Lernbedingungen verhindern oftmals das Einüben von konstruktiven Problemlösungskompetenzen. Die Erwartung an die eigene Selbstwirksamkeit ist bei diesen Eltern aufgrund negativer Selbstzuschreibungen häufig gering (Ebd.).

Auch wenn (Familien-)Gesundheits- und Kinderkrankenpflegerinnen mit Eltern höchst unterschiedlichster Milieus zu tun haben, so kann der für Eltern aus Problemfamilien entwickelte Empowerment-Ansatz der Eltern-AG für die Arbeit mit allen Eltern in belasteten Situationen (z. B. durch die Geburt eines kranken Kindes oder durch Migration bedingte Isolation, wie im Fall von Frau Gücük) Anregungen bieten. Faktoren des Ansatzes sind

- Ressourcenorientierung, das heißt Ausrichtung an den Lösungsansätzen, die von den Eltern kommen, auch wenn sie noch so zaghaft und klein sind.
- Positive Psychologie, das heißt Einsatz von Selbstvertrauen stärkenden Techniken und Haltungen wie Kreativität, Lebensfreude, Achtsamkeit für und Wahrnehmung von guten Gefühlen insbesondere in der Beziehung zu ihren Kindern.
- Klientenorientierung, das heißt konsequente Orientierung an den Informations- und Unterstützungsbedürfnissen der Eltern wie z. B. eine niedrige Zugangsschwelle, Verständlichkeit des Angebots, zwanglose Lernmethoden.
- Lebensweltorientierung z. B. durch einen sensiblen Umgang mit den sprachlichen Ausdrucksformen und Einstellungen der Eltern.

Durch die Berücksichtigung dieser Aspekte erhalten die Eltern Anerkennung und Zuwendung, die wiederum eine wichtige Basis für den Glauben an sich selbst, Initiative und Selbsttätigkeit darstellen. Eine wichtige Voraussetzung für ein gesundes Aufwachsen ihrer Kinder.

3.5 Fazit

Im Kleinkindalter werden wichtige Weichen für die Entwicklung und Gesundheit eines Menschen gestellt. Dabei spielen die Fähigkeit und Motivation der Eltern und weiterer wichtiger sozialer Bezugspersonen, sich das Wissen um eine gesunde Ernährung, die Zahngesundheit, die Förderung der körperlichen, psychosozialen und kognitiven Entwicklung des Kindes und um Verletzungsrisiken und deren Vermeidung anzueignen ebenso wie die Bereitschaft, dieses Wissen im Alltag umzusetzen, eine entscheidende Rolle. Diese wiederum werden beeinflusst von der sozialen Lage, in der sich die Familie befindet und von Faktoren, die belastend oder unterstützend auf den Familienalltag und das Zusammenleben in einer Familie wirken können. Dies bedeutet, dass (Familien)Gesundheits- und Kinderkrankenpflegerinnen, die in Familienzentren oder Kindertagesstätten präventiv mit Familien mit einem Kleinkind arbeiten, zum einen ein umfangreiches Fachwissen zu all den im Kapitel dargestellten Aspekten der Kindergesundheit benötigen. Zum anderen erfordert ihre Arbeit die Kompetenz, sich auf unterschiedlichste Familiensysteme, familiäre Lebensformen, soziale Milieus und kulturelle Gepflogenheiten einzulassen. Dies ist eine wichtige Voraussetzung für eine gelingende Zusammenarbeit mit den Familien.

Literatur

aid infodienst Ernährung, Landwirtschaft, Verbraucherschutz e. V. (Hrsg.) (2011). Primäre Allergieprävention. Referentenhandbuch zur Multiplikatorenfortbildung. https://gesund-ins-leben.de/fileadmin/SITE_MASTER/content/Dokumente/Downloads/Fortbildungen/NWJF_Fortbildung_Allergie_2015_Referentenhandbuch_1639.pdf (Zugriff am 18.08.2016)

Armbruster M (2006). Eltern-AG. Das Empowerment-Programm für mehr Elternkompetenz in Problemfamilien. Carl-Auer Verlag: Heidelberg

Arnold R (1996). Deutungslernen in der Erwachsenenbildung. Grundlinien und Illustrationen zu einem konstruktivistischen Lernbegriff. In: Zeitschrift für Pädagogik. 42. Jg., Heft 5, S. 719–730

BAG; Bundesarbeitsgemeinschaft Mehr Sicherheit für Kinder e. V. (2016). Fachtagung »Kinderunfallprävention Online«. http://www.kindersicherheit.de/fachtagungen/veranstaltungsdatenbank/news/fachtagung-kinderunfallpraevention-online.html (Zugriff am 24.03.2016)

Bargsten A (2015). Typologie Familienzentrum. In: Engelhardt H (Hrsg.). Auf dem Weg zum Familienzentrum. Freiburg, Basel, Wien: Herder, S. 41–50

BeKD (Hrsg.) (2009). Gesundheits- und Kinderkrankenpflege sichert Kindergesundheit. Positionspapier zum Beitrag der Gesundheits- und Kinderkrankenpflege zur Gesundheitsförderung und Prävention von Gesundheitsrisiken im Kindes- und Jugendalter. Göttingen

BeKD (Hrsg.) (2015). Lehrplan der Qualifizierungsmaßnahme zum/zur Familien-Gesundheits- und Kinderkrankenpfleger/-in (FGKiKP) entsprechend der Mindestanforderungen der Bundesinitiative Frühe Hilfen (BiFH) vom 09.07.2014. Hannover

BMFSFJ. http://www.fruehehilfen.de/fileadmin/user_upload/fruehehilfen.de/pdf/ Verwaltungsvereinbarung_zur_Bundesinitiative.pdf (Zugriff am 18.08.2016)

Bode-Brock K (2015). Early Excellence: Zusammenarbeit mit Eltern oder: Einblicke in die Entwicklung von erfolgreichen Bildungspartnerschaften. In: Engelhardt H (Hrsg.). Auf dem Weg zum Familienzentrum. Freiburg, Basel, Wien: Herder, S. 189–194

Burdorf-Schulz J (2015). Der Early Excelence Ansatz – Entwicklung einer ressourcenorientierten Haltung in sozialen Einrichtungen. In: Engelhardt H (Hrsg.). Auf dem Weg zum Familienzentrum. Freiburg, Basel, Wien: Herder, S. 185–188

BZgA; Bundeszentrale für gesundheitliche Aufklärung (o. J.). Lebensmittelallergien bei Babys und Kleinkinder. http://www.kindergesundheit-info.de/themen /risiken-vorbeugen/allergien/lebensmittelallergien/ (Zugriff am 04.08.2016)

BZgA; Bundeszentrale für gesundheitliche Aufklärung (Hrsg.) (2014). Gesunde Zähne von Anfang an. http://www.kindergesundheit-info.de/themen/risiken- vorbeugen/zahngesundheit/gesunde-zaehne/ (Zugriff am 04.08.2016)

BZgA; Bundeszentrale für gesundheitliche Aufklärung (o. J.). Allergien – bei Kindern die häufigste chronische Erkrankung. http://www.kindergesundheit-info. de/themen/risiken-vorbeugen/allergien/allergiehaeufigkeit (Zugriff am 04.08. 2016)

DKfZ; Deutsches Krebsforschungszentrum (2004). Passivrauchende Kinder in Deutschland – Frühe Schädigungen für ein ganzes Leben. http://www.kinder gesundheit.de/fileadmin/kindergesundheit/dokumente/passivrauchen-band2-4- Auflage-1.pdf (Zugriff am 04.08.2016)

DRK-Heinrich-Schwesternschaft e. V. (o. J.). Flossen hoch – Seife her! Händewaschen ist nicht schwer. http://www.heinrich-schwestern.de/kita/ueber-unsere- kita/dr-flosse-in-der-kita/haendewaschen.html (Zugriff am 04.08.2016)

Dinkelaker J (2015). Lernen – um was geht es? In: Dinkelaker J, von Hippel A (Hrsg.). Erwachsenenbildung in Grundbegriffen. Stuttgart: Kohlhammer, S. 49–56

DRK-Landesverband Schleswig-Holstein e. V. (2010). Arbeitshilfe zum Aufbau von DRK-Familien- und Nachbarschaftszentren. Kiel

Early Excellence e. V. Konzept. http://www.early-excellence.de/content.php? nav_id=13 (Zugriff am 18.08.2016)

Ellsässer G, Böhmann J (2004). Thermische Verletzungen im Kindesalter (<15 Jahre) und soziale Risiken. In: Kinderärztliche Praxis, 38. Jg., Heft 2, S. 34--8

Ellsässer G, Albrecht M, Trost-Brinkhues G. (2013). Unfallprävention bei kleinen Kindern – ein Thema für Frühe Hilfen? Daten zu Unfällen in Deutschland, Einflussfaktoren und wirksame Aufklärung von Eltern. In: NZFH (Hrsg.). Datenreport Frühe Hilfen. Ausgabe 2013. Köln: Lübbeke, Naumann, Toben, S. 17–27

Engelhardt H (2008). Rahmenkonzeption Familienzentren Hannover. http:// www.early-excellence.de/binaries/addon/57_rahmenkonzeption_familienzen tren_hannover_kurzfassung.pdf (Zugriff am 18.08.2016)

Entzmann S (2015). Der gemeinsame Blick aufs Kind – ein Gewinn für Eltern, pädagogische Fachkräfte und Kinder. In: Engelhardt H (Hrsg.). Auf dem Weg zum Familienzentrum. Freiburg, Basel, Wien: Herder, S. 177–184

Frühe Hilfen. http://www.fruehehilfen.de/fileadmin/user_upload/fruehehilfen.de/ pdf/BI_Familienhebammen_Mindestanforderungen_20150318.pdf (Zugriff am 18.08.2016)

GKV-Spitzenverband (2010). Leitfaden Prävention Handlungsfelder und Kriterien des GKV-Spitzenverbandes zur Umsetzung von §§ 20 und 20a SGB V vom 21. Juni 2000 in der Fassung vom 27. August 2010. https://www.gkv-spitzenverband.de/media/dokumente/presse/publikationen/GKV_Leitfaden_Praevention_RZ_web4_2011_15702.pdf (Zugriff am 18.08.2016)

Hurrelmann K (Hrsg.) (1993). Gesundheitswissenschaften – Handbuch für Lehre, Forschung und Praxis. Weinheim, Basel: Beltz

Kersting K (o. J.). Pizza und Süßes statt Gemüse? Was essen Kinder und Jugendliche heute? http://www.kinderumweltgesundheit.de/index2/pdf/aktuelles/101_68_1.pdf (Zugriff am 04.08.2016)

Körkel J, Veltrup C (2003). Motivation Interviewing: Eine Übersicht. In: Suchttherapie, 3. Jg., Heft 4, S. 115–124

Koletzko B, Armbruster M, Bauer C-P, Bös K, Cierpka M, Cremer M, Dieminger B, Flothkötter M, Graf C, Heindl I, Hellmers C, Kersting M, Krawinkel M, Plöger A, Pszyrembel H, Reichert-Garschhammer E, Schäfer T, Wahn U, Vetter K, Wabitsch M, Weißenborn A, Wiegand S (2013). Ernährung und Bewegung im Kleinkindalter. Handlungsempfehlung des Netzwerkes »Gesund ins Leben – Netzwerk Junge Familie, ein Projekt von IN FORM. In: Monatszeitschrift Kinderheilkunde, Sonderdruck Dezember 2014. http://www.bke.de/content/application/explorer/public/newsletter/2014/handlungsempfehlungen_kleinkinder.pdf (Zugriff am 18.08.2016)

Koletzko B, Bergmann K.-E, Przyrembel H (2013). Prophylaktische Fluoridgabe im Kindesalter. In: Monatszeitschrift für Kinderheilkunde. 26. Mai 2013. http://www.3-kinderaerzte.de/Aktuelle_Informationen/Fluorid-Prophylaxe/2013_prophylaktische-fluoridgabe-im-kindesalter.pdf (Zugriff am 10.12.2016)

Kurth B (2006). Symposium zur Studie zur Gesundheit von Kindern und Jugendlichen in Deutschland. In: Bundesgesundheitsblatt -Gesundheitsforschung - Gesundheitsschutz -Gesundheitsschutz. 49, S. 1050–1058. DOI 10.1007/s00103-006-0085-6. http://edoc.rki.de/oa/articles/reM448dvGvyWk/PDF/29X0drea2iA.pdf (Zugriff am 18.08.2016)

Mensink G B M, Kurth B, Kleiser C (o. J.). Ernährungsverhalten von Kindern und Jugendlichen mit Migrationshintergrund – KiGGS-Migrantenauswertung. Endbericht des Robert Koch-Instituts. Berlin. urn:nbn:de:0257-1004090 (Zugriff am 14.02.2016)

Mensink G B M, Kleiser C, Richter A (2007). Was essen Kinder und Jugendliche in Deutschland? Ausgewählte Ergebnisse des Kinder- und Jugendgesundheitssurveys (KiGGS) In: Ernährung, Heft 1, 204–212. DOI 10.1007/s12082-007-0049-8

Nennstiel-Ratzel U, Lüders A, Arenz S, Michaelis R (2013). Elternfragebögen zu Grenzsteinen der kindlichen Entwicklung im Alter von 1 bis 6 Jahren. In: Kinderärztliche Praxis. 84. Jg., Heft 2, 106–114. http://www.kinderaerztliche-praxis.de/fileadmin/KiPra/Artikel_des_Monats/OR_Nennstiel_Fragebogennormierung.pdf (Zugriff am 18.08.2016)

NZFH, Nationales Zentrum für Frühe Hilfen (2014). Kompetenzprofil Familien-Gesundheits- und Kinderkrankenpflegerinnen und -pfleger in den Frühen Hilfen. Rasch Druckerei und Verlag: Köln

Pott E (2008). Gesundheitsförderung für Kinder und Jugendliche mit Migrationshintergrund. In: Beauftragte der Bundesregierung für Migration, Flüchtlinge und Integration (Hrsg.) Gesundheit von Kindern und Jugendlichen in Familien mit Migrationshintergrund. Dokumentation der Tagung vom 19./20. September 2008 in Kooperation mit dem bundesweiten Arbeitskreis Migration und öffentliche Gesundheit. Bonner Universitäts-Buchdruckerei: Berlin. S. 22–33

Rauchfrei-info.de: http://www.rauchfrei-info.de/informieren/verbreitung-des-rauchens/raucherquote-bei-kindern-jugendlichen/ (Zugriff am 04.8.2016)

RKI; Robert Koch Institut (Hrsg.) (2008). Kinder- und Jugendgesundheitssurvey (KiGGS) 2003 – 2006: Kinder und Jugendliche mit Migrationshintergrund. Berlin. (http://www.rki.de/DE/Content/ Gesundheitsmonitoring/Gesundheitsberichterstattung/GBEDownloadsB/KiGGS_migration.pdf?__blob=publicationFile. (Zugriff am 14.02.2016)

RKI; Robert Koch Institut; BZgA; Bundeszentrale für gesundheitliche Aufklärung (Hrsg.) (2008). Erkennen – Bewerten – Handeln: Zur Gesundheit von Kindern und Jugendlichen in Deutschland. Berlin

RKI; Robert Koch Institut (Hrsg.) (2015). Gesundheitsberichterstattung des Bundes. Gemeinsam getragen von RKI und Destatis. Gesundheit in Deutschland. Berlin. www.gbe-bund.de/pdf/GESBER2015.pdf (Zugriff am 04.08.2016)

RKI; Robert Koch Institut (2015). GBE Kompakt. Zahlen und Trends aus der Gesundheitsberichterstattung des Bundes. Alkoholkonsum bei Jugendlichen – Aktuelle Ergebnisse und Trends. https://www.rki.de/DE/Content/Gesundheitsmonitoring/Gesundheitsberichterstattung/GBEDownloadsK/2015_2_alkohol_jugendliche.pdf?__blob=publicationFile (Zugriff am 18.08.2016)

Schäfer T, Bauer C P, Beyer K, Bufe A, Friedrichs F, Gieler, U, Gronke G, Hamelmann E, Hellermann M, Kleinhinz A, Klimek L, Koletzko S, Kopp M V, Lau S, Müsken H, Reese I, Schmidt S, Schnadt S, Sitter H, Strömer K, Vagts J, Vogelberg C, Wahn U, Werfel T, Worm M, Muche-Borowski C (2014). S3 Leitlinie-Allergieprävention. In: AWMF Online. http://www.awmf.org/uploads/tx_szleitlinien/061-016l_S3_Allergiepr%C3%A4vention_2014-07.pdf (Zugriff am 18.08.2016)

Schlack, R, Kurtz B M, Hölling H (2008). Die Gesundheit von Kindern und Jugendlichen in Deutschland –Daten aus dem bundesweit repräsentativen Kinder- und Jugendgesundheitssurvey (KiGGS). In: Umweltmedizin in Forschung und Praxis, 13. Jg., Heft 4, S. 245–260

Wegmann H (1992). Antonie Zerwer. Ein Leben für Kinder. 75 Jahre Kinderkrankenpflege. Berlin: Edition Hentrich

Welzien S (2015). Mehrgenerationenhaus und Familienzentrum KESS – Vom EEC-Familienzentrum im ländlichen Raum zum Kontenpunkt des Wissens in der Region. In: Engelhardt H (Hrsg.). Auf dem Weg zum Familienzentrum. Freiburg, Basel, Wien: Herder, S. 195–199

S2k Leitlinie (2013). Fluoridierungsmaßnahmen zur Kariesprophylaxe. AWMF Online. http://www3.zzq-koeln.de/zzqpubl3.nsf/30c7ccae1fb54ce8c1257338 0037acd9/d1673f704c43fd4dc1257c6600478429/$FILE/zzq_fluoridierung_leitl_langf_2013.pdf (Zugriff am 04.08.2016)

4 Prävention von Entwicklungsstörungen von Anfang an

Sabine Kleemeier-Dittus und Kerstin Scholtes-Spang

4.1 Exemplarischer Fall

Frau Jahn kommt zusammen mit ihren ein- und dreijährigen Söhnen regelmäßig ins Mehrgenerationshaus einer größeren Kreisstadt und nimmt an den dort angebotenen Baby- und Kleinkindertreffs teil. Sie nutzt das Treffen, um sich mit anderen Eltern auszutauschen und Fragen, die im Alltag mit ihren kleinen Kindern entstehen, zu klären. Der Baby- und Kleinkindertreff wird von einer Gesundheits- und Kinderkrankenpflegerin begleitet, die zusätzlich Gesprächsnachmittage und Beratungstermine, bei Bedarf auch in der häuslichen Umgebung, anbietet.

Heute bringt Frau Jahn ihre Nachbarin Frau Fiedler und deren vier Monate alte Tochter Charlotte mit. Charlotte ist das erste Kind von Herrn Fiedler (39 Jahre) und seiner 32-jährigen Frau. Frau Fiedler hat sich immer wieder an die erfahrenere Frau Jahn gewandt, weil Charlotte viel weint, sich abends kaum ins Bett bringen lässt und nachts häufig aufwacht. Auch tagsüber findet sie immer nur kurz in den Schlaf. Frau Fiedler erhofft sich von dem heutigen Gesprächskreis zum Thema »Babyschlaf« Hilfe und Unterstützung.

Frau Fiedler sieht blass und übermüdet aus. Sie wirkt im Umgang mit Charlotte unruhig, nervös und zum Teil ungeduldig. Als Charlotte weint, legt sie das Kind zum Stillen an. Charlotte trinkt aber immer nur kurze Zeit an der Brust, unterbricht das Trinken, wendet den Kopf ab und weint wieder. Frau Fiedler äußert, sie sei sehr unglücklich darüber, dass »Charlotte sie ablehnt« und das Stillen nicht so recht klappt, obwohl sie sich bereits während der Schwangerschaft intensiv mit dem Thema Stillen auseinandergesetzt habe.

Je länger der Gesprächskreis dauert, umso mehr fasst Frau Fiedler Vertrauen in die anderen anwesenden Eltern. Auch diese berichten von Phasen, in denen ihre Kinder wenig geschlafen haben und das Stillen nicht immer so geklappt hat. Ermutigt durch die Berichte der Anderen und die fachkompetenten Tipps der Gesundheits- und Kinderkrankenpflegerin erzählt Frau Fiedler nun von der schwierigen Zeit nach der Geburt von Charlotte. Sie habe sich gar nicht so recht über ihr Kind freuen können und sei auch heute noch häufig traurig. Manchmal sehne sie sich wieder nach ihrem Leben vor der Geburt von Charlotte. Während Frau Fiedler erzählt, ist Charlotte auf ihrem Arm eingeschlafen.

4.2 Einleitung

Die Fähigkeit zur Selbstregulation ist eine der wichtigsten Entwicklungsaufgaben eines Kindes im ersten Lebensjahr und beschreibt die Fähigkeit, eigenes Verhalten entsprechend den kognitiven, emotionalen und sozialen Anforderungen einer bestimmten Situation zu modulieren (Posner und Rothbart 2000) und Verhaltenszustände im Verlauf des ersten Lebensjahres zu organisieren, wie z. B. die Schlaf-Wach-Regulation und das Essverhalten. Dazu brauchen Kinder zunächst die in der Interaktion mit den Bezugspersonen, meistens den Eltern, gewonnene Erfahrung, dass ihre Bedürfnisse erkannt, verstanden und beantwortet werden. Ein in Bezug auf den Umgang mit Müdigkeit, Hunger, Nähe- und Anregungsbedürfnissen gut reguliertes Kind kann Anforderungen besser meistern, sich offener mit seiner Umwelt auseinandersetzen und einfacher Beziehungen zu anderen aufbauen und aufrechterhalten. Schwierigkeiten im Zugang zu intuitiven elterliche Kompetenzen z. B. durch psychische Störungen, nehmen Einfluss auf die wechselseitige Gestaltung der Eltern-Kind-Beziehung. Störungen der frühkindlichen Verhaltensregulation (wie z. B. exzessives Schreien oder Schlafstörungen) wirken sich ebenfalls ungünstig auf die Entwicklung der kindlichen Bindungsorganisation aus. Bindungsunsicherheit trägt umgekehrt aber auch zur Aufrechterhaltung kindlicher Regulationsstörungen bei.

Das Wissen um Entwicklungsaufgaben im ersten Lebensjahr, zu Einflüssen der frühen Interaktionserfahrungen auf die Entwicklung der Bindungsorganisation und um die im Alltag fortwährende Abstimmung zwischen Nähe- und Explorationsbedürfnissen von Kind und Eltern kann gewinnbringend in die Beratung und Begleitung von Eltern einfließen. Ansatzpunkte für eine Beratung durch Gesundheits- und Kinderkrankenpflegerinnen sind häufig Fragen der Eltern zur Regulation des Schlaf-Wach-Rhythmus oder des Essverhaltens. Ressourcen- und lösungsorientierte Methoden, die die Individualität und Autonomie von Eltern und Kindern so weit wie möglich anerkennen, können wertvolle Ansätze in der Zusammenarbeit mit den Familien sein. All diese Aspekte können zur Prävention von frühkindlichen Regulationsstörungen und anderen Beeinträchtigungen der kindlichen Entwicklung von Anfang an genutzt werden und stehen im Mittelpunkt des nachfolgenden Kapitels.

4.3 Kompetenzen

- Im Wissen über die zentralen Entwicklungs- und Regulationsaufgaben von Säuglingen und Kleinkindern deren Schlaf-, Trink-, Ess- und Kommunikationsverhalten und ihre Autonomiebestrebungen beobachten und adäquat interpretieren.
- Das Entwicklungsmodell nach Als und Brazelton nutzen, um die Feinzeichen eines Kindes zu erkennen und zu verstehen und Kinder bei der Regulation von Verhaltenszuständen und Anforderungen gezielt unterstützen.
- Die Kompetenz von Eltern fördern, die Feinzeichen ihrer Kinder zu erkennen und richtig zu deuten und sie dadurch in ihrem Selbstwirksamkeitserleben stärken.
- Eltern den Zusammenhang zwischen einer sicheren Bindung und einer gesunden psychomotorischen, emotionalen und kognitiven Entwicklung auf der Basis von fundiertem Wissen über Bindungstheorien und Bindungstypen erklären und sie beim Aufbau der Eltern-Kind-Beziehung unterstützen.
- Eltern über die Entwicklung des Bindungsverhaltens von Kindern im Allgemeinen informieren und sie auf das spezifische Bindungsverhaltens ihres Kindes aufmerksam machen.
- Durch den bewussten Blick auf gelingende Anteile der Eltern-Kind-Interaktion und kompetentes elterliches Handeln, die Eltern in ihrem Zutrauen zu sich selbst und in ihre intuitiven Fähigkeiten stärken.
- Die Trias der frühkindlichen Regulationsstörungen und ihre Entstehungszusammenhänge kennen und auf der Basis dieses Wissens Anzeichen von frühkindlichen Regulationsstörungen erkennen.
- Über ein Repertoire an konkreten Strategien verfügen, um Eltern im Hinblick auf die Bewältigung ihres Alltags mit ihrem Kind ressourcenorientiert zu beraten.
- Eltern unter Nutzen aktueller wissenschaftlicher Erkenntnisse im Hinblick auf ein altersentsprechendes und der Individualität ihres Kindes angemessenes Ess- undSchlafverhalten anleiten.
- Sich kontinuierlich über entlastende und familienunterstützende Angebote informieren und diese Eltern bedarfsgerecht unterbreiten und erläutern.
- Hinweise auf peripartale psychische Erkrankungen im Verhalten von Frauen und Männern unter Nutzung einschlägiger Einschätzungsinstrumente und wissenschaftlicher Befunde erkennen und die Betroffenen über unterstützende und therapeutische Angebote informieren.

4.4 Fachwissen zur kompetenten Bewältigung der Situation

4.4.1 Bindung

Die Beziehungsgestaltung eines Kindes mit seinen Eltern wird von zwei für die kindliche Entwicklung zentralen Aspekten beeinflusst: von seinem Bedürfnis nach Sicherheit und Nähe auf der einen Seite und von seinem unablässigen Streben selbstständig zu werden auf der anderen. Das heißt, die Entwicklung von jungen Kindern hängt in hohem Maße davon ab, ob sie sich auf die Unterstützung ihrer Bezugspersonen verlassen können. Das Erleben von Sicherheit in den frühen Beziehungserfahrungen nimmt Einfluss auf das kindliche Explorationsverhalten, also das Bestreben des Kindes, seine Welt zu erkunden, und damit auf die individuelle Entwicklung. Erst wenn das Bedürfnis nach Nähe und Geborgenheit gestillt ist, können Kinder sich ihrer Umwelt zuwenden und das damit zusammenhängende Erleben von Stress, ausgelöst durch Trennungsmomente, aushalten. Die alltäglichen interaktionellen Abläufe zwischen Eltern und Kind führen im Laufe der ersten Lebensmonate zu Bindungsbeziehungen. Die miteinander gemachten Erfahrungen bilden sich innerlich ab, es entstehen innere Arbeitsmodelle (Bowlby 1973). Damit sind unbewusste Vorstellungen über das Selbst, die Anderen und die Welt gemeint: Werden meine Signale wahrgenommen und beantwortet? Welche Reaktionen kann ich von Anderen erwarten? Ist meine Welt vorhersehbar? Kann ich Erwartungen über Ereignisse bilden? Innere Arbeitsmodelle sind etwa ab dem sechsten Lebensmonat nachweisbar (Hédervári-Heller 2012). Es gibt Hinweise darauf, dass Kinder ab dem Ende des ersten Lebensjahres dazu in der Lage sind, mentale Arbeitsmodelle aufzurufen und das Verhalten der Bindungspersonen zu antizipieren (Bretherton 1990).

Entwicklung der Bindungsorganisation im ersten Lebensjahr

Der Bindungsforscher John Bowlby (1907–1990) erkannte im Rahmen seiner Studien, dass Säuglinge mit der Disposition, sich aktiv an der sozialen Interaktion zu beteiligen, zur Welt kommen (Bowlby 1959). Das biologisch determinierte Bindungsverhalten dient dem Überleben des Kindes. Das aktive Herstellen und Aufrechterhalten von Nähe zu wichtigen Bezugspersonen sichert zunächst die physiologische Versorgung und bietet Schutz. Verhaltensweisen wie Lächeln, Weinen, Körperbewegungen oder Saugen signalisieren den Bezugspersonen, dass das Kind interagieren möchte. Dieses Bindungsverhaltenssystem wird dann aktiviert, wenn Kinder durch innere Belastungen wie Hunger oder Müdigkeit oder äußere Stressoren wie Trennungen von den Bezugspersonen, fremde Personen oder unbekannte Umgebungen, auf die Unterstützung der Bindungspersonen angewiesen sind. Zunächst steuern körperliche Zustände dieses System, die Nähe zu Mutter oder Vater sichert die Erfüllung von Grundbedürfnissen. Mit zunehmendem Alter und wachsenden Möglichkeiten der Selbstregulation, z. B. der Fähigkeit, bei entsprechender Müdigkeit selbstständig in den Schlaf zu finden, werden diese körperlichen Ziele zunehmend durch psychische ersetzt, nämlich dem Wunsch, sich den Bezugspersonen nahe zu fühlen.

Das ebenfalls biologisch determinierte Fürsorgeverhalten der Erwachsenen steht in Wechselbeziehung zum Bindungsverhaltenssystem des Kindes. Werden kindliche Signale feinfühlig wahrgenommen, führt dies zur Zuwendung und Beantwortung des jeweils verstandenen Bedürfnisses. Erleben Eltern sich in ihren oftmals intuitiv erfolgenden Reaktionen bestätigt (▶ Kap. 1.4.3), z. B. durch ein Lächeln des Kindes oder Vokalisierungen, gewinnen sie innere Sicherheit: »Ich verstehe, was mein Kind will, und kann ihm helfen.« Diese Erfahrungen von Selbstwirksamkeit beeinflussen die inneren bewussten und unbewussten Vorstellungen von sich als Eltern, was sich wiederum in der Gestaltung der Interaktionen mit dem Kind zeigt. Im Zusammenspiel der komplementären kindlichen und elterlichen Kompetenzen wird eine Grunderfahrung intersubjektiver Verbundenheit möglich, eine unmittelbare emotionale Bezogenheit zwischen Eltern und Kind (Stern 2007). Papoušek (2004) beschreibt diese dynamischen Abläufe zwischen wechselseitiger Unterstützung und Bestärkung als »Engelskreise positiver Gegenseitigkeit«. Die Bezugspersonen stellen sich als »sichere Hafen« zur Verfügung und regulieren die Affekte des Kindes mit. Entscheidenden Einfluss nimmt hier die Feinfühligkeit der Bezugspersonen. Feinfühligkeit bedeutet nach Ainsworth (1977):

1. Wahrnehmen der kindlichen Signale,
2. Verstehen bzw. richtiges Interpretieren der Signale,
3. eine dem Entwicklungsstand des Kindes und der Situation angemessene Reaktion, die
4. prompt erfolgt (▶ Tab. 2.7).

Daneben wirkt sich die Fähigkeit der Bezugspersonen, über sich und andere nachzudenken (mentalisieren) auf die Entwicklung der Bindungsbeziehung aus (Fonagy und Target 2005). Beeinträchtigungen in diesen Bereichen beeinflussen die Entwicklung der Bindungsbeziehung ebenso wie besondere Anforderungen, die sich von kindlicher Seite aus stellen. Dazu zählen Temperamentsfaktoren des Kindes sowie spezielle Anforderungen an die Versorgung des Kindes.

Kinder können zu unterschiedlichen Betreuungspersonen Bindungsbeziehungen aufbauen. Diese werden ab dem Ende des ersten Lebensjahres unabhängig voneinander organisiert und hierarchisch geordnet (Hédervari-Heller 2010). Für die Stärke der Bindungsbeziehung ist der zeitliche Faktor, für die Qualität der Bindungsbeziehung ist die Art und Qualität der Interaktionen zwischen Kind und Erwachsenem sowie die

Feinfühligkeit und Mentalisierungsfähigkeit der Betreuungsperson ausschlaggebend (Fonagy und Target 2005).

Das Verhaltenssystem zwischen Fürsorgeverhalten der Erwachsenen und Bindungsverhalten des Kindes wird fortlaufend ausbalanciert. Aus den im Alltag sich ständig wiederholenden Momenten der Interaktion entsteht idealerweise eine sichere Basis, von der aus emotional ausgeglichene Kinder ihrem Interesse für die soziale und materielle Umwelt folgen können (Ainsworth et al. 1978). Stehen Kinder unter emotionalem Stress, wenn z. B. die Anpassung an eine neue Situation gefordert ist, hören sie auf zu erkunden oder zu spielen, und suchen die Nähe zu den Bezugspersonen: das Bindungsverhaltenssystem ist aktiviert.

Qualität von Bindungsbeziehungen

Diese Erkenntnis wurde in der Konzeption des »Fremde-Situations-Tests« genutzt. Das von Ainsworth et al. (1978) entwickelte Klassifikationsinstrument bewertet die Anpassungsstrategien von Kindern, die aus ihrem beobachtbarem Verhalten abgeleitet werden, um Aussagen über die Bindungsqualität zu machen. Der Test besteht aus acht Episoden (eine detaillierte Darstellung findet sich in Ainsworth et al. 1978). In der Versuchsanordnung wird das Bindungsverhaltenssystem der Kinder aktiviert, indem sie sich in einem fremden Raum einfinden müssen, zwei Trennungen von der Bindungsperson stattfinden und eine fremde Person sich kurzzeitig mit im Raum aufhält. Der Verlauf wird videografiert und anschließend ausgewertet. Beobachtet werden vorrangig die kindlichen Reaktionen in Trennungs- und Wiedervereinigungsmomenten von der Bindungsperson. Dies bedeutet im Detail:

- Suchen die Kinder bei Rückkehr der Bindungsperson nach deren Nähe und stellen Kontakt her?
- Zeigt sich im Verhalten der Kinder der Wunsch nach Erhaltung von Nähe und Kontakt?
- Wird die Bindungsperson aktiv vermieden? Zeigen die Kinder aktiven Widerstand gegen Kontakt- und Spielangebote der Bindungsperson?

Die unterschiedlichen Anpassungsstrategien, die von jungen Kindern in dieser Stresssituation genutzt wurden, führten zur Entwicklung von vier Bindungsmustern, die die Qualität der Bindungsbeziehung abbilden. Dabei wird zwischen einem organisierten Bindungsstatus mit drei Untertypen und einem nicht-organisierten Bindungsstatus unterschieden.

Organisierter Bindungsstatus

Sicher gebundene Kinder haben die Erfahrung gemacht, dass sie sich auf die Unterstützung ihrer Bindungspersonen verlassen können. Sie zeigen ihr Bindungsverhalten, indem sie ihre Gefühle offen ausdrücken,

d. h. sie zeigen Verunsicherung und Angst in Trennungssituationen aber ebenso Erleichterung und Freude in Momenten der Wiedervereinigung mit der Bindungsperson. Sie können koregulierende Angebote, wie z. B. Trost und Beruhigung sowie Anregungen zurExploration, annehmen, und beruhigen sich damit auch rasch. Im Fremde-Situation-Test spielen sie in Anwesenheit der Mutter, reagieren ängstlich-zurückhaltend auf die fremde Person und verzweifelt auf die Abwesenheit der Mutter. Sie lassen sich nach deren Rückkehr soweit beruhigen, dass sie ihr Spiel wieder fortsetzen können. Die mit feinfühligen Bindungsperson gesammelten Erfahrungen lassen ein grundlegendes Empfinden von Vertrauen und innerer Sicherheit entstehen, dass zu einer auch in schwierigen Situationen beständigen positiven Lebenshaltung beiträgt. Die Kinder erscheinen häufig widerstandsfähig, selbstbewusst, sozial orientiert, können empathischer auf Disstress reagieren und sich auf intensivere Beziehungen einlassen (vgl. Sroufe 1983, Sroufe et al. 1990). Negative Gefühle werden von diesen Kindern als weniger bedrohlich erlebt und können in ihrer Bedeutung als Signale verstanden werden (Sroufe 1996).

Unsicher-vermeidend gebundene Kinder vermeiden aktiv Kontakt und Nähe zur Bindungspersonen, indem sie nach einer Trennung scheinbar autonom weiterspielen und keinen Blickkontakt suchen. Im Fremde-Situations-Test reagieren sie scheinbar weniger ängstlich auf die Trennung von der Mutter, wenden sich ihr bei ihrer Rückkehr nicht unmittelbar zu und ziehen sie auch nicht der fremden Person vor. Auch Trauer, Ärger oder Unzufriedenheit sind ihnen in Stresssituationen nicht anzumerken. Alleine mit einer Trennungssituation fertig zu werden stellt für diese Kinder eine wichtige Abwehrmaßnahme dar: Enttäuschung durch Zurückweisung wird zu entgehen versucht. Main (1982) beschrieb dies als »Vermeidung im Dienste von Nähe«. Die Bindungspersonen weisen Wünsche nach Nähe und Trost oft zurück und erwarten früh Selbstständigkeit, sie sind oft wenig feinfühlig und zeigen manchmal eine feindselige Gesinnung. Interaktionen mit dem Kind sind durch über- oder unterstimulierendes Verhalten gekennzeichnet. Das Verhalten der Bindungspersonen kann auch intrusiv erscheinen, da es eher am eigenen Erleben orientiert ist und nicht an Nähe- oder Regulationsbedarf des Kindes. Die Kinder machen daher mit ihren Bindungspersonen die Erfahrung, in Momenten emotionaler Erregung nicht stabilisiert zu werden und wählen als Anpassungsstrategie eine Überregulierung des eigenen Affektes durch vermeidendes Verhalten (Sroufe, 1996).

Kinder mit **unsicher-ambivalenter Bindung** zeigen in Stresssituationen widersprüchliches Verhalten. Sie suchen vielleicht Nähe zur Bindungsperson, lassen sich dann aber nicht beruhigen, drücken sich weg, wenn sie auf dem Arm gehalten werden, nehmen Spielangebote nicht an und bleiben auch im direkten Kontakt erregt und beunruhigt. Sie spielen im Fremde-Situations-Test oft freudlos, erscheinen passiv oder gar depressiv. Sie reagieren mit großer Verzweiflung auf die Trennung von der

Mutter, wirken dabei anhaltend wütend und ärgerlich, und haben nach der Wiedervereinigung große Schwierigkeiten, sich wieder zu beruhigen. Die Kinder erscheinen häufig frustriert in solchen Momenten. Charakteristischerweise verhalten sich auch die Bindungspersonen dem Kind gegenüber ambivalent. Auf kindliche Signale reagieren sie manchmal prompt und feinfühlig, ein anderes Mal gar nicht oder sogar mit feindseliger Zurückweisung. In dem wiederholten Versuch, eine erwartbare Reaktion der Bindungspersonen zu veranlassen, verstärken die Kinder ihre Verzweiflungsäußerungen (Ebd.). Sie fühlen sich rasch bedroht und sind oft damit beschäftigt, Nähe zur Bezugsperson herzustellen, was die Kinder wiederum in ihrem Explorationsverhalten behindert.

Nicht-Organisierter Bindungsstatus

Hoch unsicher gebundene, desorientierte Kinder (nicht-organisierter Bindungsstatus) zeigen keine eindeutige Verhaltensstrategie, da sie aus ihrer Erfahrung nicht auf eine beschützende, Sicherheit spendende Bindungsperson zurückgreifen können. Häufig haben Kinder mit ihren Bindungspersonen gegenteilige Erfahrungen gemacht. Das heißt sie als Quelle von Angst und Verunsicherung erlebt. Nähe suchendes Verhalten wird häufig unterbrochen, was nach außen in einemErstarren, abbrechenden oder repetitiven Verhaltensweisen oder dem Eindruck von psychischer Abwesenheit sichtbar wird. In Stressmomenten während des Fremde-Situations-Tests erscheint das Verhalten der Kinder bizarr, sie sind ziellos, versteifen sich, klatschen in die Hände, schlagen den Kopf an oder reißen sich an den Haaren. Die Kinder sind von der paradoxen Situation, den Menschen zu fürchten, bei dem sie Trost suchen, überfordert (Main 1995). Neben dem direkten Erleben von Misshandlung, Vernachlässigung oder Missbrauch, können auch unbewältigte Trennungs- und Verlusterfahrungen der Bezugspersonen Gründe für diesen Bindungsstatus sein (Steele et al. 1996). Der desorganisierte Bindungsstatus ist ein Risikofaktor für eine gesunde seelische Entwicklung im Kindesalter, aber keine Psychopathologie an sich (Hedévari-Heller 2012). In der weiteren Entwicklung sind häufig geringere Kompetenzen im Spiel mit Gleichaltrigen und bei Konfliktlösungen festzustellen (Wartner et al. 1994).

Studien zeigen, dass ca. 65 % der Kinder in den ersten beiden Lebensjahren sicher gebunden sind, ca. 25 % unsicher-vermeidend, ca. 10–15 % unsicher-ambivalent und ca. 10–25 % einen hoch unsicherendesorganisierten Bindungsstatus aufweisen (Grossmann und Grossmann 2004). Die Wahrscheinlichkeit einer sicheren Bindung beim Kind steigt, wenn die Mütter in der Lage sind, feinfühlig auf das Kind zu reagieren (Fonagy et al. 1991). Die elterlichen Fähigkeiten zur Mentalisierung stellt einen Schutzfaktor für Kinder dar, die unter hohem psychosozialem Stress aufwachsen (Fonagy et al. 1994).

Bindungsstörungen

Können Kinder auf Grund schwerer Traumatisierung durch Vernachlässigung, Misshandlung oder durch häufige Wechsel in der Betreuungssituation keine tragende Bindungsbeziehung aufbauen, kann sich eine Bindungsstörung entwickeln. Diese gelten als eine pathologische Form der Bindungsorganisation (Ziegenhain 2009) und sind deutlich von dem unsicheren oder desorganisierten Bindungsstatus abzugrenzen. Neben dem beobachtbaren Verhalten des Kindes sollte anamnestisch auf belastende Faktoren für das Kind innerhalb der Familie geachtet werden (z. B. Alkoholismus eines Elternteils, Armut, fehlende Bezugspersonen) sowie Hinweise oder Äußerungen der Eltern, mit der Versorgung und Erziehung des Kindes überfordert zu sein. Daneben sind selbstverständlich körperliche Anzeichen für Vernachlässigung oder Missbrauch des Kindes ebenfalls Anlass zur Einbindung der Jugendhilfe.

Bindungsstörungen sind frühestens ab dem achten Lebensmonat zu beobachten (Ebd., Brisch 1999). In der in Deutschland gebräuchlichen Klassifikation des ICD-10 (Internationale statistische Klassifikation der Krankheiten und verwandter Gesundheitsprobleme 2013) werden zwei schwere Formen der Bindungsstörung im Kleinkindalter benannt, die vor dem fünften Lebensjahr auftreten:

F94.1 Reaktive Bindungsstörung des Kindesalters: Im Kontakt mit den primären Bezugspersonen zeigen die Kinder kein Bindungsverhalten. Sie sind furchtsam und übervorsichtig, ziehen sich häufig zurück und reagieren aggressiv bzw. ängstlich, wenn sie sich oder andere unglücklich erleben. Sie treten mit Gleichaltrigen nur eingeschränkt in soziale Interaktion. Im Kontakt mit gesunden Erwachsenen wird deutlich, dass die Kinder sozial ansprechbar sind und auf den Anderen Bezug nehmen können. Dieses Syndrom tritt wahrscheinlich als direkte Folge schwerer psychischer oder physischer Vernachlässigung, Misshandlung oder Missbrauch durch die Eltern auf (z. B. brutale Bestrafungen, ständiges Ausbleiben von Reaktionen auf kindliche Annäherungsversuche, andauernde Missachtung körperlicher Bedürfnisse des Kindes, wiederholte vorsätzliche Verletzungen, unzureichende Nahrungsversorgung). In einigen Fällen können zusätzlich Wachstumsverzögerungen oder Gedeihstörungen festgestellt werden.

F 94.2 Bindungsstörung des Kindesalters mit Enthemmung: Die Kinder zeigen ein undifferenziertes Bindungsverhalten und begegnen sowohl vertrauten als auch unvertrauten Personen mit wahlloser Freundlichkeit und Distanzlosigkeit. Die Resonanz der Umwelt wird unabhängig von der jeweiligen Situation permanent gesucht (»will ständig Aufmerksamkeit«), was sich in ausgeprägtem anklammerndem Verhalten an gerade verfügbare Personen äußern kann. Kontakte mit Gleichaltrigen erscheinen wenig moduliert, was zu anhaltenden Konflikten führen kann. Das Syndrom wurde am deutlichsten identifiziert bei Kindern, die in Institutionen wie Kinderheimen aufwachsen, aber es tritt auch unter anderen Bedingungen auf.

Entwicklung der Bindungsorganisation

Frau Fiedler bemerkt, dass Charlotte in stressvollen Momenten auf ihre Unterstützung angewiesen ist, um sich zu beruhigen. Sie beantwortet das kindliche Signal prompt, aber ohne intuitiv differenziert wahrzunehmen oder bewusst zu reflektieren, was Charlotte gerade fehlt, z. B. Beruhigung, Nähe, Nahrung oder Schlaf. Beruhigende Nähe kann über das Stillen entstehen, bedeutet allerdings auch gleichsam eine ungünstige Verkopplung zwischen Trost und Nahrung. Die hohe Bedeutung, die Frau Fiedler dem Stillen beimisst, und die anhaltende Frustration, dass das angebotene Fürsorgeverhalten nicht in der erhofften Weise vom Kind angenommen wird, erhöht die mütterliche Unsicherheit und Anspannung und führt zu der Annahme, dass Charlotte sie ablehne. In der Folge wird das Stillen vermutlich von beiden als belastendes, angespanntes Miteinander erlebt. Bedeutsam ist, dass Frau Fiedler auf Charlottes Bindungsverhalten reagiert. Über eine gemeinsame Beobachtung des Kindes und das Kennenlernen seiner Kommunikations-möglichkeiten kann die interaktionelle Abstimmung verändert werden. Charlotte kann erleben, dass ihr Bedürfnis wahrgenommen und adäquat beantwortet wird. Frau Fiedler erlebt über erfolgreichere Unterstützungsangebote, dass sie Charlotte helfen und durch eigenes Handeln die Situation verändern kann.

4.4.2 Feinzeichen und Entwicklungsmodell nach Als und Brazelton

Wie in den vorausgegangenen Kapiteln dargelegt, spielen intuitive elterliche Kompetenzen und elterliche Feinfühligkeit eine wichtige Rolle für den Aufbau einer gelingenden Bindungsbeziehung. Dabei bringen sich auch bereits Neugeborene und sehr kleine Säuglinge aktiv in den aufeinander abgestimmten Prozess des miteinander Interagierens ein. Das heißt, das Kind gestaltet die Beziehung durch seine speziellen Fähigkeiten mit, indem es der Umwelt anhand körperlicher und mimischer bzw. gestischer Signale seine aktuelle körperliche und emotionale Befindlichkeit und seine Bedürfnisse mitteilt. Dabei handelt es sich um Verhaltensweisen, die als Annäherungs- oder Bewältigungsverhalten (Fähigkeiten der Selbstregulation) verstanden werden können. Diese Ausdrucksweisen können sehr deutlich sein, wie z. B. freudiges Lautieren, Lachen oder Weinen. In der Anfangszeit sind sie jedoch teilweise sehr zart und in ihrer Intensität schwach ausgeprägt, weshalb sie leicht übersehen oder fehlinterpretiert werden können; so z. B. eine etwas raschere Atmung, das Öffnen des Mundes oder Spreizen der Finger (vgl. Derksen und Lohmann 2013, S. 10). Sie werden deshalb auch »Feinzeichen« genannt. Eine sorgfältige Beobachtung dieser bereits vorhandenen oder sich erst entwickelnden Kompetenzen des Kindes hilft den Eltern, die Bedürfnisse des Kindes zu verstehen und feinfühlig darauf einzugehen. Durch eine fokussierte Wahrnehmung der verschiedenen Ausdrucksmöglichkeiten ihres Kindes bekommt die Eltern–Kind-Beziehung eine besondere und einmalige Bedeutung.

Diese Verhaltenszeichen des Säuglings wurden von Heidelinde Als (1984) und Terry B. Brazelton (1984) als frühkindliche Anpassungsleistungen verstanden, die einem spezifischen Entwicklungsverlauf unterliegen. Es handelt sich um psycho-physische Verhaltenssysteme, die sich aufsteigend (beginnend mit dem autonomen System) in einer vorgegebenen Entwicklungsreihenfolge organisieren und stabilisieren (vgl. Ziegenhain et al. 2008, S. 20f.). Anhand der vier Verhaltenssysteme und der damit zusammenhängenden kindlichen Ausdrucksformen lässt sich gut erkennen, ob ein Säugling oder Kleinkind offen und interaktionsbereit ist, belastet ist, sich aber noch selbst regulieren kann oder ob das Kind die koregulative Hilfe einer Bezugsperson benötigt, um mit einer Belastung umzugehen (▶ Tab. 4.1).

Der Aufbau eines Entwicklungsmodells benötigt Energie und kann sich deshalb in umgekehrter Reihenfolge in ein Stressmodell wandeln. Stress entsteht im Alltag des Kindes ausgelöst durch interne Stressoren wie z. B. Hungergefühl oder Müdigkeit und äußere Stressoren wie z. B. An- und Ausziehen der Kleidung oder Überstimulation. Je nach Ausreifung des Subsystems und der selbstregulatorischen Kompetenzen des Kindes benötigt es die Unterstützung der Bezugsperson, um diese Belastungen zu bewältigen. Werden diese Signale übersehen und das Kind weiteren Reizen ausgesetzt, reagiert es mit motorischer Unruhe, quengelt und verzieht dabei das Gesicht, später wendet es sich ab. Vermehrte motorische Unruhe führt zu einer Destabilisierung des autonomen physiologischen Systems.

Tab. 4.1: Psycho-physische Verhaltenssysteme und Feinzeichen der Offenheit und Belastetheit im Säuglings- und Kleinkindalter (in Anlehnung an Ziegenhain et al. 2008, S. 48f.)

Das Kind ist ...	... offen und aufmerksam	... zeitweise belastet, kann sich regulieren	... belastet, kann sich nicht mehr alleine regulieren
Autonomes, physiologisches System Es bildet die Basis und dient der Aufrechterhaltung von Atmung, Herzschlag, Blutdruck und Verdauung	regelmäßig Atmung rosige Hautfarbe	gähnen, seufzen, niesen grimassieren	unregelmäßig Atmung, Atempausen marmorierte, blasse oder gerötete Haut würgen, spucken, drücken (beim Säugling)
Motorisches System Es ist für die Steuerung des Muskeltonus, die Modulierung der Körperhaltung und die	Kopf zur Bezugsperson wenden sich anschmiegen, einkuscheln weiche Bewegungsabläufe	sich selbst festhalten (z. B. an der Kleidung) Hände und Füße zusammen legen/falten	sich stark überstrecken Hand spreizen oder hoch halten abwenden, wegdrehen

4.4 Fachwissen zur kompetenten Bewältigung der Situation

Das Kind ist ...	... offen und aufmerksam	... zeitweise belastet, kann sich regulieren	... belastet, kann sich nicht mehr alleine regulieren
Bewegungskoordination zuständig	entspannte Körperhaltung	Hand in den Mund/zum Kopf/zum Ohr nehmen sich selbst berühren (Hand auf den Bauch legen, über die Lippen streichen, Fuß abstützen oder festhalten) Daumen, Schnuller lutschen	mit den Armen rudern den Arm/die Hand der Bezugsperson wegdrücken körperliches Erstarren/Einfrieren
System der Schlaf-/Wachzustände Es umfasst klar unterscheidbare Erregungs- und Bewusstseinsniveaus und wird in sechs Bewusstseinszustände unterteilt. Es verändert sich im Verlauf der kindlichen Entwicklung bis hin zum selbstständigen Einschlafen	wach und aufmerksam stabile emotionale Balance mit der Fähigkeit, kleinere oder größere Veränderungen abzufangen	zeitweise wach und aufmerksam, zeitweise müde oder unruhig	häufige Wechsel der Verhaltenszustände dösen aufgerissene Augen, starrer Blick meckern, schreien
System der kognitiven Aufmerksamkeit und der sozialen Aufgeschlossenheit Es beginnt beim Neugeborenen mit kurzen Phasen des Blickkontakts und entwickelt sich zur zunehmenden Interaktionsbereitschaft (Dauer und Häufigkeit von Blickverhalten, Gestik, Mimik und Lautieren verändern sich)	Blickkontakt suchen, aufnehmen, halten Lächeln (mit leicht geöffnetem Mund) aktiv, interessiert	ausdrucksloser Gesichtsausdruck Blick abwenden Blinzeln, kurz die Augen schließen	unzugänglich, nicht ansprechbar erregt, überwach

Tab. 4.1: Psycho-physische Verhaltenssysteme und Feinzeichen der Offenheit und Belastetheit im Säuglings- und Kleinkindalter (in Anlehnung an Ziegenhain et al. 2008, S. 48f.) – Fortsetzung

Diese Subsysteme bauen als Entwicklungsmodell aufeinander auf und beeinflussen sich gegenseitig. Die Entwicklung und Reifung in einem System bewirkt eine gleichzeitige Verbesserung des darüber liegenden

Systems. Sind alle anderen Subsysteme stabilisiert und ist ein System ausgereift, dient dieses dem Kind als Ressource, um ruhig und aufmerksam auf Reize zu reagieren, Neues zu entdecken und zu verarbeiten.

4.4.3 Selbstständigkeitsentwicklung im ersten Lebensjahr

Abhängig vom Entwicklungsstand und den im Wechselspiel mit den Anregungen der Umwelt heranreifenden motorischen und kognitiven Fähigkeiten versuchen Kinder zunehmend, Dinge selbst zu tun. Wenn Kinder mit vier bis fünf Monaten gelernt haben, gezielt zu greifen, langen sie nach allem, was in ihrer Nähe erreichbar ist. Neben der Freude über diese Fähigkeit stellen sich damit auch neue Anforderungen an die Abstimmung zwischen Eltern und Kind: die langen Haare der Mutter und die Brille des Vaters wollen »erfasst« werden. Die Interpretation des kindlichen Verhaltens beeinflusst den Umgang der Eltern. Können sie das Interesse des Kindes am Selbermachen verstehen und einen Rahmen finden, der dem Kind ermöglicht, seine neu entdeckten Fähigkeiten zu erproben und weiterzuentwickeln? Oder fühlen die Eltern sich durch das eigenmotivierte Verhalten des Kindes gestört, erwarten Anpassung und erleben sich in ihrer Autorität nicht ernst genommen, wenn das Kind seinen eigenen Handlungsimpulsen weiter folgt?

Die grundlegende kindliche Regulationsfähigkeit spielt in der frühkindlichen Entwicklung in allen Lern- und Anpassungsprozessen eine zentrale Rolle (Papoušek 2004). Im ersten Trimenon handelt es sich dabei vor allem um physiologische Anpassungsprozesse. Säuglinge lernen grundlegende körperliche Prozesse kennen, u. a. die Steuerung der Nahrungsaufnahme sowie die Regulation und Organisation von Verhaltenszuständen (aufmerksamer Wachzustand und ruhiges Schlafen sowie der Übergang zwischen beidem). Die Kinder erfahren mit koregulatorischer Unterstützung auch, wie sie damit umgehen und sich anpassen können (▶ Kap. 4.7 und 4.8). Etwa ab dem dritten Lebensmonat folgt die Stabilisierung des Schlaf-Wach-Rhythmus. Vor allem ist diese Phase jedoch geprägt von der erwachenden sozialen Ansprechbarkeit. Das Kind nimmt selbstgesteuert Kontakt mit seiner Umwelt auf, vorzugsweise mit vertrauten Personen (soziales Lächeln und Lautieren), und macht in diesem Zusammenhang erste Erfahrungen von Selbstwirksamkeit.

Im zweiten Lebenshalbjahr folgt eine Entwicklungsphase mit für die Umwelt besonders sichtbaren Ergebnissen: Das Kind beginnt, sich selbstgesteuert fortzubewegen. Damit zusammenhängend kommt es in die Lage, Bezugspersonen aktiv aufzusuchen und diese bei Abwesenheit zu vermissen. Der Beginn von Objektpermanenz (Piaget 1975; Oerter und Montada 1995, S. 223) und personenbezogener Bindung in dieser Phase dient als natürlicher Schutz davor, dass sich das Kind zu weit von seiner Bezugsperson entfernt und sich womöglich in Gefahr begibt. Die Kehrseite sind das neu entstehende Misstrauen gegenüber fremden Personen (Fremdeln oder Achtmonatsangst) und Trennungsangst. Die Auseinandersetzung mit dem Spannungsfeld zwischen Exploration und Nähebedürfnis und die Nähe-Distanz-Regulation sind die herausragenden Entwicklungsaufgaben in dieser Zeit.

Die physiologische Abhängigkeit der Kinder begrenzt die Möglichkeiten der Selbstständigkeit im ersten Lebensjahr. Aber es lassen sich Vorläufer dessen erkennen, was in der weiteren Entwicklung im Kleinkindalter großen Raum einnehmen wird. An die Eltern stellt sich damit die Anforderung, kindliche Frustration wegen erlebter Einschränkungen mit auszuhalten und die Entwicklung flexibel zu begleiten, indem sie immer wieder neu feststellen, wo die Fähigkeiten des Kindes noch nicht ausreichen und es auf Unterstützung angewiesen ist und wo bisher genutzte regulative Hilfen der Eltern nicht mehr erforderlich sind (Dornes 2001). Oft verläuft dieser Abstimmungsprozess intuitiv von Elternseite aus: Wenn ein Kind mit etwa neun Monaten das Robben erlernt, gehen viele Eltern dazu über, Spielsachen nicht mehr direkt in die Hand zu geben, sondern in angemessener Entfernung vom Kind auf dem Boden abzulegen. Damit erkennen sie den Entwicklungsfortschritt des Kindes an, motivieren das Kind, die neue Fähigkeit zu nutzen und damit auch zu üben und weiterzuentwickeln. Das Kind erlebt sich unterstützt und hat die Möglichkeit, sich als Handelnder und selbstwirksam zu erleben. Dies sind wichtige Voraussetzungen für die Selbstständigkeitsentwicklung in den kommenden Lebensjahren.

> Chess und Thomas (1984) zufolge entwickeln Kinder sich dann am besten, wenn eine möglichst große Übereinstimmung zwischen den kindlichen Motivations- und Temperamentseigenschaften auf der einen Seite und den Erwartungen, Anforderungen und Unterstützungsangeboten der Umwelt auf der anderen Seite bestehen. Auf Grund der rasant fortschreitenden Entwicklung im ersten Lebensjahr ist eine optimale Passung nie langfristig gegeben, so dass Eltern und Kinder laufend gefordert sind, sich neu einzustellen.

Die gemeinsame Bewältigung dieser Anpassungs- und Abstimmungsprozessen nimmt Einfluss auf den Ablauf der Entwicklungsschritte in verschiedenen Bereichen. Die Abfolge der Entwicklungsschritte ist dabei wichtiger als die Zuordnung zu einem bestimmten Altersbereich (Pauen 2012). Eine solche Sichtweise kann Eltern entlasten, die orientiert an Entwicklungstabellen und Vergleichen mit gleichaltrigen Kindern verunsichert sind und unter Druck geraten. Darüber kann der ressourcenorientierte Blick auf bereits Erreichtes verloren gehen (Entwicklungsmodell nach Michaelis ▶ Kap. 1).

Unterstützung der Selbstständigkeitsentwicklung

Um Eltern den Stand der Selbstständigkeitsentwicklung ihres Kindes aufzuzeigen, bietet sich das direkte Aufgreifen von Beobachtungen an. Frau Fiedler könnte darauf aufmerksam gemacht werden, dass Charlotte es gerade im Körperkontakt mit der Mutter geschafft hat, ohne weitere intensive Hilfen, wie z. B. dem Stillen, in den Schlaf zu finden. Das Aufzeigen dieses selbstständigen Schrittes kann dazu beitragen, dass Frau Fiedler den Blick auf ihre Tochter verändern kann: »Sie ist zwar noch sehr abhängig von mir, aber das kann sie schon alleine schaffen!«. Im Weiteren kann überlegt werden, was das selbstständige Einschlafen begünstigt hat. In diesem Fall zum Beispiel:

- weniger Stimulation des Kindes durch wechselnde Reize und Interaktionsangebote
- Selbstfürsorge der Mutter, die in der Gruppe der Eltern Zuwendung und Verständnis erfährt
- Charlotte bekam Gelegenheit auszuprobieren und zu zeigen, was sie schon kann

Gemeinsam mit Frau Fiedler kann überlegt werden, wie solche Bedingungen zu Hause geschaffen werden können, damit Charlotte in ihrer Selbstständigkeitsentwicklung gefördert wird. Die Mutter sollte wissen, dass Eltern Entwicklungsschritte beim Kind unterstützen und anstoßen können.

4.4.4 Regulation des Schlaf-Wach-Rhythmus

Grundlagen der Schlaf-Wach-Organisation

Die natürliche Schlafentwicklung unterliegt im ersten Lebensjahr besonders raschen und komplexen hirnorganischen Reifungs-, Anpassungs- und Reorganisationsprozessen. Die Schlafregulation in den ersten Lebensmonaten wird beeinflusst von der Reifung des zirkadianen Prozesses und der Schlafhomöostase. Die Entwicklung und das Wechselspiel ihrer Funktionen beeinflussen ursächlich das Schlaf- und Schreiverhalten in den ersten Lebensmonaten und zeigen große individuelle Unterschiede.

Schlafphasen

Der aktive REM-Schlaf (rapid eye movements) oder auch Traumschlaf ist gekennzeichnet durch ein charakteristisches Muster des Elektroenzephalogramms, einer unregelmäßigen Atmung, gelegentlicher motorischer Unruhe und schnellen Bewegungen des Augapfels unter den Augenlidern. Dagegen wird der ruhige Non-REM-Schlaf (Tiefschlaf) in vier Stufen unterteilt, wobei der Schlaf auf der dritten und vierten Stufe am tiefsten ist. Eine große motorische Ruhe, eine regelmäßige Atmung und das Fehlen der raschen Augenbewegungen kennzeichnen den Non-REM-Schlaf. Schlafzyklen entstehen durch regelmäßige Wechsel zwischen den Stadien des REM- und Non-REM-Schlafes in Intervallen von 50–60 Minuten zum Zeitpunkt der Geburt. Neugeborene schlafen leicht ein, wachen aber auch leicht auf, da der Anteil am REM-Schlaf im Säuglingsalter hoch ist (50 % gegenüber 20 % beim Erwachsenen) (Louis et al. 1997; Cierpka 2012, S. 202). Innerhalb des ersten Lebensjahres nehmen die Non-REM-Phasen zu und damit auch die Dauer des ruhigen Tiefschlafstadiums in der ersten Nachthälfte.

Das Zwei-Prozess-Modell der Schlafregulation nach Borbély (1982)

Zirkadianer Prozess

Das Wort zirkadian bedeutet so viel wie »einem Tag entsprechend«. Der zirkadiane Prozess ist einer inneren Uhr gleichzusetzen; es handelt sich dabei um einen regelmäßigen und schlafunabhängigen Rhythmus. Wachheit und Schlaf und viele physiologische Prozesse wie z. B. Körpertemperatur, Atmung, Blutdruck, Herztätigkeit, Harnausscheidung, Aufmerksamkeit und kognitive Leistungsfähigkeit werden dadurch gesteuert (vgl. Jenni 2009, S. 1). Das zirkadiane System ist bereits intrauterin im letzten Trimester der Schwangerschaft funktionstüchtig, die weitere Ausreifung der physiologischen Prozesse der Schlaf-Wach-Regulation kann bis zu sechs Monate dauern. Dieser innere Zeitgeber wird mit regelmäßig wiederkehrenden Umgebungsfaktoren wie dem 24-Stunden-Tag-Nacht-Wechsel synchronisiert. Äußere Zeitgeber sind der Wechsel von Tageslicht und Dunkelheit und der Betreuungsstil der Eltern durch regelmäßige Zeiten der Nahrungsverabreichung, Pflege und sozialen Interaktion. Dadurch verlagert sich allmählich die Hauptschlafzeit des Kindes in die Nacht.

Schlafhomöostase

In diesem schlafabhängigen Prozess häuft sich in der Wachzeit eine sogenannte Schlafschuld an, die im Schlaf wieder abgebaut wird. Mit wachsender Schlafschuld steigt auch der Schlafdruck und damit die Bereitschaft einzuschlafen (vgl. Cierpka 2012, S. 201). Da Neugeborene ihren Schlaf noch nicht homöostatisch regulieren und ihre Wachzeit nicht mit tiefem oder längerem Schlaf kompensieren, hat ein längeres Wachhalten von Säuglingen keine längere Schlafzeit zur Folge. Ab dem 2. Lebensmonat setzt die homöostatische Regulation von Schlaf- und Wachphasen ein. Die weitere Reifung der Schlafhomöostase bewirkt eine Abnahme des kindlichen Tagschlafes und des nächtlichen Aufwachens.

> Die optimale Abstimmung des zirkadianen Prozesses und der Schlafhomöostase ist die Grundlage für stabile und aufmerksame Verhaltenszustände tagsüber und einen ruhigen Schlaf in der Nacht. Die alterstypischen regulatorischen Anpassungs- und Entwicklungsaufgaben werden dadurch erst möglich.

Entwicklung des kindlichen Schlafverhaltens

- *Das Neugeborene* zeigt Schlaf-Wach-Phasen, die sich dem Tag- und Nacht-Rhythmus seiner Umgebung in den ersten Lebensmonaten anpassen. In den ersten Monaten lernt es, von selbst zwischen den einzelnen Phasen einzuschlafen und dadurch die Schlafdauer auf mehrere Stunden zu verlängern.
- *Mit drei Monaten* zeigt sich bereits eine Verbesserung des Ein- und Durchschlafens, da der Säugling fähig ist, sich selbst zu regulieren. Dies zeigt sich an folgenden Merkmalen:
  - Das Baby kann einen ruhig aufmerksamen Wachzustand aufrechterhalten
  - es zeigt eine ausgewogene Anregbarkeit in allen Sinnesbereichen mit visueller Orientierung und gezielter Aufmerksamkeit
  - es kann bei Ermüdung »abschalten«, sich mit Saugen an den Händchen beruhigen und problemlos in den Schlaf finden (vgl. Papoušek 2004, S. 125).

Diese Verhaltens- oder Bewusstseinszustände sind in sechs Stufen der Ansprechbarkeit und der Wachheit des Säuglings definiert (▶ Tab. 4.2). Gut balancierte Kinder grenzen alle sechs Zustände deutlich voneinander ab und können einen Zustand aufrechterhalten. So ist zum Beispiel bereits ein zwei bis drei Wochen altes Baby unter Umständen fähig, 20 bis 30 Minuten wach und aufmerksam zu sein. Durch diese Veränderung der Wach- und Schlafzustände schätzen die Bezugspersonen bei aufmerksamer Beobachtung die Befindlichkeit des Kindes auch bei Schwierigkeiten richtig ein und geben die notwendige, den individuellen Bedürfnissen des Kindes angepasste Unterstützung (vgl. Derksen und Lohmann, S. 50). Werden Müdigkeitssignale des Kindes übersehen, kann es erst nach der Dauer des nächsten Schlafzyklus wieder einschlafen.

- *Ab dem 6. Monat* kommt es zu Reorganisationsprozessen, die im
- *7. bis 9. Monat* kulminieren und vermehrt zu nächtlichem Aufwachen und Schreien führen (vgl. Cierpka 2012, S. 202).
- Gegen Ende des ersten Lebensjahres ist der Schlaf des Kindes dem des Erwachsenen sehr ähnlich.

Zustand	Ansprechbarkeit und Wachheit
• Zustand 1: Tiefschlaf	• Das Kind ist kommunikativ nicht ansprechbar
• Zustand 2: REM-Schlaf	• Unruhiger Schlaf (▶ Kap. 4.7.1)
• Zustand 3: Dösen	• Halb bewusster Übergangszustand zwischen Schlafen und Wachsein
• Zustand 4: Wachheit/Aufmerksamkeit	• Das Kind ist sehr gut ansprechbar für Interaktion und Kommunikation
• Zustand 5: Unruhe/Quengeln	• Signal der momentanen Befindlichkeitsänderung
• Zustand 6: Schreien, ununterbrochenes Quengeln und Weinen	• Das Kind ist kommunikativ nicht ansprechbar, benötigt Hilfe und Unterstützung

Tab. 4.2: Stufen der Ansprechbarkeit und Wachheit eines Säugling (in Anlehnung an Derksen und Lohmann 2013, S. 19)

Schlafbedarf

Nach Largo (2007, S. 214) benötigt ein Kind so viel Schlaf, dass es in den Wachphasen zufrieden und aufmerksam ist. Dazu gehört auch eine Einschätzung der Tagesverfassung des Kindes, wie z. B. Stimmung, Konzentrationsfähigkeit, Tagesmüdigkeit, altersgerechtes Spiel- und Kontaktverhalten. Nächtliches Erwachen im ersten Lebensjahr ist normal, da der Schlaf in der Regel von einer Wachphase zur Nahrungsaufnahme unterbrochen ist. Schlafen Kinder vor dem sechsten Monat durch, kann dies ungünstige Auswirkungen auf das somatische Wachstum des Kindes haben. Die Entwicklung eines Schlafrhythmus, der an den Tag-Nachtrhythmus gekoppelt ist, ist ein Reifungsprozess, der bei den Kindern unterschiedlich schnell verläuft, der aber durch angemessenes elterliches Verhalten unterstützt werden kann.

- *Neugeborene* haben ein Schlafbedürfnis von ca. 16 bis 18 Stunden mit einer Variationsbreite von 10 bis 22 Stunden innerhalb von 24 Stunden. Der Gesamtschlaf ist in einen wiederkehrenden Zyklus von ungefähr drei Stunden Schlaf und eine anschließende einstündige Wachphase unterteilt.
- *Ab etwa der 12. Woche* nehmen die Schlafphasen tagsüber ab und dadurch nimmt die Dauer des Nachtschlafes bei den meisten Kindern zu. Nach schläft ein sechs Monate alter Säugling im Durchschnitt 14,2 Stunden, jedoch sind die individuellen Schwankungen der Schlafzeit in keinem anderen Lebensalter so groß wie zu diesem Zeitpunkt. Während der eine Säugling nur rund 10,5 Stunden schläft, braucht ein anderer sechs Monate alter Säugling bis zu 18 Stunden. Die längste Schlafphase beträgt dabei im Mittel sechs Stunden mit zwei kürzeren Schlafepisoden tagsüber.

- Die meisten Säuglinge sind *gegen Ende des ersten Lebensjahres* in der Lage durchzuschlafen, das heißt dass das Kind zwischen zwei Schlafperioden kurz aufwacht und allein einschläft.
- Im *Kleinkindalter* nimmt das Schlafbedürfnis weiter ab. 96 % aller zweijährigen Kinder zeigen eine Schlafzeit zwischen 10,8 und 15,6 Stunden und der Tagschlaf reduziert sich zwischen dem ersten und zweiten Lebensjahr auf eine einzelne Schlafepisode (Iglowstein et al. 2003; Jenni und Benz 2007 zit. in van der Stouwe 2013).

Anpassungs- und Entwicklungsaufgaben im Kontext des Schlafens

Zusammenfassend können die Anpassungs- und Entwicklungsaufgaben im Kontext des Schlafes folgendermaßen dargestellt werden (Cierpka 2012):

- Im ersten Trimenon:
  Eine positive Interaktion zwischen Eltern und Kind mit Zwiegespräch und Spiel findet in den kurzen Zeiträumen des ruhig-aufmerksamen Wachzustandes statt. Es entwickeln sich physiologische Anpassungsprozesse sowie die Regulation und Gestaltung von Verhaltenszuständen der zyklischen Organisation der Schlaf-Wach-Phasen und deren Übergänge.
- Im zweiten Trimenon:
  Infolge des ersten biopsychosozialen Entwicklungsschubs nehmen die aktiv-aufmerksamen Wachphasen des Säuglings zu. Die Übergänge werden dadurch erleichtert und das Kind findet besser in den Schlaf. Die selbstregulativen Fähigkeiten entwickeln sich weiter, sodass 70 % der gesunden Säuglinge ab dem vierten Lebensmonat bei entsprechender Müdigkeit und befriedigten Grundbedürfnissen selbstgesteuert in den Schlaf finden und bei Erwachen wieder einschlafen können.
- Im drittes Trimenon:
  Die Regulation von Nähe und Distanz und das Gleichgewicht zwischen Explorations- und Sicherheitsbedürfnis, die Bewältigung von Trennungsängsten und Ablösungsprozessen (z. B. durch Abstillen) stehen in direktem Zusammenhang zum nächsten Entwicklungsschub. Erforderliche Anpassungs- und Reorganisationsleistungen scheinen zu kulminieren, das Kind wacht nachts häufig auf und schreit.
- Gegen Ende des ersten Lebensjahres:
  Ein »Übergangsobjekt« (z. B. ein getragenes T-Shirt der Mutter, ein Kuscheltier oder eine Schmusewindel) kann die Nähe der vertrauten, wenn auch gerade abwesenden Bezugsperson vermitteln und das Ein- und Durchschlafen erleichtern.

4.4.5 Erwerb und Regulation eines gesunden Essverhaltens

Trinken und Essen habe für die Entwicklung eines Kindes aus verschiedenen Gründen eine zentrale Bedeutung. Sie sichern das Überleben des Kindes, es lernt sich selbst und die Reaktionen seines Körpers kennen und es macht wichtige soziale Erfahrungen in der Interaktion mit seinen Bezugspersonen. Nicht zuletzt erlebt und erprobt das Kind in Situationen der Nahrungsaufnahme seine zunehmende Autonomie.

Gefüttert werden gehört zu den ersten wesentlichen sozialen Erfahrungen eines Neugeborenen, da dies circa die Hälfte seiner wachen Zeit in Anspruch nimmt. Die Fürsorge der Bezugsperson sichert die Versorgung des Kindes und bietet den emotionalen Rahmen, um die oral-motorische Entwicklung zu fördern. Das Kennenlernen beim Füttern und Gefüttert werden und die Erfahrung, die Bedürfnisse des Kindes deuten und angemessen befriedigen zu können, festigt die Bindung zwischen Bezugsperson und Kind und führt zu dem Gefühl der positiven Gegenseitigkeit. Ziegenhain et al. (2004) weisen darauf hin, dass die Fütter- und Essinteraktion ein Beziehungsgeschehen darstellt, bei dem sich die Beziehung der Eltern untereinander auswirkt auf die Beziehung zum Säugling und seiner Ernährung. Wichtig ist deshalb auch die Einbeziehung und Beteiligung des Vaters in diesen Situationen.

Entwicklung und Nahrungsaufnahme im ersten Lebensjahr

Das Kind erlernt bereits *intrauterin* das Saugen und Schlucken von Fruchtwasser. Bei der Geburt beginnt durch die einsetzende Atmung des Neugeborenen der komplexe physiologische Prozess der selbstständigen Atmung, des Saugens und des Schluckens. Bestimmte Geschmacksvorlieben sind durch Vererbung angelegt, andere werden im Mutterleib durch das Essverhalten in der Schwangerschaft beeinflusst. Je abwechslungsreicher die mütterliche Ernährung, desto aufgeschlossener zeigt sich später das Kind neuen Nahrungsmitteln gegenüber (vgl. Koletzko et al. 2013, S. 6).

Bis zum 6. Lebensmonat ist die Ernährung mit Muttermilch oder Säuglingsmilch (Pre-Nahrung im ersten Lebensjahr) abgestimmt auf die Entwicklung des Babys (▶ Kap. 2.6.1–2.6.3). Muttermilch schmeckt leicht süß und enthält eine geringe Anzahl von den Geschmacksstoffen, die die Mutter zuvor zu sich genommen hat. Dies erhöht – bei entsprechender Ernährung der Mutter – wahrscheinlich die Präferenz des Kindes gegenüber pflanzlichen Lebensmitteln wie Obst und Gemüse.

Ab ca. dem 6. Lebensmonat braucht der Säugling Beikost, um den steigenden Energie- und Nährstoffbedarf sicherzustellen. In dieser Entwicklungsphase sind Kinder am empfänglichsten für das Einführen fester Nahrung. Kindliche Geschmacksvorlieben entstehen durch das wiederholte Angebot eines Lebensmittels. Die spezifisch-sensorische Sättigung dagegen verhindert durch eine zunehmende Abneigung gegenüber einem gleichbleibenden Geschmack eine zu einseitige Ernährung und dadurch verursachten Nährstoffmangel.

Ab dem 10. Lebensmonat (spätestens mit 12 Monaten) kann das Kind am Ernährungsangebot seiner Umgebung teilhaben, da der Stoffwechsel und das Verdauungssystem fast ausgereift sind und die ersten Zähne die Umstellung auf feste Kost erleichtern.

> Die Trink- und Nahrungsmenge, die Kinder zum Gedeihen brauchen, können große individuelle Unterschiede aufweisen. Richtlinien sind Hunger und Sättigung des Kindes und die Beachtung dieser Signale durch die Bezugspersonen. Nach Largo (2007) lässt sich das Gedeihen eines Kindes nicht an der aufgenommenen Nahrungsmenge oder am Appetit festmachen. Folgende Parameter sind ausschlaggebend: Das Kind ist zufrieden und aktiv, es ist gesund, der Stuhl ist normal geformt und die Wachstumskurven von Gewicht und Körpergröße verlaufen etwa parallel zu den Perzentilen und nehmen dabei konstant zu (▶ Kap.3.4.3; vgl. Ebd., S. 463). Zur genauen Ermittlung und Bewertung eines altersentsprechenden Gewichts sind ethnische Einflüsse und körperliche Entwicklungsfaktoren (z. B. Behinderung) zu berücksichtigen. Die normale Gewichtszunahme beträgt im ersten Halbjahr etwa 100–200 Gramm pro Woche und im zweiten Halbjahr etwa 100 Gramm pro Woche. Nach 4 bis 5 Monaten hat der Säugling sein Geburtsgewicht etwa verdoppelt und nach einem Jahr ungefähr verdreifacht. Unter http://www.graefehp.derechner-web/¬ willkommen.html können somatische Perzentilen berechnet werden. Bei Unsicherheiten sollte das Kind immer einem Kinderarzt vorgestellt werden.

Phasen der Essensentwicklung

Nach Chatoor (2012) wird die Entwicklung der Nahrungsaufnahme primär aus der Perspektive der Selbstregulation, der Interaktion und dem kindlichen Streben nach Autonomie beschrieben. Sie unterscheidet folgende Phasen:

- Die Entwicklung der Zustandsregulation
  Nach der Geburt signalisiert das Kind seine Bedürfnisse der Bezugsperson durch Weinen bei Hunger und verlangsamtes Saugen nach erfolgter Sättigung. Die Eltern lernen mit der Zeit, unterschiedliches Weinen als Ausdruck von Hunger, Schmerz, Angst oder Müdigkeit zu unterscheiden. Diese Kommunikation zwischen Eltern und Kind ist die Voraussetzung für eine gelingende Ernährung des Säuglings. Die Regulation der Verhaltenszustände wird zusätzlich dadurch unterstützt, dass der Säugling über den Geschmacksreiz der süßen

(Mutter-)Milch eine körperliche Beruhigung erfährt und vermehrt Hand-Mund-Bewegungen ausgelöst werden. Um erfolgreich gefüttert werden zu können, muss der Säugling während der Nahrungszufuhr einen ruhigen Wachheitszustand entwickeln und aufrechterhalten können.

- Die Entwicklung der dyadischen Reziprozität
  Unter dyadischer Reziprozität wird eine gegenseitige Abstimmung zweier Teilnehmer verstanden. Im Alter von zwei Monaten stimmen sich die Aufmerksamkeit und das Verhalten der Bezugsperson und des Kindes allmählich aufeinander ab, z. B. durch gegenseitiges Lautieren, Blickkontakt und Berührungen der Eltern. Der Säugling trägt aktiv durch Vokalisation, Gesichtsmimik und Körpersprache zu einer wechselseitigen und differenzierten Interaktion bei. Die Regelmäßigkeit und die Vorhersagbarkeit des Verhaltens der Bezugsperson führen zunehmend zu einem gezielt aufeinander abgestimmten Prozess, der von Eltern und Kind als positiv erlebt wird. Die Entwicklung einer autonom gesteuerten inneren Regulation des Fütterns ist ein wichtiger Prozess. Der Säugling wird sich seiner Hunger-und Sättigungssignale zunehmend bewusst und reagiert, indem er sein Interesse daran, essen zu wollen, signalisiert, wenn er hungrig ist bzw. sein Desinteresse, wenn er sich satt fühlt. Im idealen Fall ist der Säugling in der Lage, seiner primären Bezugsperson seinen Hunger deutlich zu signalisieren, die wiederum dieses Signal versteht und beginnt, den Säugling zu füttern. Gleichzeitig signalisiert der Säugling deutlich, wenn er satt ist und akzeptiert keine weitere Nahrung, woraufhin die Bezugsperson das Füttern beendet.

- Der Übergang zum selbstständigen Essen
  Im Alter von 6 Monaten bis 3 Jahren spielen bei den Mahlzeiten häufig Aushandlungen von Autonomie und Abhängigkeit zwischen dem Kind und seinen Bezugspersonen eine wichtige Rolle. Kindliche Merkmale wie z. B. Schläfrigkeit oder leichte Erregbarkeit und das individuelle Temperament sowie elterliche Merkmale und Reaktionen beeinflussen sich wechselseitig in der Interaktion. In Abhängigkeit von der motorischen und kognitiven Entwicklung des Kindes sollen die Eltern das selbstständige Essen möglichst früh unterstützen. Der Säugling lernt Hunger und Sättigung zu unterscheiden und dies von seinen emotionalen Zuständen wie Gefühle von Ärger, Frustration oder Zuneigung zu trennen. Durch die entsprechenden Reaktionen der Eltern auf die kindlichen Signale des Hungers, der Sättigung und das Bedürfnis nach Nähe kann das Kind nach einiger Zeit die inneren Gefühle differenziert wahrnehmen. Essen wird nicht mit Beruhigung gleichgesetzt und auch später nicht zur Angewohnheit bei Gefühlen wie Einsamkeit, Traurigkeit oder Frustration.

4.4.6 Frühkindliche Regulationsstörungen

Auffälligkeiten im kindlichen Verhalten in den ersten drei Lebensjahren treten im Zusammenhang mit alterstypischen Reifungs-, Anpassungs- und Regulationsprozessen relativ häufig auf. Meistens sind sie Teil »normaler Krisen« in der kindlichen Entwicklung (Largo und Benz-Castellano 2004) und lösen sich mit Bewältigung der gestellten Anforderungen an Kind und Eltern von selbst auf. Frühkindliche Regulationsstörungen stellen als extreme Varianten kindlicher Verhaltensauffälligkeiten besondere Anforderungen an die intuitiven Kompetenzen der Bezugspersonen. In diesen Fällen gelingt die gemeinsame Bewältigung der anstehenden Entwicklungsaufgaben häufig nicht und es kommt fast regelmäßig zu Beeinträchtigungen der kindlichen Selbstregulation und der Eltern-Kind-Beziehung (Cierpka et al. 2002). Frühkindliche Regulationsstörungen äußern sich in alters- und entwicklungstypischen kindlichen Symptomen, wie z. B. exzessives Schreien im ersten Trimenon, Ein- und Durchschlafstörungen, Fütterstörungen, persistierende Unruhe und Dysphorie (emotionale Verstimmtheit) mit Spielunlust, exzessives Klammern, soziale Ängstlichkeit und persistierende Trennungsängste, exzessives Trotzen, provokativ-oppositionelles und aggressives Verhalten. Die unterschiedlichen Formen der frühkindlichen Regulationsstörungen treten in Abhängigkeit von den Entwicklungsphasen oft nacheinander, häufig aber auch zeitgleich und manchmal mit einer hohen Persistenz bis ins Kleinkind- oder Vorschulalter auf (Papoušek 2004).

Die Symptomtrias der frühkindlichen Regulationsstörungen

Entsprechend den Leitlinien zur Diagnostik und Therapie von psychischen Störungen im Säuglings- und Kleinkindalter (von Gontard et al. 2015) werden bei Bestehen der Symptomatik über mindestens einen Monat neben den Verhaltensauffälligkeiten des Kindes auch die Qualität der Interaktionen zwischen Eltern und Kind sowie das subjektive Befinden der Eltern miteinbezogen. Je jünger die Kinder sind, umso schwieriger sind die unterschiedlichen Bereiche voneinander abzugrenzen, auch da Regulations- und Interaktionskontexte ineinander übergreifen.

Die Symptomtrias frühkindlicher Regulationsstörungen:

- Störung der kindlichen Verhaltensregulation in einem oder mehreren Bereich(en) der frühkindlichen Anpassungs- und Entwicklungsaufgaben mit einer für das Alter und den Entwicklungsstand des Kindes außerordentlichen Schwierigkeit, seine Befindlichkeit und sein Verhalten zu regulieren und in einen ruhigen, aufmerksamen und affektiv positiven Zustand zu kommen.

- Dysfunktionale Interaktionsmuster oder wiederholt entgleisende Interaktionen zwischen Kind und Eltern in unterschiedlichen Kontexten.
- Assoziierte physische und psychische Belastung von Mutter/Vater/ beiden Elternteilen, häufig in Verbindung mit einem aktuellen oder chronischenÜberforderungssyndrom.

Das Zusammenwirken mehrerer psychosozialer und organischer Risikofaktoren aufseiten des Kindes und/oder der Eltern ist typisch bei der Genese frühkindlicher Regulationsstörungen. Eindeutige Ursachen-Wirkungs-Ketten, die Art und Ausmaß der kindlichen Verhaltensauffälligkeit ausreichend erklären, sind nur selten zu identifizieren. Die Berücksichtigung von Wechselwirkungen sowohl für die Diagnosestellung als auch die Behandlung ist erforderlich. Insofern ist eine »isolierte Psychopathologie des Säuglings- und Kleinkindalters konzeptionell nicht ausreichend begründbar« (von Gontard et al. 2015). Der Störungsbegriff sollte zurückhaltend eingesetzt werden, da die große Dynamik in Entwicklungsprozessen und die typischen alters- und entwicklungsbedingten Krisen häufig zu passageren Auffälligkeiten führen, die sich spontan wieder auflösen.

Die Beeinträchtigung der Beziehung zwischen Eltern und Kind zeigt sich umso ausgeprägter, je länger die Störung andauert, je mehr Regulationsbereiche betroffen sind und je gravierender die psychosozialen Belastungen der Familie und die psychischen Auffälligkeiten der Eltern sind (von Hofacker et al. 1996). Besondere kindliche Bedürfnisse können die intuitiven elterlichen Kompetenzen in der koregulatorischen Abstimmung beeinträchtigen, so dass Regulationshilfen nicht oder in nicht adäquater Weise angeboten werden. Ein sog. »schwieriges Temperament«, ausgeprägte Reizsensitivität, körperliche Beschwerden, Erschöpfung oder besondere Versorgungsbedürfnisse wie z. B. bei einer zu frühen Geburt können die Selbstregulationsfähigkeit des Kindes einschränken bzw. überfordern. Einschränkungen der elterlichen Koregulation können aber auch unabhängig von der Verfassung des Kindes auftreten. Die elterliche Koregulation kann prä-, peri- und postpartal durch physische, psychische und soziale Einflüsse in ihrem Auftreten behindert werden (z. B. elterliche Verlust- oder Gewalterfahrungen, mütterliche Depression, Substanzmissbrauch, sozialeIsolation, Paarkonflikte, vorangegangene Fehlgeburten, problematischer Schwangerschaftsverlauf, pränataler Stress und Ängste). Bereits bestehende elterliche Belastungen können sich durch wiederholtes Erleben von Versagen und Hilflosigkeit im Umgang mit dem Kind erhöhen. Es entstehen dysfunktionale Kommunikationsmuster, die zur Eskalation und Aufrechterhaltung der Regulationsproblematik und auch zur Ausweitung auf andere Entwicklungsbereiche beitragen können.

Eine permanente Überlastung der Eltern, verbunden mit vergeblichen Hilfsbemühungen, erhöht die Wahrscheinlichkeit von Impulsdurchbrüchen und stellt somit ein Risiko für eine emotionale und/oder physische Misshandlung im Säuglingsalter dar. Eine Verfestigung von Interaktionsmustern im Kontakt kann sich langfristig negativ auf die Gesamtentwicklung des Kindes auswirken, weil die damit einhergehende Inflexibilität das adäquate Begleiten kindlicher Entwicklungsschritte behindert.

Beispiele für Regulationsstörungen im ersten Lebensjahr

- Exzessives Schreien im ersten Lebenshalbjahr
  Dieses wird folgendermaßen definiert: anfallartige, unstillbare Schrei- und Unruheepisoden in den ersten sechs Lebensmonaten ohne erkennbaren Grund bei einem ansonsten gesunden Säugling. Beginn meist um die zweite Lebenswoche, Zunahme an Intensität und Häufigkeit bis zur ca. sechsten Lebenswoche, in der Regel bis zum Ende des dritten Lebensmonats weitgehender Rückgang. Gelegentlich Persistenz bis zum sechsten Lebensmonat. Hiervon abzugrenzen ist die später beginnende (in der Regel jenseits des sechsten Lebensmonats) oder über den sechsten Lebensmonat hinaus persistierende Schrei- und Unruheneigung. Diese ist häufig Teilsymptom alters- und entwicklungsphasenspezifischer Störungen der Verhaltensregulation.

  Die Schrei- und Unruheneigung ist zeitlich gebunden an eine Phase physiologischer Reifungs- und Anpassungsprozesse und geht mit einer Beeinträchtigung der Schlaf-Wach-Regulation einher: typisch sind kurze Tagschlafphasen (meist unter 30 Minuten Dauer) mit ausgeprägten Einschlafproblemen und einem infolgedessen verminderten Gesamtschlaf. Ein fehlendes, zuverlässiges Ansprechen auf übliche Beruhigungshilfen wie z. B. Tragen oder Saugangebot führt zu anhaltendem Hilflosigkeitserleben und innerer Verunsicherung der Eltern. Schreiphasen treten gehäuft in den Abendstunden auf, wenn die Kinder durch die Eindrücke des Tages überreizt und in Folge des Schlafmangels übermüdet sind.

  Als klinische Syndrome können eventuell ein geblähtes Abdomen, hochrotes Hautkolorit und eine Hypertonie der Muskulatur (klinisches Syndrom der sog. Drei-Monats-Koliken) festgestellt werden. Eine pädiatrische Untersuchung zum Ausschluss körperlicher Ursachen sollte immer erfolgen. In einer Untersuchung von Freedman et al (2009) fanden sich nur in 5 % der Fälle das Schreien bedingende medizinische Ursachen.

- Schlafstörungen im ersten Lebensjahr
  Schlafstörungen zeichnen sich durch die über den sechsten Lebensmonat hinaus persistierende Unfähigkeit des Säuglings aus, ohne elterliche Hilfe (wieder) einzuschlafen. Neben der subjektiven elterlichen Wahrnehmung der Schlafstörung als Problem gibt es folgende objektive Kriterien für frühkindliche Schlafstörungen:

- Einschlafstörung:
  Einschlafen nur mit Unterstützung der Eltern (z. B. Tragen, im Körperkontakt, an der Brust, mit der Flasche) und Einschlafdauer im Durchschnitt mehr als 30 Minuten
- Durchschlafstörung:
  Durchschnittlich mehr als dreimaliges nächtliches Aufwachen in mindestens vier Nächten der Woche verbunden mit der Unfähigkeit, ohne elterliche Hilfen (s. o.) wieder einzuschlafen. Die nächtlichen Aufwachperioden dauern im Durchschnitt 20 Minuten und länger. Auch Phasenverschiebungen in der zirkadianen Verteilung der Schlaf-Wach-Phasen sind ein Kennzeichen, das heißt Schlafen am Tag und Wachzeiten in der Nacht.

  Die Wachbefindlichkeit des Kindes ist ebenso wie die der Eltern meistens beeinträchtigt. Die Kinder erscheinen ständig müde und unzufrieden, sind leicht irritierbar oder besonders schreckhaft, und zeigen oft ein hohes Saugbedürfnis zur Beruhigung. Schlafen im elterlichen Bett (sog. Co-Sleeping) sollte nicht notwendigerweise als Symptom einer Schlafstörung herangezogen werden, da es großen kulturellen und interindividuellen Schwankungen unterliegt (▶ Kap. 2.10.2).

- Fütterstörung im Säuglings- und Kleinkindalter
  Um den interaktionellen Aspekt im Säuglingsalter hervorzuheben, wird in Übereinstimmung mit der internationalen Literatur der Begriff Fütterstörung gegenüber der Bezeichnung Essstörung bevorzugt. Vorübergehende Fütterprobleme, z. B. in Reaktion auf Veränderungen im Nahrungsangebot oder im Zuge der Autonomieentwicklung, treten als passagere Phänomene im Säuglingsalter recht häufig auf. Werden Fütterinteraktionen von den Eltern über einen Zeitraum länger als ein Monat als problematisch empfunden (subjektiver Aspekt) spricht man von einer Fütterstörung.

  Ab dem dritten Lebensmonat können als Hinweise auf eine Fütterstörung folgende weitere Kriterien herangezogen werden:
  - Durchschnittliche Dauer einzelner Fütterungen 45 Minuten und/oder Intervall zwischen den Mahlzeiten < 2 Stunden
  - Essunlust und Nahrungsverweigerung, die durch organische Ursachen nicht ausreichend erklärbar ist
  - Fehlen eindeutiger Hunger und Sättigungssignale
  - Übermäßig wählerisches Essverhalten
  - Füttern mit Ablenkung, Druck oder Zwang
  - Essverhalten oder Kontext (z. B. im Halbschlaf) grob altersunangemessen, fehlende Akzeptanz altersentsprechender Nahrung
  - Rumination/Erbrechen ohne organische Ursache
  - Kau-, Saug- und Schluckprobleme
  - Orofaciale Überempfindlichkeit angstvolle Abwehr gegenüber Stimulation im Bereich des Mundes, insbesondere gegenüber Nahrungsaufnahme. Widerstand, Nahrung herunterzuschlucken.

Eine Fütterstörung kann, muss aber nicht, mit einer Gedeihstörung einhergehen. Kriterien für das Vorliegen einer Gedeihstörung sind:
- Für Säuglinge mit einem Geburtsgewicht über der dritten Perzentile: Gewichtsabfall unter die dritte Perzentile und/oder Wechsel von mehr als zwei Gewichtsperzentilen durch Gewichtsverlust oder -stillstand über einen Zeitraum von mindestens zwei Monaten (bei Alter 6. Lebensmonat) bzw. mindestens drei Monaten (bei Alter > 6. Lebensmonat)
- Für Säuglinge mit einem Geburtsgewicht unter der dritten Perzentile ist jede fehlende Gewichtszunahme, die einen Monat oder mehr anhält, als Gedeihstörung anzusehen.

Frühkindliche Regulationsstörungen

Aus den Schilderungen des Verhaltens von Charlotte durch Frau Fiedler und den kurzen Beobachtungen im Baby- und Kleinkindertreff ergeben sich Hinweise auf persistierendes exzessives Schreien mit einer assoziierten Beeinträchtigung der Schlaf-Wach-Regulation. Das anhaltende kindliche Schlafdefizit führt zu einer Überreizung und vermehrtem Schreien. Auch das Stillen wird durch die Erschöpfung des Kindes erschwert, Charlotte trinkt unruhig und unter Schreien. Dies verstärkt auch die Anspannung von Frau Fiedler, die sich hinsichtlich der Versorgung des Kindes mit Nahrung als auch in ihrer mütterlich beruhigenden Funktion als versagend erlebt. Charlotte und Frau Fiedler bewegen sich in einem sich wechselseitig negativ verstärkenden Teufelskreis, die Beziehungsentwicklung wird dadurch beeinträchtigt. Entwicklungspsychologische Informationen über das »normale« Schreiverhalten und dessen Funktion können für eine erste Entlastung sorgen. Orientiert an frühen Müdigkeitssignalen des Kindes, die gemeinsam beobachtet werden können, sollten reizarm gestaltete Ruheangebote am Tag gemacht werden, um einer Überreizung des Kindes vorzubeugen (konkrete Gestaltungsmöglichkeiten ▶ Kap. 4.10). Darüber hinaus erscheint die Entkopplung von Stillen und Einschlafen in diesem Fall sinnvoll. Die Brust sollte tatsächlich nur bei kindlichen Hungersignalen angeboten werden. Mit der Mutter kann besprochen werden, ob sie diese Signale schon kennt. Hilfreich kann die Etablierung eines fortlaufenden Rhythmus aus Schläfchen – Stillen mit kurzem Nickerchen – Wachphase – Unterstützung beim Einschlafen sein. Regelmäßige Möglichkeiten der Entlastung für Frau Fiedler sollten ebenso reflektiert werden wie Handlungspläne bei akuter Überlastung und steigender Anspannung. Frau Fiedler könnte beispielsweise ermutigt werden, Charlotte in Schreiphasen in einer sicheren Umgebung wenige Minuten abzulegen, sich selbst zu beruhigen und sich dann dem Kind wieder zuzuwenden. Auch die aktive Einbindung des Vaters, z. B. in den Abendstunden oder am Wochenende, kann ein hilfreicher Veränderungsschritt sein.

4.4.7 Prävention von frühkindlichen Regulationsstörungen und Förderung der Bindungsbeziehung

Maßnahmen zur Förderung eines gesunden Schlafverhaltens

Inwieweit Schwierigkeiten des Schlafens die Eltern-Kind-Beziehung belasten, hängt von den elterlichen Ressourcen, ihrem Erleben und Empfinden ab. Die kindliche Entwicklung wird dabei durch das elterliche Verhalten, die Erfahrungen, die subjektiven und kulturell geprägten Vorstellungen der Eltern beeinflusst. Unsichere Eltern benötigen Unterstützung, Zeit und manchmal Anleitung, um ihr Baby zu verstehen und eine Passung herzustellen. Gesundheits- und Kinderkrankenpflegerinnen können die Eltern zu den nachfolgenden Themen beraten und anleiten und sie bei der Umsetzung schlaffördernder Maßnahmen unterstützen.

Schlaffördernde Maßnahmen während des ersten Trimenons

- Die Schlaf-, Wach- und Ruhezeiten sollten dem tatsächlichen Schlafbedürfnis des Kindes angepasst sein, wobei nach Largo (2009, S. 208) der Schlafbedarf unter gleichaltrigen Kindern sehr verschieden ist. Eltern kennen ihr Kind am besten. (Zum Ermitteln des tatsächlichen Schlafbedarfs kann ein 24-Stunden-Schlafprotokoll beitragen.) Dabei sollten die Signale des Kindes rechtzeitig beachtet sowie prompt und adäquat beantwortet werden. Die Eltern müssen lernen, die Aufnahmebereitschaft, das Ruhebedürfnis, Müdigkeit, Übermüdung oder Überforderung ihres Kindes zu erkennen (▶ Kap. 2.8). Für die Entwicklung und Stabilisierung eines geregelten Schlaf-Wach-Rhythmus ist es wichtig, die bereits vorhandenen selbstregulativen Fähigkeiten des Säuglings zum Einschlafen zu unterstützen. Hier ist das Kind ist auf die koregulatorische Unterstützung der Eltern in den ersten drei bis vier Lebensmonaten angewiesen, »verwöhnen« ist deshalb nicht möglich. Es hilft dem Kind, wenn Regulationshilfen wie Körperkontakt, Stillen, rhythmisches Streicheln und Wiegen intuitiv auf das Baby abgestimmt sind. Ein möglichst sanfter und ruhiger Umgang mit dem Kind vermittelt Nähe, Sicherheit und Geborgenheit. Ständiges Herumtragen und heftiges Schaukeln führen zu einer Überstimulierung und Pseudostabilität des Kindes. Ein regelmäßiger Tagesablauf fördert das Erlernen des Tag- und Nachtrhythmus: Aufwachen, gestillt werden/ Fläschchen bekommen, Nickerchen (evtl. auf dem Arm) machen, Wachzeit mit Zwiegespräch und ruhigem Beobachten, Schlafen gelegt werden mit der Gewöhnung an ein Einschlafritual (z. B. sanfte Babymassage, entspannende Musik, kurzes Lied oder Gute-Nacht-Geschichte). Es ist empfehlenswert, dass Babys zur Förderung einer sicheren Bindung nicht alleine in einem eigenen Zimmer schlafen. Für eine bindungsorientierte Eingewöhnung in der Zeit des Einschlafens bringt die Mutter oder der Vater das Baby mit einem Ritual ins Bett. Das Ritual vermittelt dem Kind vorhersagbar, welche Handlung im Tagesablauf ansteht. Danach verabschiedet sich die Bezugsperson und verlässt das Zimmer. Kommt es zu kindlichen Signalen von Stress, sollten die Mutter oder der Vater wieder ins Zimmer gehen und das Baby erneut aufsuchen, beruhigen, evtl. sogar mit Körperkontakt. Nach der Abfolge des bekannten, vielleicht verkürzten Rituals trennt sich der Erwachsene wieder. Dieses Ritual des Gehens und zuverlässigen Wiederkommens bei Stress ist für ein Baby sehr beruhigend und gibt Sicherheit. Brisch (2013, S. 100ff.) konnte in einer Studie nachweisen, dass auf lange Sicht die Kinder durch ein solches Ritual schneller einschlafen und einen besseren Schlaf haben. Dadurch wird es dem Kind ermöglicht, trotz der Trennung zum Einschlafen eine sichere Bindungserfahrung mit der Bindungsperson zu verinnerlichen.

- Das Kind in seinem eigenen Bettchen schlafen legen. Ein Beistellbett am Elternbett hat den Vorteil, dass die Mutter nachts das Kind in direkter Nähe hat, um es nach Bedarf beruhigen oder stillen bzw. ihm das Fläschchen geben zu können. Die Wach- und Tiefschlafphasen der Mutter und des Kindes stimmen sich so aufeinander ab und führen zu einem erholsameren Schlaf.
- Das Ablegen des Babys nach Kinästhetik Infant Handling erfolgt durch gleichzeitigen Fuß- und Gesäßkontakt mit der Unterlage, danach durch ein Abrollen über die Seite in die Rückenlage (▶ Kap. 2.4.1). Ein vermehrter Körperkontakt (z. B. durch das Tragen im Tragetuch) wirkt durch die körperliche Nähe und die Begrenzung des Kindes beruhigend. Falls die Eltern dies möchten, kann auch gepuckt werden. Hierbei gibt es verschiedene Methoden. Benötigt wird nur ein großes Moltontuch (80x80cm).

> Methode 1: Das Kind erhält durch das Pucken Halt um die Hüften und die Möglichkeit, seine Füßchen aneinander zulegen und sich dadurch selbst zu stabilisieren. Das Moltontuch wird hierfür an einer Kante ca. 10cm nach außen umgeschlagen und das Baby so auf das Tuch gelegt, dass sich dessen umgeschlagene Kante auf der Höhe seiner Taille des Kindes befindet (▶ Abb. 4.1). Eine Seite des Molton wird um den Körper des Kindes geschlagen und auf der andere Seite unter dem Kind festgesteckt. Anschließend wird der untere Teil des Tuches so nach oben gelegt, dass die Umschlagkante die Füßchen des Kindes berührt. Zuletzt wird die andere Seite fest um das Kind geschlagen und festgesteckt.
>
> Methode 2: Das Kind erhält durch diese Form des Puckens die Möglichkeit, sowohl seine Fußsohlen aneinander zu legen als auch Halt für seine Arme zu finden. Außerdem erleichtert ihm die Methode, seine Hände zum Mund zu führen und daran zu nuckeln. Sie hilft dem Baby beim Einschlafen. In diesem Fall wird das Molton so auf die Unterlage (Wickeltisch) gelegt, dass eine Ecke auf die

betreuende Person zeigt. Die obere Ecke wird 5cm eingeschlagen und das Kind so auf das Tuch gelegt, dass sein Kopf auf den umgeschlagenen Teil zum Liegen kommt (▶ Abb. 4.2). Wie bei der ersten Methode werden die Seiten des Tuches um das Kind geschlagen, wobei darauf zu achten ist, dass das Kind seine Arme beugt und die Händchen auf Gesichtshöhe sind. Nun wird die untere Ecke nach oben geschlagen und in einer Falte des Tuches festgesteckt.

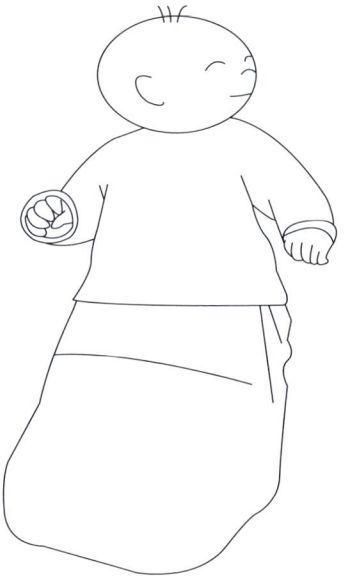

Abb. 4.1:
Pucken eines Babys
(Methode 1)

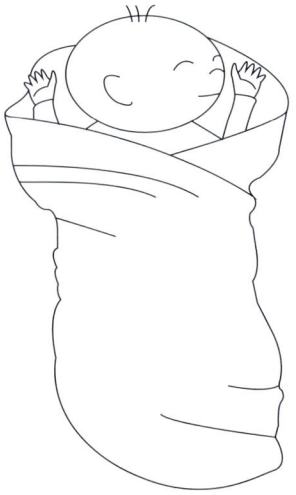

Abb. 4.2:
Puckes eines Baby
(Methode 2)

- Das Zimmer sollte nachts verdunkelt werden, bei reizoffenen Kindern kann ein leichtes Verdunkeln des Raumes tagsüber das Einschlafen unterstützen. Vor dem Schlafenlegen und während nächtlicher Wachphasen weitere Reize reduzieren, bzw. abschirmen und Stimulation vermeiden (Licht oder Spielen).

Schlaffördernde Maßnahmen im zweiten Trimenon

Die elterlichen Unterstützungshilfen müssen nun den erweiterten kindlichen Kompetenzen angepasst werden. Das Kind kann an selbst regulierbare Einschlafhilfen (Schnuller, Schmusetuch, Kuscheltier, getragenes T-Shirt der Mutter) gewöhnt werden. Diese sollten verlässlich beibehalten, nicht ausgetauscht und – soweit möglich – nicht gewaschen werden. In der Einschlafsituation und nachts sollte nicht sofort beim ersten Geräusch oder Weinen des Kindes reagiert werden, stattdessen dem Kind kurz Zeit lassen, sich selbst zu beruhigen. Tagsüber benötigt das Kind regelmäßige Schlaf- bzw. Ruhepausen, damit es nicht übermüdet einschläft, da sonst der Zustand der Tiefschlafphasen schlechter erreicht wird. Das Baby am besten nach einem regelmäßigen Einschlafritual auf dem Arm oder Schoß noch wach in das eigene Bettchen legen. Eine ruhige Atmosphäre mit viel körperlicher und emotionaler Nähe und ungeteilter Aufmerksamkeit helfen zur Ruhe zu kommen. Das Ritual muss dem Entwicklungsstand des Kindes anpasst werden; im Übergang zur Ruhe sollten keine »wilden« Spiele durchführt werden. Ab sechs Monaten ist nächtliches Stillen oder Flasche geben nicht mehr notwendig, wenn das Kind tagsüber genug bekommen hat. Dabei hilft es, die Intervalle des Stillens bzw. Flasche geben zu verlängern oder eine Mahlzeit ausfallen zu lassen. Es kann hilfreich sein, wenn der Vater oder eine weitere Bezugsperson das Kind nachts beruhigt. Flaschenkinder können Wasser oder ungesüßten Tee angeboten bekommen. Erfahrungsgemäß gewöhnen sich die Kinder in diesem Zeitraum eher an das nächtliche Durchschlafen als mit einem Jahr. Nach besonderen Ereignissen (Krankheiten, Urlaub) sollen die bisherigen Gewohnheiten möglichst schnell wieder aufgenommen werden.

Maßnahmen zur Förderung eines gesunden Essverhaltens

Beachtung von Hunger und Sättigung

Die Eltern tragen von Anfang an zu einer gelingenden Entwicklung des Essverhaltens bei. Grundlagen sind hier ein verlässliches einfühlsames Eingehen auf die Hunger- und Sättigungssignale ihres Kindes und eine altersentsprechende regulatorische Unterstützung. Bei Neugeborenen und Säuglingen wirkt erfolgreiches Stillen, das auf kindliche Signale und Feinzeichen des Kindes ausgerichtet ist, vorbeugend gegen Fütterprobleme und auch exzessives Schreien. Eine umfassende, qualifizierte Stillberatung, z. B. durch Still- und Laktationsberaterinnen sollte deshalb bereits bei Anfangsschwierigkeiten angeboten werden.

Die Regel lautet: Das Kind bestimmt selbst die Menge, die es essen möchte. Damit es sich nicht überfordert fühlt, werden nur kleine Portionen auf dem Löffel und dem Teller angeboten, zuerst etwas feste Nahrung und dann das Getränk. Das ältere Kind nimmt sich die gewünschte Portion selbst. Es ist jederzeit möglich, nachzuverlangen oder sich nachzunehmen. Der Appetit hängt von der Tagesform, dem Temperament und dem Bewegungsdrang eines Kindes ab. Die Eltern unterstützen ihr Kind in seiner Selbstregulation, wenn sie mit Verständnis und Gelassenheit reagieren, falls die Essensportion nicht oder nur teilweise wegen fehlendem Hunger oder bereits erfolgter Sättigung gegessen wird. Sie sollten nur einmal nachfragen, ob das Kind nichts mehr möchte und die Mahlzeit freundlich und eindeutig beenden, sobald Sättigungssignale wie Kopfwegdrehen, Essen mit der Zunge herausschieben, sich zurücklehnen oder den Löffel mit der Hand wegdrücken, gezeigt werden. Es sollten keine Ersatzspeisen angeboten werden.

Drei feste Mahlzeiten (morgens, mittags, abends) und dazwischen zwei geplante Zwischenmahlzeiten sorgen für das Entstehen eines natürlichen Hungergefühls, wenn dabei Nahrungspausen von mindestens zwei bis drei Stunden eingehalten werden. Für Kinder ab zwei Jahren werden mindestens vier Mahlzeiten täglich empfohlen, dadurch entsteht laut Studien ein niedrigeres Risiko für Übergewicht. Wasser ist das ideale Getränk, auch für zwischendurch; Milch und Fruchtsaft hingegen dämpfen durch den hohen Kaloriengehalt den Appetit.

Die Fähigkeit zur Selbstregulation kann beeinträchtigt werden, wenn dysfunktionale Regulationshilfen wie Druck, Zwang oder Ablenkung angewandt werden. Essen ist keine Leistung, daher soll nicht übertrieben gelobt werden, was oder wieviel ein Kind isst. Die Aufmerksamkeit der Bezugsperson ist nur auf das eigene Essen gerichtet. Außerdem wird Essen nicht als Bestrafung oder Belohnung angesehen. Das Essen wird nach fünf bis zehn Minuten weggeräumt, falls das Kind ohne zu essen spielt oder die Mahlzeit sofort beendet, wenn das Kind in Wut das Essen auf den Boden wirft.

Einführung von Beikost

Die rechtzeitige Einführung einer altersgemäßen Kost fördert die Entwicklung von Mundmotorik, Artikulation und Sprache. Um den Übergang zur Beikost zu erleichtern, soll ein Säugling das erste Mal gefüttert werden, wenn er nicht hungrig oder müde ist (▶ Kap. 2.6.3). Anfangs genügt eine kleine Menge, die mit einem sauberen Finger oder einem schmalen, abgerundeten Plastiklöffel angeboten wird. Das Baby ist erst bereit für Löffelkost und feste Nahrung, wenn es

- Interesse zeigt, was andere Personen essen
- beim Zuschauen den Mund bewegt oder den Mund öffnet, wenn es den Löffel sieht
- seinen Kopf aufrecht und stabil halten kann, während es im Sitzen gestützt wird
- bereit ist, zu kauen
- selbstständig Nahrungsmittel aufnehmen und in den Mund stecken kann
- bei Berührung mit dem Löffel oder dem Brei nicht mehr die Zunge herausdrückt

Das Baby soll genug Zeit haben, das neue Nahrungsmittel mit Lippen, Zunge, Gaumen und Fingern zu erkunden. Das Saugen am Daumen oder dem Schnuller erleichtert das Schlucken der Speise. Zwischendurch das Kind aufstoßen und trinken lassen. Um ein Verschlucken zu vermeiden, ist eine gerade Sitzposition wichtig. Das Baby wird auf dem Schoß im Arm gehalten, so dass Kopf und Hals aufrecht sind und ein Blickkontakt besteht oder in den Hochstuhl gesetzt, wenn es schon frei sitzt. Falls die Nahrung ausgespuckt wird oder der Säugling sich schüttelt, mit viel Geduld immer wieder probieren oder einige Zeit aussetzen. Ab dem dritten Brei benötigt das Kind 200ml Flüssigkeit zusätzlich (Wasser oder ungesüßter Tee) pro Mahlzeit, die aus dem Becher, Glas oder offener Tasse getrunken werden soll. Dies ist besser für die Entwicklung von Zähnen und Kiefer, denen ständiges Nuckeln an der Flasche schadet. Zum Üben wird dabei das Trinkgefäß fast bis zum Rand gefüllt, damit die Oberlippe des Babys gleich befeuchtet wird. Der Mund öffnet sich dadurch mit einer Reflexbewegung und der Unterkiefer geht nach unten.

Unterstützung beim aktiven, selbstständigen Essen

Das Kind soll, sobald es möchte, selbständig essen und aus einem Becher oder einer Tasse trinken. Die Eltern sollten Anerkennung äußern, sobald das Kind Interesse oder Lust am Essen zeigt und den Löffelt nimmt. Sie unterstützen nur soweit nötig und geben Zuspruch und Lob. Eingreifende Interventionen sollen nicht erfolgen, der Mund des Kindes wird nur einmal nach dem Essen abgewischt.

Das Kind braucht Zeit, um sich an einen neuen Geschmack zu gewöhnen und durch wiederholtes geduldiges Anbieten und eventuelles Kombinieren mit bereits bekannten Speisen lässt sich die Lebensmittelvielfalt allmählich erweitern. Kindgerechte altersentsprechende Mahlzeiten fördern den Appetit. Eine phantasievolle Gestaltung und Namensgebung wecken das Interesse (z. B. Piratenbrot, 3-Farben-Suppe, Superman-Teller) und den Genuss am Essen.

Tagesstrukturierung und Essen

Die Aufstellung und Einhaltung klarer Regeln, gemeinsame Rituale und regelmäßige Mahlzeiten strukturieren den Tagesablauf. Das Kind erfährt, dass sich Zeiten der Bewegung mit den Zeiten des Essens abwechseln und das Hungergefühl nicht sofort gestillt werden muss. Rituale als immer wiederkehrende Abläufe erleichtern durch ihre Selbstverständlichkeit die Bewältigung von Alltagssituationen. Das Essen findet am besten in Gemeinschaft, mindestens einmal am Tag mit der Familie zusammen mit genügend Zeit in einer ruhigen Umgebung statt. Eine Wohlfühlatmosphäre vermittelt einen positiven Bezug zum Essen und fördert die soziale Kommunikation. Nach höchstens 30 Minuten sollte die Hauptmahlzeit beendet sein, da für Kleinkinder eine längere Zeit der Inaktivität nicht förderlich ist.

Begleitung und Beratung von Familien mit Säuglingen und Kleinkindern

Beraterische und auch psychotherapeutische Ansätze, die sich an Familien mit Säuglingen und Kleinkindern richten, zielen auf eine Entwicklungsförderung des Kindes, eine Unterstützung und Entlastung der Eltern sowie vor allem auf die Verbesserung der Eltern-Kind-Beziehung. Die GAIMH (German Association for Infant Mental Health, deutsch: Gesellschaft für Seelische Gesundheit in der Frühen Kindheit, gaimh.de) schlägt ein gestuftes Versorgungskonzept vor: Begleitung, Beratung und Behandlung. Beratung wird als ein Prozess der gemeinsamen Erarbeitung von entwicklungs- und beziehungsförderlichen Lösungen bei Belastungen, Problemen und Krisen von Familien mit Kindern von null bis drei Jahren und deren außerfamiliären Betreuungssystemen definiert. Eltern und Betreuungspersonen sollen zur Nutzung vorhandener Ressourcen in einem zeitlich überschaubaren Rahmen befähigt werden, um die nächsten Entwicklungsschritte des Kindes zu unterstützen. Die Beratenden müssen entwicklungspsychologisches Wissen mitbringen, das sie befähigt, die Entwicklung des Kindes und eventuelle Störungen einzuschätzen und in förderlicher Weise zu begleiten. Der individuelle Blick auf Kinder, Eltern und ihre gemeinsame Lebenssituation, auf ihre Ressourcen und besonderen Belastungen, bildet die Basis einer auftrags-, lösungs- und ressourcenorientierten gemeinsamen Arbeit. Beratung macht ein Beziehungsangebot und hat die Eltern-Kind-Beziehung im Fokus, ohne dies zum vordergründigen Gegenstand zu machen. Ein wichtiges diagnostisches Werkzeug und gleichzeitig eine wirksame Intervention kann die Arbeit mit Beobachtungen des Kindes und der Eltern-Kind-Interaktion, entweder per Video oder im direkten Kontakt mit Eltern und Kindern, sein. Die Weitergabe von Informationen, z. B. zur Hygiene, Ernährung oder zur Stabilisierung des Schlaf-Wach-Rhythmus, hilft Eltern, sich sicherer zu fühlen, und trägt auch zum gesunden Aufwachsen des Kindes bei. Aufklärung und Information sollten sich inhaltlich stets an Entwicklung und Verhalten des Kindes, Mutter/Vater-Kind-Interaktionen sowie der Partnerschaftsbeziehung orientieren. Durch den Bezug auf reifungs- und entwicklungsförderndes Verhalten bleibt eine kindzentrierte Perspektive erhalten, so dass Eltern sowohl die Weitergabe von Wissen als auch konkrete Ratschläge nicht als Kränkung oder Beschämung erleben müssen.

Ein geschulter Blick für die Ressourcen der Familie, wie z. B. eine gute Regulation des Kindes in bestimmten Bereichen, eine feinfühlige Wahrnehmung des Kindes, elterliche Reflexionsbereitschaft, gut miteinander abgestimmte Partner oder Unterstützung aus dem sozialen Netz eröffnet die Möglichkeit, diese zu nutzen und die Eltern in ihrem Selbstwirksamkeitserleben zu stärken.

Information der Eltern

Hinweise, wie Charlotte bei frühen Müdigkeitsanzeichen in den Schlaf begleitet werden kann, z. B. durch Reizabschirmung, tragen nicht nur zur Prävention einer zunehmenden Überreizung mit vermehrtem Schreien in den Abendstunden bei. Die veränderte Reaktion auf die kindliche Erschöpfung und das damit besser befriedigte Bedürfnis trägt zusätzlich auch zur Bindungssicherheit (▶ Kap. 4.4) bei. Zudem kann Frau Fiedler sich selbstwirksam erleben und in ihrem Erleben als Mutter gestärkt werden.

Führen Information und Aufklärung nicht zu ausreichenden Veränderungen, sollten die Maßnahmen weiterführender und direkter an der Eltern-Kind-Beziehung ansetzen.

Voraussetzungen für eine erfolgreiche Beratung sind nach Thiel-Bonney (2012):

- ausreichende Ressourcen der Bezugspersonen,
- Zugang der Bezugspersonen zu ihren intuitiven Kompetenzen,
- eine kindliche Regulationsstörung, die maximal drei Monate besteht und nicht kontextübergreifend ist, und
- keine oder eine nicht relevante Beeinträchtigung der Beziehung zwischen Eltern und Kind.

Elterliche Ressourcen

Frau Fiedler hat durch den Besuch des Baby- und Kleinkindertreffs und ihre Mitteilungen in der Gruppe gezeigt, dass sie Hilfe und Unterstützung sucht und bereit ist, sich in einem sicheren Rahmen anzulehnen. Das Herstellen einer tragfähigen Beziehung zu den Eltern, in

4.4 Fachwissen zur kompetenten Bewältigung der Situation

> der diese sich öffnen können und selbst eine Art von »Beelterung« erfahren, ist besonders in krisenhaften Zeiten wichtig. Manchen Eltern fällt dies in Einzelkontakten leichter, manche Eltern nutzen die Erfahrung in der Gruppe (»Nicht nur mir geht es so«), um ihre Belastungen und Unsicherheiten mitteilen zu können.

Wissen um Entwicklungsauffälligkeiten, Störungen bei Kind oder Eltern sowie die Einschätzung von Kindeswohlgefährdung und Erziehungsfähigkeit sind erforderlich, um die Indikation für das weitere Vorgehen zu treffen. Eine Säuglings-/Kleinkind-Eltern-Psychotherapie ist beispielsweise dann indiziert, wenn Beratung zu keiner wesentlichen Symptomverbesserung führte, die kindliche Störung bereits länger als drei Monate andauert, mehrere Interaktions- und Regulationsbereiche betroffen sind, sich maladaptive Interaktionsmuster entwickelt haben, Vernachlässigungs- oder Misshandlungsgefahr besteht, intuitive elterliche Kompetenzen schwerwiegend beeinträchtigt sind oder die elterliche Wahrnehmung des Kindes verzerrt ist (Papoušek et al 2006). Die Beraterin muss die Grenzen ihrer fachlichen Kompetenz kennen und braucht eine sichere Kenntnis der weiteren Angebote vor Ort, um eine Überweisung an andere Hilfesysteme in die Wege leiten zu können. Dies kann u. a. erforderlich werden, wenn es Hinweise auf eine peripartale psychische Störung der Mutter gibt.

4.4.8 Postpartale Depression

Die Symptomatik postpartaler psychischer Störungen entspricht dem Krankheitsbild in anderen Lebensphasen. Alle psychiatrischen Krankheitsbilder können postpartal auftreten, am bekanntesten ist die Wochenbettdepression. Depressive Störungen im Wochenbett haben im deutschen Sprachraum eine Prävalenz von ca. 6 % (Reck et al. 2008). Damit besteht ein ernst zu nehmendes Risiko für die Gesundheit der Frau, die Entwicklung einer intakten Eltern-Kind-Beziehung sowie die kognitive und emotionale Entwicklung des Kindes. Laut Austin et al. (2010) besteht bei fast 40 % der depressiven Frauen eine komorbide Angststörung, die nur in den seltensten Fällen erstmals in der Peripartalzeit (Zeit der Schwangerschaft und die Phase nach der Geburt) auftreten.

> Zeigt sich eine depressive Symptomatik in einem Zeitraum von vier Wochen nach Entbindung, kann die Diagnose »postpartale Depression« gestellt werden. Das Erkrankungsrisiko ist in den ersten drei Monaten nach Geburt am höchsten. Anhaltende Traurigkeit, innere Leere, Gefühllosigkeit, innere Unruhe, Erschöpfung und Schlafstörungen sind Kennzeichen. Typischerweise äußern depressive Mütter Ängste um die kindliche Entwicklung, erleben Schuld gegenüber dem

> Kind und Unzulänglichkeitsgefühle. Fehlende Zuneigung oder ein fehlender Zugang zum Kind führen zu Scham-gefühlen. Entwickeln Frauen in dieser Verfassung suizidale Gedanken ist eine stationäre Aufnahme von Mutter und Kind zu deren Schutz unerlässlich.

In Abgrenzung zur postpartalen Depression tritt der sogenannte Baby Blues als vorübergehende, milde depressive Symptomatik mit einer Prävalenz von ca. 50 % meistens in der ersten Woche nach Geburt auf. Im Vordergrund der Symptomatik stehen Erschöpfung, Traurigkeit, Stimmungslabilität, Ängstlichkeit und leichte Irritierbarkeit (Reck 2012).

Die psychische Erkrankung von Mutter oder Vater wirkt sich fast immer auf die Eltern-Kind-Beziehung aus. Um eine Einschätzung der Beeinträchtigung vornehmen zu können, hat sich der Blick auf die folgenden vier Bereiche bewährt (Trautmann-Villalba und Hornstein, 2013):

- Das beobachtbare Verhalten zwischen Mutter/Vater und Kind
- Die subjektive Wahrnehmung der emotionalen Beziehung der Mutter/des Vaters zum Kind
- Das Erleben von Selbstwirksamkeit in der Mutter-/Vaterrolle
- Die Fähigkeit zur Sicherung der kindlichen Bedürfnisse

Nach Reck (2008) ist das Interaktionsverhalten depressiver Mütter gekennzeichnet durch mangelnde Sensitivität und Responsivität, Passivität oder Intrusivität (z. B. plötzliches Eingreifen in die Beschäftigung des Kindes) sowie weniger positiven und mehr negativen Affekten bei insgesamt reduziertem mimischem Ausdrucksverhalten. Die Kinder zeigen in der Interaktion mit ihren depressiven Müttern mehr Rückzugs- und Vermeidungstendenzen, wenig positiven Affektausdruck und Vermeidung von Blickkontakt (Tronick und Reck 2009).

Die Behandlungsmöglichkeiten richten sich nach dem Schweregrad der Erkrankung. Bei leichten depressiven Störungen kann durch Entlastung im Alltag, vermehrten Erholungs- und Schlafphasen und Psychotherapie bereits eine Stabilisierung erreicht werden. Bei mittelgradigen bis schweren Depressionen ist in der Regel eine Kombination aus psychopharmakologischer und psychotherapeutischer Behandlung indiziert.

Mit Blick auf die kindliche Entwicklung und die Entwicklung der frühen Bindungsbeziehung wird die Dringlichkeit therapeutischer Maßnahmen nachvollziehbar. Häufig ziehen die betroffenen Frauen sich jedoch aus Scham- und Schuldgefühlen zurück und sind für Unterstützungsmaßnahmen wenig zugänglich. Die Tatsache, dass depressive Mütter Kinderärzte häufiger mit unbegründeten Sorgen um das Gedeihen des Kindes aufsuchen (Mandl et al. 1999), schafft gleichzeitig eine Möglichkeit, mit ihnen in Kontakt zu kommen und primärpräventiv in Bezug auf das Kind zu arbeiten. Das Wissen um die Symptomatik und Achtsamkeit für das elterliche Befinden kann zu einem frühzeitigen Erkennen beitragen.

Neben Gesundheits- und Kinderkrankenpflegerinnen, Kinderärztinnen und Hebammen als Mediatoren an der Schnittstelle zwischen erkrankten Eltern und zumeist ambulanten Hilfestellen sind auch Initiativen wie der Verein Schatten & Licht e. V. (schatten-und-licht.de) hervorzuheben, da sie neben ihrer Lotsenfunktion auch wichtige Schritte zur Entstigmatisierung der postpartalen Depression gemacht haben.

4.4.9 Hilfs- und Unterstützungsangebote

Die familienzentrierte Prävention geht davon aus, dass Veränderungen, die bei den Eltern ansetzen, auch zu Veränderungen bei den Kindern führen. Neben Angeboten von Elternkursen und -trainings (z. B. Brisch 2010; Gregor und Cierpka 2004; Franz 2008) widmen sich auch Handbücher dem Thema (z. B. Hänggi et al. 2011). Die in den letzten Jahren gewachsene Aufmerksamkeit für die Bedeutung der ersten Lebensjahre sowie die wachsende Zahl an Meldungen von Kindeswohlgefährdungen hat vielerorts zu einer Vernetzung von Angeboten des Gesundheitswesens und der Kinder- und Jugendhilfe unter dem Namen »Frühe Hilfen« geführt. Diese umfassen lokale Unterstützungssysteme und Hilfsangebote für Eltern mit Kindern zwischen 0 und 3 Jahren. Da mittel bis stark belastete Familien aus verschiedenen Gründen nur selten Elternkurse aufsuchen (Stasch und Cierpka 2006), werden hier vor allem aufsuchende Angebote durch Familiengesundheits- und Kinderkrankenpflegerinnen und Familienhebammen vorgehalten. Sogenannte Kinderhäuser, Familien- oder Mehrgenerationenhäuser geben Eltern die Möglichkeit, bei Bedarf auf Ansprechpartner zuzugehen oder den Austausch mit anderen Eltern zu suchen (▶ Kap. 3.4.1). Neben primär- oder universell präventiven Angeboten zur Gesundheits- und Entwicklungsförderung, die allen (werdenden) Eltern offenstehen (z B. Babypflegekurse), richten sich sekundär präventive Angebote an Familien in speziellen Problemlagen. Letztere umfassen u. a. die Sicherung der für das Überleben wichtigen Bereiche (Wohnung, Ernährung, Hygiene, Finanzen), da diese maßgeblich zu dem Gefühl physischer und sozio-emotionaler Sicherheit bei Eltern und Kind beitragen. Die Dokumentation der Vorsorgeuntersuchungen (U-Untersuchungen) durch Kinder- und Jugendärzte dienen neben der frühzeitigen Erkennung von Erkrankungen auch dazu, Verwahrlosung, Vernachlässigung und Misshandlungen zu erkennen und mittel- und langfristigen negativen Folgen für die kindliche Gesamtentwicklung vorzubeugen. Neben den Pädiatern sind Krippen- und Kindergartenerzieherinnen sowie Tagesmütter bedeutsame Kontaktpersonen für Familien, die an helfende Stellen weitervermitteln können. Ambulanzen für Eltern mit Säuglingen und Kleinkindern halten besonders bei frühkindlichen Regulationsstörungen beratende und psychotherapeutische Angebote vor (eine Übersicht dazu gibt es unter gaimh.de).

Literatur

Ainsworth MDS (1977). Feinfühligkeit versus Unempfindlichkeit gegenüber Signalen des Babys. In: Grossmann KE (Hrsg.). Entwicklung der Lernfähigkeit in der sozialen Umwelt. München: Kindler, S. 98–107

Ainsworth MDS, Blehar MC, Waters E, Wall S (1978). Patterns of attachment: a psychological study of the strange situation. Hillsdale (NJ): Erlbaum

Als H (1984). Manual for naturalistic observation of the newborn (pre-term and full-term) Boston: Children's Hospital

Austin M, Hadzi-Pavlovic S, Priest S (2010). Depressive and anxiety disorders in the postpartum period: how prevalent are they and can we improve their detection? Archives of Women's Mental Health, 13. Jg, S. 395–401

Benz M, Erb L, Thiel-Bonney C, Cierpka M (2011). Deskriptive Daten aus den Elternfragebogen der Interdisziplinären Sprechstunde für Eltern, Säuglinge und Kleinkinder. Institut für Psychosomatische Kooperationsforschung und Familientherapie (unveröffentlichtes Manuskript)

Brazelton TB (1984). Neonatal Behavioral Assessment Scale, 2. Auflage. London: Spastics International Medical Publications

Bretherton I (1990). Communication patterns, internal working models, and the intergenerational transmission of attachment relationships. In: Infant Mental Health Journal, 11. Jg., S. 237–252

Bolten M (2010). Regulationsstörung der frühen Kindheit: Diagnostische Grundlagen, Behandlungskonzepte und -methoden. http://www.dgvt-fortbildung.de/interaktive-fortbildung/archiv-der-fachartikel/archiv/m-bolten-2010-regulationsstoerungen-der-fruehen-kindheit (Zugriff 05.08.2016)

Bolten M, Möhler E, von Gontard A (2013). Psychische Störungen im Säuglings- und Kleinkindalter. Göttingen: Hogrefe

Borbely A A (1982). A two process model of sleep regulation. Human Neurobiology, 1. Jg., Heft 3, S. 195-204

Bowlby J (1959). Über das Wesen der Mutter-Kind-Bindung. In: Psyche, 13 Jg., S. 415–456

Bowlby J (1973). Trennung: Psychische Schäden als Folge der Trennung von Mutter und Kind. München: Kindler

Brisch KH (1999). Bindungsstörungen. Von der Theorie zur Therapie. Stuttgart: Klett-Cotta

Brisch KH (2010). SAFE. Sichere Ausbildung für Eltern. 5. Auflage. Stuttgart: Klett-Cotta

Chatoor I (2012). Fütterstörungen bei Säuglingen und Kleinkindern. Stuttgart: Klett-Cotta

Chess S, Thomas A (1984). Originis and evolution of behavior disorders. New York: Bruner

Cierpka M, Lotz S, Cierpka A (2002). Beratung für Familien mit Säuglingen und Kleinkindern. In: Wirsching M, Scheib P (Hrsg). Paar- und Familientherapie. Heidelberg: Springer, S. 553–564

Cierpka M (Hrsg.) (2012). Frühe Kindheit 0-3. Berlin Heidelberg: Springer

Collins NR, Read SJ (1994). Representations of attachment: the structure and function of working models. In: Bartholomew K, Perlman D (Hrsg). Advances in personal relationships. Band 5: Attachment process in adulthood. London: Jessica Kingsley Publishers, S. 53–90

Derksen B, Lohmann S (2009). Baby-Lesen. Die Signale des Säuglings sehen und verstehen. Stuttgart: Hippokrates

Deutscher Kinderschutzbund Bundesverband e. V. (Hrsg.) (2011). Stärkung der psychischen Gesundheit von Kindern und Jugendlichen im Rahmen des Elternbildungsprogramms Starke Eltern – Starke Kinder®. https://www.bundesgesundheitsministerium.de/fileadmin/dateien/Publikationen/Praevention/Sonstiges/Projektbericht_Handbuch_Staerkung_der_psychischen_Gesundheit_von

_Kindern_und_Jugendlichen_im_Rahmen_des_Elternbildungsprogramms_S¬tarke_Eltern_-_Starke_Kinder.pdf (Zugriff am 20.08.2016)

Dilling H, Mombour W, Schmidt MH (Hrsg) (2013). Internationale Klassifikation psychischer Störungen Kapitel V (F). Klinisch-diagnostische Leitlinien. Bern u. a.: Hans Huber

Dornes M (2001). Die frühe Kindheit. Entwicklungspsychologie der ersten Lebensjahre. Frankfurt am Main: Fischer

Fonagy P, Steele H, Steele M (1991). Maternal representations of attachment during pregnancy predict the organization of infant-mother attachment at one year of age. In: Child development, 62. Jg., S. 891–905

Fonagy P, Steele M, Steele H, Higitt A, Target M (1994). Theory and practice of resilience. Journal of Child Psychology and Psychiatry, 35 Jg., S. 231–257

Fonagy P, Target M (2005). Frühe Bindung und psychische Entwicklung. Beiträge aus Psychoanalyse und Bindungsforschung. Gießen: Psychosozial Verlag

Franz M (2008). Präventives Elterntraining für alleinerziehende Mütter, geleitet von Erzieherinnen und Erziehern. Göttingen: Vandenhoeck & Ruprecht

Freedman SB, Al-Harthy N, Thull-Freeman J (2009). The crying infant: diagnostic testing and frequency of serious underlying diseases. Pediatrics, 123 Jg., Heft 3, S. 841–848

Gaimh. German Association for Infant Mental Health. http://www.gaimh.org/¬publikationen/standards.html (Zugriff am 20.08.2016)

George C, Kaplan N, Main M (1985). The Adult Attachment Interview. Department of Psychology, University of California at Berkeley (unveröffentlichtes Manuskript)

Gregor A, Cierpka M (2004). Das Baby verstehen – Das Handbuch zum Elternkurs für Hebammen. Bensheim: Verlag der Karl-Kübel-Stiftung

Grossman K, Grossmann KE (2004). Bindungen – das Gefüge psychischer Sicherheit. Stuttgart: Klett-Cotta

Hänggi Y, Schweinberger K, Perrez M (2011). Feinfühligkeitstraining für Eltern. Kursmanual zum Freiburger Trainingsprogramm «Wie sagt mein Kind, was es braucht?». Bern u. a.: Hans Huber

Hèdervári-Heller É (2010). Eingewöhnung, In: Weegmann W, Kammerlander C (Hrsg). Die Jüngsten in der Kita – ein Handbuch zur Krippenpädagogik. Stuttgart: Kohlhammer, S. 237–250

Hèdervári-Heller É (2012). Bindung und Bindungsstörungen. In: M Cierpka (Hrsg). Frühe Kindheit 0-3 Jahre. Berlin, Heidelberg: Springer, S. 57–66

Iglowstein et al. (2013). In: van der Stouwe J. http://digitool.hbz-nrw.de:1801/¬webclient/StreamGate?folder_id=0&dvs=1407075179130~422.pdf (Zugriff 01.02.2014)

Jenni O (2009). Säuglingsschreien und Schlaf-Wach-Regulation. http://www.¬kispi.uzh.ch/Kinderspital/Medizin/Medizin/AWE/Publikationen/Schreien_Jen¬ni_MKH.pdf (Zugriff am 16.03.14)

Kast-Zahn A (2013). Jedes Kind kann Regeln lernen. München: Gräfe und Unzer

Koletzko B, Armbruster M, Bauer C-P, Bös K, Cierpka M, Cremer M, Dieminger B, Flothkötter M, Graf C, Heindl I, Hellmers C, Kersting M, Krawinkel M, Plöger A, Pszyrembel H, Reichert-Garschhammer E, Schäfer T, Wahn U, Vetter K, Wabitsch M, Weißenborn A, Wiegand S (2013). Ernährung und Bewegung im Kleinkindalter. Handlungsempfehlung des Netzwerkes »Gesund ins Leben – Netzwerk Junge Familie, ein Projekt von IN FORM. In: Monatszeitschrift Kinderheilkunde, Sonderdruck Dezember 2014. http://www.bke.de/¬content/application/explorer/public/newsletter/2014/handlungsempfehlungen¬_kleinkinder.pdf (Zugriff am 18.08.2016)

Largo R (2007). Babyjahre – Entwicklung und Erziehung in den ersten vier Jahren. München: Piper

Largo RH, Benz-Castellano C (2004). Die ganz normalen Krisen – fit und misfit im Kleinkindalter. In: Papousek M, Schieche M, Wurmser H (Hrsg). Regulationsstörungen der frühen Kindheit. Bern u. a.: Hans Huber, S. 17–30

Lewis MD, Zimmermann S, Hollenstein T, Lamey AV (2004). Reorganization in coping behaviors at 1 ½ years: Dynamic systems and normative change. In: Developmental Science, 7. Jg., Heft 1, S. 56–73

Main M (1982). Vermeiden im Dienst von Nähe: ein Arbeitspapier. In: Immelmann K, Barlow G, Petrinowich L, Main M (Hrsg). Verhaltensentwicklung bei Mensch und Tier. Berlin: Prey, S. 751–793

Main M (1995). Recent studies in attachment: overview, with selected implications for clinical work. In: Goldberg S, Muir R, Kerr J (Hrsg). Attachment theory: Social, developmental, and clinical perspectives. Hillsdale, NJ: Analytic press, S. 407–474

Mandl KD, Tronick EZ, Brennan TA et al. (1999). Infant health care use and maternal depression. In: Archives of Pediatrics and Adolescent Medecin. 153. Jg., S. 808–813

Papousek M (2004). Regulationsstörungen der frühen Kindheit: Evidenz für ein neues diagnostisches Konzept. In: Papousek M, Schieche M, Wurmser H (Hrsg). Regulationsstörungen der frühen Kindheit. Bern u. a.: Hans Huber, S. 77–110

Papousek H, Papousek M (1987). Intuitive parenting. A dialectic counterpart to the infant's integrative competence. In: Osofsky JD (Hrsg). Handbook of infant mental development, New York: Wiley, S. 669–720

Papousek M, Schieche M, Wurmser H (Hrsg.) (2004). Regulationsstörungen der frühen Kindheit. Bern u. a.: Hans Huber

Pauen S, Frey B, Ganser L (2012). Entwicklungspsychologie in den ersten drei Lebensjahren. In: Cierpka M (Hrsg). Frühe Kindheit 0-3 Jahre. Berlin, Heidelberg: Springer, S. 21–37

Piaget J (1975). Das Erwachen der Intelligenz beim Kinde. Stuttgart: Klett

Posner MI, Rothbart MK (2000). Developing mechanisms of self-regulation. Development & Psychopathology, 12 Jg., S. 427–441

Rauh, H (1995). Frühe Kindheit. In: Oerter R, Monatada L (Hrsg.). Entwicklungspsychologie. Weinheim: Beltz, S. 167–248

Reck C (2008). Depressionen und Angststörungen im Peripartalzeitraum: Epidemiologie, Mutter-Kind-Beziehung und Behandlungskonzept. In: Nervenheilkunde, 6. Jg., S. 489–490

Reck C (2012). Depressionen und Angststörungen im Postpartalzeitraum: Prävalenz, Mutter-Kind-Beziehung und kindliche Entwicklung. In: Cierpka M (Hrsg). Frühe Kindheit 0-3 Jahre. Berlin, Heidelberg: Springer, S. 301-310

Reck C, Struben K, Backenstrass M, Stefenelli U, Reinig K, Fuchs T, Sohn C, Mundt C (2008). Prevalence, onset and comorbidity of postpartum anxiety and depressive disorders. In: Acta Psychiatrica Scandinavica, 118 Jg., S. 459–468

Scholtes K, Benz M, Demant H (2012). Schlafstörungen im Kindesalter. In: Cierpka M (Hrsg.). Frühe Kindheit 0-3. Berlin Heidelberg: Springer, S. 199–204

Stasch M, Cierpka M (2006). Evaluation des präventiven Elternkurses »Das Baby verstehen« im Rahmen der Pilotstudie 2006 im Kreis Bergstraße. Institut für Psychosomatische Kooperationsforschung und Familientherapie am Universitätsklinikum Heidelberg (unveröffentlichtes Manuskript)

Sroufe LA (1983). Infant-caregiver attachment and patterns of adaption in preschool: the roots of maladaption and competence. Bd 16. Hillsdale (NJ): Erlbaum

Sroufe LA (1996). Emotional development: The organization of emotional life in the early years. New York: Cambridge University Press

Sroufe LA, Egeland B, Kreutzer T (1990). The fate of early experience following developmental change: longitudinal approaches to individual adaptation in childhood. In: Child development, 61. Jg., S. 1363–1373

Steele H, Steele M, Fonagy P (1996). Associations among attachment classifications of mothers, fathers and their infants. In: Child development, 67 Jg., S. 541–555

Stern D (2007). Sie Lebenserfahrung des Säuglings, Stuttgart: Klett-Cotta

Trautmann-Villalba P, Hornstein C (2013). Das Ziel ist eine gelungene Mutter-Kind-Beziehung. In: Pflegezeitschrift, 66. Jg., Heft 8, S. 460–463

Tronick EZ, Reck C (2009). Infants of depressed mothers. In: Harvard Review of Psychiatry, 17. Jg., S. 147–156

van der Stouwe J (2013). Diagnostik von Schlafstörungen bei Kindern und Jugendlichen – Vergleichende Analyse von Screening-Fragebögen und Interview-Verfahren als Erhebungsinstrumente. http://d-nb.info/1036140938/34 (Zugriff am 20.08.2016)

von Gontard G, Möhler E, Bindt C (2015) (Hrsg.). Leitlinien zu psychischen Störungen im Säuglings-, Kleinkind- und Vorschulalter (S2k). Kurzfassung. http://www.awmf.org/uploads/tx_szleitlinien/028-041k_S2k_Psychische_Stoerungen_Saeugling_Kleinkind_Vorschulalter_2013-10.pdf (Zugriff am 20.08.2016)

von Hofacker N, Jacubeit T, Malinowski M, Papousek M (1996). Diagnostik von Beeinträchtigungen der Mutter-Kind-Beziehung bei frühkindlichen Störungen der Verhaltensregulation. In: Kindheit und Entwicklung, 5. Jg., S. 160–167

Wartner UG, Grossmann K, Fremmer-Bombrick E, Suess G (1994). Attachment patterns at age six in South Germany: predictability from infancy and implications for preschool behaviour. In: Child development, 65. Jg., S. 1014–1027

Weber J, Ziegenhain U (2011). Regulationsstörungen der frühen Kindheit: Frühkindliche Schlafstörung/Fütterstörung, Handbuchtext. KJPP Universitätsklinikum Ulm

Wirz-Justice A, Cajochen C (2011). Zirkadiane Rhythmen und Depression: Chronobiologische Behandlungsmöglichkeiten. http://www.chronobiology.ch/wp-content/uploads/publications/Wirz_Justice_Cajochen_SMF_11.pdf (Zugriff am 05.08.2016)

Wolke D, Meyer R, Ohrt B, Riegel K (1995). The incidence of sleeping problems in preterm and fullterm infants discharged from neonatal special care units: an epidemiological longitudinal study. In: Journal of Child Psychology & Psychiatry, 36. Jg., S. 203–223

Zeanah JC, Boris N (2005). Disturbances and disorders of attachment in early childhood. In: Zeanah JC (Hrsg). Handbook of infant mental health. New York: Guildford, S. 353–368

ZERO TO THREE (2005). Diagnostic Classification of Mental Health and Developmental Disorders of Infancy and Early Childhood, Revised (DC :0-3R): National Center for Infants, Toddlers, and Families, Washington, DC

Ziegenhain U (2009). Bindungsstörungen. In: Margraf J, Schneiders S (Hrsg). Verhaltenstherapie, Bd 2: Störungen des Kindes- und Jugendalters. Berlin: Springer, S. 313–330

Ziegenhain U, Fries M, Bütow B, Derksen B (2004). Entwicklungspsychologische Beratung für junge Eltern. Weinheim und München: Juventa

Ziegenhain U, Gebauer S, Künster AK, Thurn L, Backes S, Reichle B (2012). Auf den Anfang kommt es an. Ulm: deutsch design

Ziegenhain U, Gebauer S, Ziesel B, Künster AK, Fegert JM (2008). Die Chance der ersten Monate. Ulm: Schirmer Medien

5 Prävention von Kindeswohlgefährdung

Gerlinde Kohl und Maria Lüdeke

5.1 Exemplarischer Fall

Der dreijährige Tom ist seit fünf Tagen in der Kinderklinik. Grund der Aufnahme war sein harter, schmerzempfindlicher Bauch. Laut seiner Mutter isst Tom zunehmend schlechter und weint bei der Stuhlentleerung. Darüber hinaus wirkt er eher zart und ungepflegt. An den Beinen weist er Hämatome unterschiedlichen Alters auf. Abgesehen von der Berührungsempfindlichkeit im abdominellen Bereich, ist er gegenüber den Pflegekräften und Ärzten auffallend zugänglich.

Toms Eltern sind 18 und 21 Jahre alt. Sie wirken unsicher, aber auch nicht übermäßig besorgt. Bei der Anamnese berichten sie, dass sie bei den Eltern von Toms Mutter leben.

Tom wird mit der Diagnose unklares Abdomen und Verdacht auf Obstipation aufgenommen. Trotz nachdrücklichem Angebot der Klinik lehnen beide Eltern die Mitaufnahme auf der Kinderstation ab und haben es eilig, die Klinik zu verlassen. In den nächsten Tagen fällt den Gesundheits- und Kinderkrankenpflegerinnen auf, dass Tom motorisch und sprachlich leicht entwicklungsverzögert ist. Die Mutter besucht Tom erst drei Tage nach Aufnahme. Sie hat sich im Vorfeld auch nicht telefonisch nach ihm erkundigt. Der Vater kommt gar nicht. Während des Besuches ist Toms Mutter sehr liebevoll zu ihrem Sohn, liest ihm aus einem Kinderbuch vor und hat sein Kuscheltier mitgebracht. Auf den Stationsarzt kann sie jedoch nicht warten und verlässt die Station ohne eine Information, wann sie den nächsten Besuch plant.

Der Stationsarzt informiert das Jugendamt, da der Verdacht der Vernachlässigung besteht. Es stellt sich heraus, dass die Familie von Toms Vater bei dem Jugendamt bekannt ist. Aufgrund von Gewalterfahrung durch seinen Vater wurde er im Alter von sieben Jahren vorrübergehend aus der Familie genommen.

5.2 Einleitung

Der Allgemeinzustand und das Verhalten von Tom zeigen Symptome für eine Vernachlässigung. Tom ist ungepflegt, eher zu klein für sein Alter und in seiner Entwicklung verzögert. Die Eltern zeigen ein ambivalentes Verhalten in der Beziehung und Betreuung ihres Sohnes und sind in der Zusammenarbeit mit dem Ärzten und Pflegekräften unzuverlässig. Für die Ärzte und Gesundheits- und Kinderkrankenpflegerinnen in der Klinik eindeutige Warnsignale, weswegen sie Kontakt mit dem Jugendamt aufnehmen.

In diesem Fallbeispiel werden mehrere Risikofaktoren beschrieben, die auf eine eingeschränkte Erziehungskompetenz sowie Unsicherheit der Eltern hinweisen und auf eine Gesundheits- und Entwicklungsgefährdung von Tom.

Um das Wohl von Tom zu schützen und eine Kindeswohlgefährdung abzuwenden, zeigt das Bundeskinderschutzgesetz die Pflichten der staatlichen Gemeinschaft auf und regelt die Umsetzung für präventive Hilfen, die unter anderem in den sogenannten Frühen Hilfen beschrieben sind. Weiterhin werden auch Maßnahmen, die zum Abwenden einer Kindeswohlgefährdung ergriffen werden können und müssen, dargestellt. Oberstes Ziel ist der Schutz des Kindes und die Gewährleistung einer körperlichen, geistigen und seelischen gesunden Entwicklung. Diese soll durch eine gezielte Unterstützung der Eltern in ihrem Erziehungsauftrag und -verantwortung gewährleistet werden. Im Rahmen des Schutzauftrages spielt auch die Berufsgruppe der Gesundheits- und Kinderkrankenpflege, sowie weitere Gesundheitsberufe eine große Rolle.

Ein Schwerpunkt des neuen Bundeskinderschutzgesetzes sind die Vereinbarungen zur Bundesinitiative Frühen Hilfe. Hier sind die Gesundheits- und Kinderkrankenpflegerinnen und Hebammen mit Zusatzqualifikation ein wichtiger Bestandteil des Hilfesystems. Die Möglichkeiten, die hier speziell für Familien, wie die von Tom, bundesweit etabliert werden sollen, beschreibt der erste Teil des folgenden Kapitels. Ab Kapitel 5.5 wird der darüber hinausgehende Schutzauftrag der Jugendhilfe beschrieben.

5.3 Kompetenzen

- Aufbau, Aufgaben, Ziele und Strukturen des Bundeskinderschutzgesetzes kennen, die wichtigsten Schnittstellen zu den Aufgabenbereichen der Gesundheits- und Kinderkrankenpflege benennen und im Alltag wahrnehmen können.

- Den Aufbau und die Grundlagen der Bundesinitiative Frühe Hilfen kennen und die Aufgaben der Familiengesundheits- und Kinderkrankenpflegerinnen in den Frühen Hilfen benennen und erklären können.
- Familiäre Risikofaktoren für eine Kindeswohlgefährdung kennen und um die Wichtigkeit der Wahrnehmung und richtigen individuellen Einschätzung dieser im beruflichen Alltag einer (Familien-)Gesundheits- und Kinderkrankenpflege wissen und Handlungen daraus ableiten können.
- Die Angebote der Frühen Hilfen kennen und Berührungspunkte mit dem eigenen Arbeitsfeld benennen können.
- Tätigkeitsbereiche der Gesundheits- und Kinderkrankenpflege in den Frühen Hilfen kennen und die Schwerpunkte dieser Berufsgruppe im Rahmen des Kinderschutzes erklären können.
- Den korrekten Umgang mit personenbezogenen Daten kennen und umsetzten können, sowie ihre Wichtigkeit als Grundlage einer vertrauensvollen Beziehung mit den Familien kennen.
- Den Inhalt des §8a (insbesondere Kapitel 5.4) kennen und die Umsetzungsstandards im Rahmen des eigenen Einsatzfeldes benennen und im Fall eines Verdachtes auf Kindeswohlgefährdung umsetzten können.
- Die Aufgaben, Besonderheiten und Möglichkeiten des Jugendamtes kennen und fallbezogen gezielte Unterstützungsmöglichkeiten hinzuziehen.
- Mit dem Wissen um die Aufgaben des Jugendamtes und die Angebote der Frühen Hilfen, Familien mit Unterstützungsbedarf, je nach Situation, gezielt bei der Suche nach Hilfsangeboten unterstützen können.

5.4 Das Bundeskinderschutzgesetz (BKiSchG)

Das BKiSchG (vom 01.01.2012) hat das Ziel, Prävention und Intervention für das Wohl und den Schutz von Kindern und Jugendlichen verbindlich bundesweit zu implementieren und kommunal zu vernetzten. Dazu zählen insbesondere auch Angebote aus dem Gesundheitssystem und der Jugendhilfe. Zu den Akteuren zählen Berufsgruppen und Institutionen, die mit Familien mit Kindern und Jugendlichen professionell in Kontakt stehen, wie z. B. Jugendämter, Frauen- und Kinderkliniken, niedergelassene Ärzte, Beratungsstellen, Schulen und Kindergärten, Polizei usw. Durch verbindliche Netzwerke und Kooperationen der Akteure und Institutionen sollen für Familien schon ab der Schwangerschaft und vor allem mit Kindern in den ersten Lebensjahren wohnortnahe, niedrigschwellige und individuell passende Informations- und Unterstützungsangebote vermittelt werden, die sie in ihrer Erziehungs- und Beziehungskompetenz stärken.

Weiterhin stärkt das BKiSchG die Akteure und Institutionen in ihrem Handeln. Angebote für Familien sollen bedarfsorientiert und kommunal abgestimmt aufgebaut und vernetzt werden. Im Sinne der Qualitätssteigerung und -sicherung werden themenbezogene Fort- und Weiterbildungen für die Akteure gefördert und gefordert. Für Berufsgeheimnisträger gibt es eine vereinheitlichte Regelung im Umgang mit familienbezogenen Daten.

Das BKiSchG ist ein Artikelgesetz. Das heißt, hier werden verschiedene bereits bestehende Gesetze themenbezogen zusammengeführt und auch verändert. Weiterhin werden neue Gesetze hinzugefügt. So sind in diesem Gesetz zum einen das neue »Gesetz zur Kooperation und Information im Kinderschutz (KKG)« in Artikel 1 mit Änderungen anderer Sozialgesetzbücher zusammenführt worden. Insbesondere SGB VIII »Kinder und Jugendhilfe« (Artikel 2), SGB IX »Rehabilitation und Teilhabe behinderter Menschen« und das »Schwangerschaftskonfliktgesetz« (Artikel 3). Durch diese Zusammenführung ist die Zusammenarbeit der oben genannten Akteure aus dem Gesundheitssystem, der Jugendhilfe, der Eingliederungshilfe und der Schwangerschaftskonfliktberatung auf gesetzlich geregelte Füße gestellt.

Frühe Hilfen

Der Begriff Frühe Hilfen taucht in den 1970er Jahren erstmals auf und kommt ursprünglich aus dem Bereich der Frühförderung. Später werden unter diesem Begriff in einigen Bundesländern präventive Angebote für junge Familien entwickelt. In der Entstehung des aktuellen BKiSchG wird dieser Begriff neu definiert und verbindlich bundesweit etabliert. Ziele und Aufgaben im Rahmen der Frühen Hilfe werden im Artikel 1 des BKiSchG »Gesetz zur Kommunikation und Information im Kinderschutz (KKG)» geregelt.

> **Artikel 1 des BKiSchG**
>
> Gesetz zur Kommunikation und Information im Kinderschutz (KKG)
>
> § 1 Kinderschutz und staatliche Mitverantwortung
> § 2 Information der Eltern über Unterstützungsangebote in Fragen der Kindesentwicklung
> § 3 Rahmenbedingungen für verbindliche Netzwerkstrukturen im Kinderschutz
> § 4 Beratung und Übermittlung von Informationen durch Geheimnisträger bei Kindeswohlgefährdung

Ziel ist es:

- Kinder und Jugendliche zu schützen und ihre psychische, physische und emotionale Entwicklung zu fördern.
- Eltern in ihrer Verantwortung, in ihren Rechten und Pflichten ihren Kindern gegenüber zu stärken, aber auch über die Wahrnehmung selbiger zu wachen.
- Familien multiprofessionell vernetzte, wohnortnahe Angebote zu machen, mit der sie ihre Erziehungskompetenz stärken können.
- Familien gezielt über diese Angebote zu informieren.
- Durch diese Maßnahmen eine Kindeswohlgefährdung zu vermeiden, bzw. eine weitere abzuwenden.

Zielgruppe sind junge Familien, ab dem Zeitraum der Schwangerschaft bis zum dritten Lebensjahr des Kindes. Insbesondere Familien mit zusätzlichen Risikofaktoren, die eine gesunde Entwicklung des Kindes gefährden können, zählen zu der Zielgruppe.

Familien die besonders im Fokus stehen:

- sozial benachteiligte Familien (Kinderarmut)
- chronisch kranke Kinder/Jugendliche
- Kinder die mit chronisch kranken Familienmitgliedern in einer Familie leben
- Frühgeborene
- Kinder mit Regulationsstörungen
- sehr junge Eltern oder Eltern, die nicht ausreichend in ein soziales Umfeld eingebunden sind
- Familien mit einem alleinerziehenden Elternteil

Hier ist es aber wichtig, Familien nicht aufgrund von besonderen Merkmalen in Schubladen zu stecken und darüber hinaus Familien, die auf den ersten Blick nicht zu diesen Risikogruppen gehören, mit ihren Fragen zu übersehen.

Lebenssituation von Toms Eltern

Die Informationen über die Lebenssituation und Biographie von Toms Eltern zeigen deutliche Risikofaktoren für eine nicht stabile familiäre Situation und somit für eine eingeschränkte Erziehungs- und Bindungskompetenz. Dieses gefährdet die gesunde Entwicklung von Tom.

- Beide Elternteile waren bei der Geburt noch nicht volljährig.
- Der Vater hatte in seiner Kindheit eine Gewalterfahrung durch seinen Vater erfahren und musste zum eigenen Schutz aus dem eigenen Familiengefüge herausgenommen werden.

- Die Eltern zeigen keine übermäßige Sorge und sind auch nicht verlässlich für die Klinik ansprechbar.

Alles Hinweise darauf, dass eine eigene Bindungskompetenz und Fürsorgekompetenz sich selbst und Dritten gegenüber nicht oder nicht ausreichend in der eigenen Biographie erlernt werden konnte und in der Fürsorge um Tom auch nicht gefestigt ist.

Die auffallende Zugänglichkeit von Tom gegenüber den Pflegekräften, die ein Hinweis auf ein nicht altersentsprechendes, sicheres Bindungsverhalten sein kann, wie auch sein Pflegezustand, bestärken diese Vermutung.

Hier ist es Aufgabe des Klinikpersonals, diese Risikofaktoren zu erkennen und der Familie vor der Entlassung, Hilfe und Unterstützung zu vermitteln, sowie auch einen Schutz für Tom sicherzustellen.

Bundesinitiative Frühe Hilfen

Auf Grundlage des § 3 Abs. 4 KKG haben das Bundesministerium für Familie, Senioren, Frauen und Jugend (Bund) und die Länder eine Verwaltungsvereinbarung über den Aufbau und die Umsetzung der Frühen Hilfen in Deutschland geschlossen. Hier sind unter anderem Regelungen über den Umfang, Gegenstand und Nachweis von Fördermitteln getroffen worden, wie auch über die Koordination auf Bundes- und Landesebene, die Evaluation der Initiative und verbindliche Qualitätsmaßnahmen.

Die vom Bund zur Verfügung gestellten finanziellen Mittel werden über die Länder an die Kommunen verteilt. Hierfür müssen die Kommunen (Kreise und kreisfreie Städte) Konzepte vorlegen, wie sie Angebote der Frühen Hilfen in ihrem Bereich umsetzen wollen.

Die Bundesinitiative war erstmals für den Zeitraum von vier Jahren beschlossen worden (2012–2015) und wurde um zwei Jahre bis Ende 2017 verlängert. Danach soll die Finanzierung in eine Regelfinanzierung übergehen.

Förderfähig sind drei Schwerpunkte:

- Aus und Aufbau von Netzwerken
- Qualifizierung von Familienhebammen, Familiengesundheits- und Kinderkrankenpflegerinnen (FGKiKP) und anderen vergleichbaren Berufsgruppen
- Der Aufbau von Ehrenamtsstrukturen in den Frühen Hilfen

Trotz der einheitlichen Grundlage kann die Umsetzung unterschiedlich sein. Das ist abhängig von bereits bestehenden regionalen Angeboten und strukturellen Gegebenheiten (Verwaltungsvereinbarung Bundesinitiative Frühe Hilfen).

Nationales Zentrum Frühe Hilfen

Als Koordinierungsstelle hat der Bund das Nationale Zentrum Frühe Hilfen (NZFH) gegründet. Das NZFH stellt die wissenschaftliche Begleitung und Evaluation der Frühen Hilfe sicher und ist so eine wichtige Institution für die Qualitätssicherung und Weiterentwicklung in den Frühen Hilfen.

Schwerpunkte hier sind die Initiierung von Forschungsaufträgen zu den Themenschwerpunkten der Frühen Hilfen und Umsetzung des fachlichen Erkenntnisgewinns in die Praxis. Dazu zählen die Begleitung von Arbeitsgruppen für z. B. die Erstellung von Kompetenzprofilen für Familienhebammen, Familiengesundheits- und Kinderkrankenpflegerinnen und Netzwerkkoordinatoren und Unterlagen für die Qualifizierungsmaßnahmen für diese Berufsgruppen. Weiterhin gibt das NZFH fachbezogene Materialien für die Praxis heraus und bietet regelmäßige Tagungsangebote an. In der Erarbeitung und Umsetzung dieser Angebote und Maßnahmen bezieht das NZFH Fachleute aus dem jeweiligen Handlungsfeld ein. Weiterhin wird es durch einen derzeit 40 Personen starken Beirat unterstützt und beraten. Hierbei handelt es sich um Experten aus speziellen Fachbereichen und Vertretern von Verbänden und Berufsgruppen die für die Arbeit in den Frühen Hilfen relevant sind. Träger des NZFH ist die Bundeszentrale für gesundheitliche Aufklärung (BZgA) in Kooperation mit dem Deutschen Jugendinstitut e. V. (DJI) (siehe auch www.fruehehilfen.de).

Länderkoordinierungsstellen

Auf Grundlage der Verwaltungsvereinbarung sind die Länder verantwortlich für die Koordination der Maßnahmen in dem jeweiligen Bundesland, die Verteilung der finanziellen Mittel an die Kommunen und die Qualitätssicherung gemäß der Verwaltungsvereinbarung Artikel 4 und 5. Ein wichtiger Punkt ist hier die Qualifizierung der Familiengesundheits- und Kinderkrankenpflegerinnen und der Familienhebammen.

Hierfür wurden Länderkoordinierungsstellen eingerichtet. Sie stehen im länderübergreifenden fachlichen Austausch, unterstützen das NZFH bei der Evaluation der Frühe Hilfen und die Kommunen in der Umsetzung.

Kommunale Netzwerkstrukturen

Mit den Mitteln der Frühen Hilfen sollen keine neuen Parallelstrukturen zu vorhandenen Angeboten aufgebaut werden. Es sollen vorhandene kommunale, familienunterstützende Strukturen miteinander verbunden und professionell koordiniert werden. Neu entstehende Angebote sollen die bereits vorhandenen ergänzen.

Sofern keine abweichende Landesregelung vorhanden ist, obliegen die Koordination und der Aufbau des kommunalen Netzwerkes dem örtlichen Träger der Jugendhilfe (§3, Abs.3 KKG). Da in den Frühen Hilfen den Gesundheitsberufen wie Hebammen und Gesundheits- und Kinderkrankenpflegerinnen ein besonders wichtiger Aufgabenbereich zugesprochen wurde, wird vielerorts die Koordination gemeinsam vom Jugendhilfeträger und den kommunalen Gesundheitsämtern organisiert.

Das Netzwerk ist sehr weit gefasst. So soll zum einen so früh wie möglich und durch viele verschiedene Wege Zugang zu den Familien gefunden werden, bzw. die Familien ihrerseits einen Zugang zu Angeboten finden. Zum anderen profitieren aber auch die Netzwerkpartner sehr stark von diesem multiprofessionellen Team. Wird die Zusammenarbeit im Netzwerk aktiv gepflegt und kommt es regelmäßig zum fachlichen Austausch, so können die Berufsgruppen und Institutionen daraus großen Nutzen ziehen. Es wird Verständnis für die Sichtweise und das Handeln der einzelnen Akteure und Träger verbessert, bestehende Angebote werden gemeinsam evaluiert, neue können bedarfsorientiert weiterentwickelt werden. So werden Hemmschwellen unter den Netzwerkpartnern abgebaut. War der Weg zum Jugendamt oft für viele eine Hürde, so können in diesem multidisziplinären Teams auch anonymisierte Fallbesprechungen und kollegiale Beratung stattfinden.

Mögliche Netzwerkpartner:

- Einrichtungen der öffentlichen und freien Jugendhilfe
- Einrichtungen und Dienste nach §75 Abs.3 SGB XII
- Gesundheitsämter
- Sozialämter
- Kindergärten und Schulen
- Polizei und Ordnungsbehörden
- Kinderschutzzentren
- (Familien-)Hebammen und Gesundheits- und Kinderkrankenpflegerinnen
- Agentur für Arbeit
- Familiengerichte
- Krankenhäuser
- Sozialpädiatrische Zentren
- niedergelassene Ärzte, insb. Gynäkologen und Kinderärzte
- Frühförderstellen
- ambulante (Kinder-)Krankenpflegedienste
- sozialmedizinische Nachsorgeteams
- Beratungsstellen für soziale und gesundheitliche Fragestellungen
- Familienbildungsstellen usw.

Wie die Netzwerkstrukturen gelebt werden, obliegt den individuellen Konzepten der kommunalen Träger. So können Kooperationspartner in unterschiedlichen Zusammensetzungen mit unterschiedlichen Fragestellungen in unterschiedlichen Intervallen tagen.

Beispielhaft haben sich in einigen Kommunen multiprofessionelle Fachteams gebildet, die sich regelmäßig zum Austausch treffen. In Kiel/Schleswig-Holstein sind stadtteilbezogene Fachteams gegründet worden, die sich monatlich zu einem Austausch treffen. Die Fachteams setzten sich zusammen aus der Koordinatorin der Frühen Hilfe, einer Kinderärztin/einem Arzt vom Gesundheitsamt, einer Kinderpsychologin von den kommunalen Beratungsstellen, einer Vertreterin des Allgemeinen Sozialdienstes, einer Familienhebamme und einer Familiengesundheits- und Kinderkrankenpflegerin. Alle Akteure arbeiten im Netzwerk Frühe Hilfen und schwerpunktmäßig in dem jeweiligen Stadtteil. Sie werden eingesetzt über kommunale oder freie Träger.

Darüber hinaus gibt es in der Stadt Kiel ein Arbeitsbündnis Frühe Hilfen. Hier sind Verantwortliche des Jugendamtes und des Gesundheitsamtes der Stadt, sowie Trägervertreter von Einrichtungen, die aktiv im Netzwerk Frühe Hilfen mitarbeiten bzw. Angebote für Familien mit Kindern in den ersten drei Lebensjahren anbieten, tätig. Das Bündnis ist nicht starr. Es kann um weitere Akteure erweitert werden bzw. lädt themenbezogen externe Gäste ein. Durch diesen Austausch auf verschiedenen Ebenen können Angebote bedarfsorientiert evaluiert und erweitert werden.

Einbindung von Gesundheitsberufen in den Frühen Hilfen

In den Ausführungen zu dem BKiSchG sind die Gesundheitsberufe wie Frauenärzte, Kinderärzte, Hebammen und Gesundheits- und Kinderkrankenpflegerinnen (FGKiKP) als ein wichtiger Vermittler zu Präventionsangeboten in den Fokus gerückt. Sie haben oft den ersten Kontakt zu werdenden und jungen Eltern. Durch diese Begleitung während der Schwangerschaft, Geburt und Nachsorge sowie den Vorsorgeuntersuchungen beim Kind, ist diesem Personenkreis schon sehr früh ein enger, vertrauensvoller Kontakt zu den Eltern und ihrem Umfeld möglich. Diesen Berufsgruppen werden frühzeitig innerfamiliäre Probleme und Unsicherheiten in der Betreuung des Kindes anvertraut. Sie erkennen frühzeitig Entwicklungsverzögerungen und werden durch eine professionelle Anamnese auf familiäre Risikofaktoren aufmerksam. Der Kontakt zwischen den Familien und den Gesundheitsberufen findet in einem »normalen« Setting und zu gesellschaftlich akzeptierten Fragestellungen wie Vorsorgeuntersuchungen, Wochenbettbegleitung, gesundheitliche Fragestellungen usw. statt. Der Makel, Unterstützung oder gar Auflagen vom Jugendamt zu bekommen, entsteht nicht. Daher ist die Hoffnung des Gesetzgebers groß, dass diese Berufsgruppen wichtige Motivatoren für die Familien sind und sie auf die wohnortnahen Angebote der Frühen Hilfe aufmerksam machen.

Insbesondere Hebammen und Gesundheits- und Kinderkrankenpflegerinnen haben oft eine sehr nahe und vertrauensvolle Beziehung zu den Eltern und Kindern.

Schnittstellen von Gesundheits- und Kinderkrankenpflegerinnen mit den Frühen Hilfen

Auch in klassischen Einsatzfeldern der Gesundheits- und Kinderkrankenpflege gibt es Schnittstellen zu den Frühen Hilfen und insgesamt zum BKiSchG. In den Kliniken, Rehabilitationseinrichtungen, ambulanten Pflegediensten, sozialmedizinischen Nachsorgeteams und anderen Einsatzfeldern betreuen Pflegefachkräfte aus der pädiatrischen Pflege täglich Familien mit unterschiedlichen Betreuungsbedarf und Fragestellungen. Oft geht dies weit über den eigentlichen Betreuungsbedarf in der jeweiligen Situation hinaus. Ist die Einrichtung, in der die Gesundheits- und Kinderkrankenpflegerin tätig ist, Teil des Netzwerkes der Frühen Hilfe und sind die einzelnen Angebote bekannt, so kann hier schon eine Lotsenfunktion für die Familie entstehen.

Einsatz und Aufgabe von Familien-Gesundheits- und Kinderkrankenpflegerinnen und Familienhebammen in den Frühen Hilfen

Im § 3 KKG werden die Rahmenbedingungen für die Netzwerkstrukturen in den Frühen Hilfen geregelt. In Abs. 4 wird explizit festgelegt, dass der Einsatz von Familienhebammen gestärkt werden soll. In den weiteren Ausführungen der Bundesinitiative Frühe Hilfen, wie z. B. der Verwaltungsvereinbarung zu § 3 Abs. 4 KKG des Bundes und aller Bundesländer, wird im Text vom Einsatz von Familienhebammen und vergleichbaren Berufsgruppen im Gesundheitswesen gesprochen (Verwaltungsvereinbarung Bundesinitiative Frühe Hilfen).

Schnell kristalisierte sich heraus, dass diese vergleichbare Berufsgruppe die Gesundheits- und Kinderkrankenpflege ist. Diese zweite Berufsgruppe ist von Beginn an in den verschiedenen Bereichen der Frühen Hilfen eingesetzt. Viele Aufgabenfelder überschneiden sich mit den Familienhebammen, es gibt aber auch jeweils eigene Schwerpunkte. Diese ergeben sich aus den Ausbildungsverordnungen der jeweiligen Berufsgruppe und ihren Arbeitsschwerpunkten. Das NZFH hat sie in den Kompetenzprofilen beschrieben und festgelegt (siehe auch »Kompetenzprofil Familiengesundheits- und Kinderkrankenpflege in den Frühen Hilfen« und »Kompetenzprofil Familienhebammen in den Frühen Hilfen vom NZFH«). Der Einsatz der Familiengesundheits- und Kinderkrankenpflege und Familienhebamme ist ein Kernstück der Frühen Hilfe. Wie bereits beschrieben, besteht die Idee darin, Berufsgruppen mit einem grundsätzlichen Vertrauensbonus, die schon sehr früh Kontakt zu den Familien haben, mit der Aufgabe der Begleitung und Anleitung in der Schwangerschaft und ersten drei Lebensjahren zu betrauen. Sie sollen Familien begleiten und können als Lotsen den Familien weiterführende Angebote in den lokalen Netzwerken vermitteln.

Liegt der Schwerpunkt der Familienhebammen in der Begleitung der Familien in dem Zeitraum ab Beginn der Schwangerschaft bis zum Ende des ersten Lebensjahres des Kindes, so ist der Schwerpunkt der Familiengesundheits- und Kinderkrankenpflege die Begleitung während der ersten drei Lebensjahre des Kindes, insbesondere bei Kindern mit gesundheitlichen Einschränkungen, wie z. B. chronischen Erkrankungen oder Behinderungen.

Dieser Aufgabenbereich ist nicht neu für die Berufsgruppe der Gesundheits- und Kinderkrankenpflege. In den ersten Jahren der professionellen pädiatrischen Pflege zu Beginn des 20. Jahrhunderts war der präventive Auftrag ein wichtiger Schwerpunkt. Antonia Zerwer hat in ihrer 1912 verfassten Säuglingsfibel das Ziel, den Aufbau und den Inhalt einer Mütterschule beschrieben. Auch hier war der Schwerpunkt, das gesunde Aufwachsen von Kindern in den ersten Lebensjahren zu fördern. Dies geschah in der aufsuchenden Hilfe und in Mütterschulen durch Säuglingsschwestern für die Mütter und für ältere weibliche Geschwister. Die Themen waren vergleichbar, beispielsweise Ernährung im ersten Lebensjahr, altersgerechte Schlafumgebung und Förderung des Kindes. Weiterhin sollten die Mütter motiviert werden, Hilfestellung der öffentliche Jugend- und Sozialhilfe, damals Wohlfahrt, in Anspruch zu nehmen (siehe auch Wegmann 1992, S. 17, 57, 58).

Auch heute ist dieser Aufgabenbereich im Krankenpflegegesetz von 2003 und somit in der grundständigen Ausbildung als Ausbildungsziel festgelegt.

In § 3 Abs. (2) des Krankenpflegegesetzes von 2003 steht geschrieben:

»Die Ausbildung für die Pflege (....) soll insbesondere dazu befähigen folgende Aufgaben eigenverantwortlich auszuführen:
  Beratung, Anleitung und Unterstützung von zu pflegenden Menschen und ihren Bezugspersonen in der individuellen Auseinandersetzung mit Gesundheit und Krankheit«
  Interdisziplinär mit anderen Berufsgruppen zusammenzuarbeiten und dabei multidisziplinäre und berufsübergreifende Lösungen von Gesundheitsproblemen zu entwickeln.«

Dieses soll im Kontext von Prävention, Kuration, Rehabilitation und Palliation stattfinden. Im Bereich der Prävention decken sich diese Aufgaben mit den Beschreibungen in den Frühen Hilfen.

Aufgaben der Familiengesundheits- und Kinderkrankenpflegerinnen in den Frühen Hilfen sind:

- Die gesundheitsbezogene Kompetenz von Familien mit Kindern zu fördern und zu stärken. Hierzu gehören u. a. die Förderung der Eltern-Kind-Bindung, Entwicklungsförderung, Gesundheitsförderung, Entlastung der Familien, Unterstützung bei strukturellen Problemen, Unterstützung bei frühkindlichen Regulationsstörungen

- Unterstützung in einem Gesamtkonzept zu leisten, in dem weitere Berufsgruppen mitwirken (Sozialarbeiter, Pädagogen, Familienhebammen, Kinder- und Jugendärzte usw.)
- Konzepte zur Förderung der Gesundheit junger Menschen und Familien (mit) zu entwickeln
- Wohnortnahe, bedarfsorientierte Vernetzungsangebote für Familien anzubieten
- Betreuung und Beratung von Eltern mit gesunden Kindern im Rahmen von Prävention und Gesundheitsförderung

Die Familiengesundheits- und Kinderkrankenpflegerinnen können diese Leistungen in unterschiedlichen Settings und Angeboten an die Familien anbieten. Dieses kann als (Baby)Lotse in der Entbindungs- oder Kinderklinik nach der Geburt stattfinden (www.seeyou-hamburg.de/babylotse/) oder in Beratungseinrichtungen als individuelles Angebot, als Leitung von offenen und geschlossenen Eltern-Kind-Kursen oder in der aufsuchenden Hilfe. Die Angebote können sowohl im Rahmen einer freiberuflichen Tätigkeit als auch über eine Anstellung bei einem öffentlich rechtlichen oder freien Träger umgesetzt werden.

Das Setting kann die häusliche Situation der Familie, Beratungsstellen, Gesundheitsämter, Familienzentren, Familienbildungsstellen, Kinderarztpraxen, Krankenhäusern, Kindergärten usw. sein.

> **Unterstützung für Tom und seine Familie**
>
> Toms Familie hätte im Rahmen der Frühen Hilfe vielfältige Unterstützungsmöglichkeiten. Diese hätten bei einem funktionierenden Netzwerk und der Bereitschaft der Eltern bereits in der Schwangerschaft von Toms Mutter einsetzen können.
>
> Beispiele:
>
> - Während der Schwangerschaft haben die werdenden Eltern Anspruch auf eine Unterstützung einer Hebamme, bzw. einer Familienhebamme. Diese hätte die Familie bis zum ersten Lebensjahr des Kindes begleiten können. Diese Vermittlung kann z. B. durch Gynäkologen während der Vorsorgetermine angesprochen werden.
> - Bereits nach der Geburt hätte in der Geburtsklinik eine Beratung und Motivation zur Inanspruchnahme von Hilfe nach der Entlassung ansetzen können. Familiengesundheits- und Kinderkrankenpflegerinnen werden in Geburtskliniken eingesetzt und können Eltern bedarfsorientierte Hilfe vermitteln, wie z. B. eine Familienhebamme oder Familiengesundheits- und Kinderkrankenpflegerin in der aufsuchenden Hilfe, offene Eltern-Kind Gruppen, Beratungsstellen usw.
>
>   Diese Angebote können auch in der Kinderarztpraxis bei den U-Untersuchungen vermittelt werden.

- Vielleicht haben Toms Eltern auch ihren Anspruch auf einen Kindergartenplatz ab dem ersten Lebensjahr wahrgenommen. Auch diese Kita könnte ein Netzwerkpartner in den Frühen Hilfen sein. Vielleicht sogar Teil eines Familienzentruns mit vielfältigen Angeboten für die Familie (▶ Kap. 3).
- Spätestens durch die Information der Kinderklinik an das Jugendamt wird es hier zu einer Beratung und Unterstützungsangeboten evt. sogar Auflagen für die Familie kommen.

Um Toms Familie zu motivieren bedarfsorientierte Hilfe und Unterstützung durch die oben genannten Hilfen anzunehmen, ist es auch wichtig, die Ressourcen der Familie wahrzunehmen und einzubinden. Hier ist z. B. die Großmutter mütterlicherseits zu nennen, bei der die Familie lebt.

Aber auch der liebevolle Umgang der Mutter, den sie bei dem Besuch von Tom gezeigt hat, ist ein wichtiger Ausgangspunkt, an den in einer externen Begleitung der Familie angeknüpft werden kann.

Qualifizierung von Familiengesundheits- und Kinderkrankenpflegerinnen

Der Berufsverband Kinderkrankenpflege Deutschland e. V. (BeKD) hat bereits lange vor in Kraft treten des BKiSchG begonnen, die Qualifizierung für den präventiven Aufgabenbereich der pädiatrischen Pflege zu entwickeln. Der Lehrplan der »Qualifizierung zur Familiengesundheits- und Kinderkrankenpfleger/-in« wurde 2009 verabschiedet und an drei Standorten (Kiel, Stuttgart und Krefeld) angeboten. Die Berufsgruppe der Gesundheits- und Kinderkrankenpflege sollte hier ihre Kompetenz für die oben genannten Schwerpunktaufgaben in den Frühen Hilfen aber auch darüber hinaus für präventive Aufgaben für Kinder und Jugendliche bis 18 Jahren vertiefen und auf die besonderen Handlungsanforderungen in diesem Aufgabenfeld vorbereitet werden. Die Qualifizierung umfasst 270 Stunden, verschiedene Leistungsnachweise und wird in Modulen angeboten.

Im Jahr 2011 gab es auf Initiative der zuständigen Ministerien in Schleswig-Holstein und Hamburg die erste Zusammenarbeit zwischen den Trägern der Qualifizierung für die Gesundheits- und Kinderkrankenpflege in Kiel (DRK-Heinrich-Schwesternschaft e.V.) und der Qualifizierung der Hebammen in Hamburg (Kreisel e. V.), dem BeKD, sowie den Hebammenverbänden Schleswig-Holstein und Hamburg. Diese Arbeitsgruppe entwickelte auf den vorhandenen Grundlagen eine gemeinsame Qualifizierung für Hebammen und Gesundheits- und Kinderkrankenpflegerinnen. Im Rahmen der Erarbeitung wurde schnell deutlich, dass ca. 90 % der Inhalte der Qualifikationen dieser beiden Berufsgruppen übereinstimmte und die Differenzen als fachliche Erweiterung für die jeweils andere Gruppe erkannt wurde. Mittlerweile gibt es bundesweit vielfältige Angebote, sowohl berufsgruppenspezifisch als auch -übergreifend.

Im Rahmen der Qualitätsentwicklung und -sicherung hat das NZFH gemeinsam mit den Verbänden der Berufsgruppen, Vertretern aus wissenschaftlichen Bereichen und Bildungsträgern eine Mindestanforderung der Qualifizierung in den Frühen Hilfen erarbeitet und in Absprache mit den Ländern als verbindlich verabschiedet. Auch hier waren die bereits bestehenden oben genannten Angebote Grundlage der Mindestanforderungen.

Die Inhalte orientieren sich an denen vom NZFH entwickelten Kompetenzprofilen für Familiengesundheits- und Kinderkrankenpflegerinnen und Familienhebammen. Ziel ist es, den Teilnehmerinnen Inhalte zur Stärkung und Weiterentwicklung ihrer fachlichen, sozialen und personellen Kompetenz zu vermitteln (siehe auch »Kompetenzprofil Familien Gesundheits- und Kinderkrankenpflegerinnen und -pfleger in den Frühen Hilfen« NZFH/»Qualifizierungsmodule für Familienhebammen und Familien-Gesundheits- und Kinderkrankenpflegerinnen und -pfleger« NZFH).

Datenschutz in den Frühen Hilfen

Netzwerkarbeit und aufeinander abgestimmte Hilfen sind das Kernstück der Frühen Hilfen und des KKG insgesamt. Unterschiedliche Akteure und Träger bieten Hilfe zur Unterstützung der Familien an. Sie sollen vernetzt arbeiten, sich fachlich austauschen und im Sinne der Familien ergänzen. Dem gegenüber stehen die gesetzlich geregelte Schweigepflicht (§203 StGB) und der personenbezogene Datenschutz. Der Einhaltung dieser gesetzlichen Regelungen sind Personen verpflichtet, die im beruflichen Zusammenhang mit personenbezogene Daten Dritter arbeiten. Sie sind sogenannte Geheimnisträger. Hierzu gehören alle Akteure, die in den Frühen Hilfen arbeiten. Gesundheitsberufe und Mitarbeiter von Jugendämtern und Beratungsstellen bekommen im Zusammenhang mit ihrer Arbeit mit Familien Hinweise auf einen Bedarf an Unterstützung oder gar einer Kindeswohlgefährdung. Sie sind auf Grundlage unterschiedlicher gesetzlicher Regelungen verpflichtet, mit diesen Daten vertrauensvoll umzugehen und sie nicht ohne Zustimmung der Betroffenen an Dritte weiter zugeben. Auf der anderen Seite stellt sich die Frage, wie präventive Netzwerkarbeit verschiedener Akteure funktionieren kann und ab wann personenbezogene Daten bei dem Verdacht einer Kindeswohlgefährdung an die zuständigen Stellen, wie das Jugendamt oder Polizei, weitergegeben werden können.

Im Rahmen des BKiSchG hat der Gesetzgeber dieses in § 4, KKG »Beratung und Übermittlung von Informationen durch Geheimnisträger bei Kindeswohlgefährdung« geregelt.

Grundsätzlich steht das Recht auf informelle Selbstbestimmung über allem. Liegt kein gewichtiger Anhaltspunkt für eine Kindeswohlgefährdung vor, so dürfen nur die personenbezogenen Daten der Familien erhoben werden, die im Zusammenhang der Betreuung der Familie notwendig sind (sog. **Verhälnismäßigkeitsgrundsatz,** siehe auch NZFH, »Datenschutz bei Frühen Hilfen«). Die Betroffenen müssen über die Dokumentation und somit Speicherung ihrer Daten informiert werden (sog.**Transparenzgrundsatz**). Dieser vertrauensvolle Umgang mit den Daten ist nicht nur gesetzlich vorgegeben, sondern auch eine wichtige und unabdingbare Grundlage einer vertrauensvollen Zusammenarbeit mit den Familien. Jeder Vertrauensbruch von Seiten der Akteure aus dem Gesundheitsbereich, der Jugendhilfe und der Frühen Hilfe führt in der Regel zu einem Bruch der Zusammenarbeit mit den Familien.

Hält beispielsweise eine Familiengesundheits- und Kinderkrankenpflegerin ein zusätzliches Angebot zu einem weiteren Hilfesystem, z. B. Beratungsstelle für eine Familie, für sinnvoll, oder gibt es eine Zusammenarbeit mit dem behandelnden Kinderarzt, so sollte dieses mit der Familie besprochen und genau abgestimmt werden, welche Informationen für das Gelingen dieser Zusammenarbeit weitergegeben werden müssen. Das Ergebnis wird schriftlich in einer Schweigepflichtsentbindung mit der Familie festgelegt. Ziel sollte es immer sein, die Situation mit der Familie zu erörtern und sie zu einer freiwilligen Inanspruchnahme von Hilfen zu motivieren (§4 KKG, Abs. 1).

Gibt es gewichtige Gründe, die auf eine Kindeswohlgefährdung hinweisen, so haben die Akteure in den Frühen Hilfen Anspruch auf eine Beratung einer insoweit erfahrenden Fachkraft. Diese Beratung soll helfen, die Situation des Kindes und der Familie fachlich korrekt einzuschätzen. Die Daten, die dafür notwendig sind, die Fragestellung der Kindeswohlgefährdung fachlich bewerten zu können, müssen anonymisiert dargestellt werden (§4 KKG, Abs. 2). Die insoweit erfahrende Fachkraft ist in der Regel eine in der Kinder- und Jugendhilfe erfahrene Person mit einer Ausbildung/einem Studium im Bereich der Pädagogik und Psychologie, z. B. Erzieherin, Sozialpädagogik, Psychologie (▶ Kap. 5.6.1).

Erst wenn die Gefahr einer Kindeswohlgefährdung gegeben und trotz Gesprächen und Intervention bei den Erziehungsberechtigen keine Motivation und Einsicht für die Notwendigkeit von externer Hilfestellung sichtbar ist, muss das Jugendamt informiert werden. Auch über diese Informationsweitergabe sollte die Familie im Vorfeld informiert werden, außer es besteht die Gefahr, dass dann der Schutz des Kindes durch Dritte nicht mehr rechtzeitig greift (§4KKG, Abs. 3).

5.5 Schutzauftrag der Jugendhilfe

Im Fallbeispiel des 3-jährigen Tom hatte die Klinik sich an das Jugendamt gewandt. Sie hat von ihrer Befugnis Gebrauch gemacht, eine Meldung zur Situation vorzunehmen, nachdem die Bemühungen, die Eltern in ihrer Verantwortung anzusprechen, erfolglos geblieben waren. Die Klinik meldete, wie es das Gesetz zur Kooperation und Information im Kinderschutz (KKG) vorgibt, *gewichtige Anhaltspunkte* für eine Kindeswohlgefährdung an die zuständige Stelle des Jugendamtes.

Im KKG ist die Grundlage für eine solche Kooperationsbeziehung zwischen Angeboten und Diensten des Gesundheitswesens und der Jugendhilfe sowie weiteren Stellen standardisiert. Fachkräfte im Gesundheitswesen sollen über alle Möglichkeiten und Aufgaben der Jugendhilfe informiert sein. Sie sollten insbesondere wissen, wie kritischen Situationen in Familien durch die Jugendhilfe aufgegriffen werden. Für die Jugendhilfe ergibt sich zudem die Verpflichtung zur strukturellen Zusammenarbeit und des Informationsaustauschs aus § 81 SGB VIII.

5.5.1 Förderung, Hilfe und Schutz als sozialstaatliche Leistungen

Alle Aufgaben der Jugendhilfe sind im Sozialgesetzbuch, Achtes Buch, Kinder- und Jugendhilfe (SGB VIII) normiert. Das Gesetz umfasst zehn Kapitel. Die Angebote der Förderung und das Vorgehen bei Kindeswohlgefährdung sind in folgenden Kapiteln zu finden:

- Kapitel 1, Allgemeine Vorschriften
- Kapitel 2, Leistungen der Jugendhilfe
- Kapitel 3, Andere Aufgaben der Jugendhilfe

Der § 1 im ersten Kapitel des SGB VIII besagt:

»Jeder junge Mensch hat ein Recht auf Förderung seiner Entwicklung und auf Erziehung zu einer eigenverantwortlichen und gemeinschaftsfähigen Persönlichkeit.«

§ 1 Abs. 2 SGB VIII repliziert das sogenannte staatliche Wächteramt gemäß Grundgesetz (GG) Art. 6 Abs. 2.:

»Pflege und Erziehung sind das natürliche Recht der Eltern und die zuvörderst ihnen obliegende Pflicht. Über die Betätigung wacht die staatliche Gemeinschaft.«

In § 2 SGB VIII des ersten Kapitels sind die Leistungen zugunsten junger Menschen und ihrer Familien, sowie die anderen Aufgaben der Jugendhilfe aufgelistet. In der Abfolge sind die *Stufenförderung, Hilfe und Schutz* erkennbar. Sie umfassen die Gesamtverantwortung des Staates zur Schaffung positiver Lebensbedingungen für junge Menschen, einschließlich ihrer Familien. Zunächst geht es um die

- *Förderung* der Kinder und Jugendlichen, sowie die Beratung und Unterstützung der Eltern; ferner um
- individuelle *Hilfen*, die dann greifen, wenn eine zum Wohle des Kindes entsprechende Erziehung nicht gewährleistet ist und letztlich um das
- Eingriffsrecht zum *Schutz* von Kindern, wenn deren Wohl in Gefahr ist.

Die Jugendhilfe verfolgt mit ihren Handlungsfeldern das Ziel, gute Angebote und Dienste für ihre Zielgruppe bereitzustellen und fortzuschreiben.

»Sie wirkt nur im Ganzen – im Sinne einer Leistungspyramide mit einem ausgebauten präventiven und lebenslagengestaltenden Angebotssegment genauso wie mit einem effektiven Kinderschutz und Hilfen zur Bewältigung von Krisen- und Defizitsituationen – gut und kann letztlich nur so ihr Potenzial in der Bildung, Betreuung und Erziehung junger Menschen voll entfalten. Dieses Potenzial setzt Kinder- und Jugendhilfe in Form personenbezogener sozialer Dienstleistungen um [...]« (Maykus und Schone 2010, S. 10).

Tab. 5.1: Leistungen bzw. Maßnahmen der Jugendhilfe im Kontext des Kinderschutzes

Förderung	Hilfe	Schutz
• Jugendarbeit • Förderung in der Tagesbetreuung • Allgemeine Förderung der Erziehung in der Familien	• Hilfen zur Erziehung • Eingliederungshilfen für seelisch behinderte Kinder und Jugendliche • Hilfen für junge Volljährige	• Maßnahmen nach Feststellung einer Gefährdung bei der Risikoabschätzung • Anrufung des Familiengerichts • Inobhutnahme
Förderung von Kindern und Jugendlichen sowie Elternberatung durch die Jugendhilfe, gelten als staatliche Sozialleistungen	Hilfe wird gewährt, wenn eine dem Wohle des Kindes entsprechende Erziehung nicht gewährleistet ist.	Schutzmaßnahmen werden eingeleitet, wenn das Kindeswohl gefährdet ist.

Im Hinblick auf die Umsetzung der Leistungen und Aufgaben ist im SGB VIII festgelegt, was als *hoheitliche Aufgabe* nur vom *Träger der öffentlichen Jugendhilfe* wahrgenommen werden darf und was von *freien Trägern* der Jugendhilfe.

Was den öffentlichen Träger betrifft, sind seine Aufgaben auf unterschiedlichen Ebenen angesiedelt. In § 69 Abs. 1 SGB VIII heißt es, dass die Träger der öffentlichen Jugendhilfe in Deutschland durch Landesrecht bestimmt werden. Die Länder entscheiden, auf welcher Ebene der *örtliche* und auf welcher der *überörtliche Träger* angesiedelt wird. Des Weiteren wird im Gesetz ausgeführt, dass *jeder örtliche Träger* ein Jugendamt und jeder *überörtliche Träger* ein Landesjugendamt errichtet. Es gibt Bundesländer, die als örtlichen Träger der öffentlichen Jugendhilfe die Gemeinde oder kreisgebundene Stadt bestimmen und andere Bundesländer, die Stadt oder Landkreise auswählen.

Die fachlich zuständige Bundesbehörde soll die Tätigkeit der Jugendhilfe anregen und fördern, soweit sie von *überregionaler* Bedeutung ist.

Im Zusammenhang mit der Gewährung von Leistungen, wie Fördermaßnahmen und Hilfen sowie der Einleitung von Schutzmaßnahmen, ist in der Regel das örtliche Jugendamt als Träger der freien Jugendhilfe zuständig.

Folgende Leistungen der Jugendhilfe, die präventiv wirken und freiwillig in Anspruch genommen werden können, sind von den zuständigen Jugendämtern planerisch zu verantworten und bereitzustellen:

- Außerschulische Jugendarbeit
- Förderung von Kindern in der Tagesbetreuung, also in Kindertageseinrichtungen über Tag und in der Kindertagespflege
- Allgemeine Familienförderung
- Erzieherischen Hilfen

5.5.2 Erzieherische Hilfen im Kontext des Kinderschutzes

Die Erzieherischen Hilfen spielen im Zusammenhang mit der Sicherung des Kindeswohls eine entscheidende Rolle. Es handelt sich um individuelle Rechtsansprüche von Eltern unter der Voraussetzung, dass ein erzieherischer Bedarf festgestellt wurde. In § 27 SGB VIII heißt es: »Ein Personensorgeberechtigter hat bei der Erziehung eines Kindes oder Jugendlichen Anspruch auf Hilfe (Hilfe zur Erziehung), wenn eine dem Wohl des Kindes oder des Jugendlichen entsprechende Erziehung nicht gewährleistet ist und die Hilfe für seine Entwicklung geeignet und notwendig ist.« Die Angebote sind je nach Anforderung ambulant, teilstationär oder stationär auszugestalten. Immer ist dabei im Kontakt zu den Personensorgeberechtigte darauf zu achten, dass die Hilfe geeignet ist, eine Veränderung herbeizuführen. Die Familie soll – erstmals oder wieder – in die Lage versetzt werden, ohne Hilfe auszukommen. Die Hilfe hat nur Aussicht auf Erfolg, wenn die Personensorgeberechtigten und die jungen Menschen, um die es letztlich geht, einbezogen sind und erkennbar ist, dass sie die Hilfe auch annehmen. Vom Erfolg ist auch abhängig, inwieweit es gelingt, eine gemeinsame Zielsetzung von Leistungsberechtigten und dem Jugendamt als Leistungserbringer herzustellen und ob die Leistungsberechtigten eigene Vorstellungen und Gestaltungsmöglichkeiten bei der Hilfegewährung einbringen können.

Hätten Toms Eltern selbst erkannt, dass sie Hilfe zur Erziehung gemäß § 27 SGB VIII benötigen, stünde Ihnen die Möglichkeit offen, einen Antrag zu stellen, der individuell geprüft werden würde.

In § 35a SGB VIII ist normiert, dass Kinder und Jugendliche selbst Anspruch auf Eingliederungshilfe haben, wenn ihre seelische Gesundheit gefährdet und die Teilhabe am Leben in der Gemeinschaft beeinträchtigt oder nach fachlicher Sicht mit hoher Wahrscheinlichkeit zu erwarten ist. Die Hilfe wird am Einzelfall orientiert und in ambulanter, teilstationärer oder stationärer Form geleistet. Sie kann ebenso bei der Sicherung des Kindeswohls maßgeblich sein.

 Sollte sich bei Tom zeigen, dass seine Entwicklungsverzögerung auf eine drohende seelische Behinderung zurückführen ist, steht ihm eine entsprechende Hilfe nach § 35a SGB VIII zu, die durch die Erziehungsberechtigten beantragt werden muss.

5.6 Verfahren in der Jugendhilfe bei Kindeswohlgefährdung

Der Schutzauftrag des Jugendamts leitet sich aus § 1 Abs. 3 SGB VIII ab, nach dem Kinder und Jugendliche vor Gefahren zu schützen sind. Im Jahr 2005 wurde zur Konkretisierung ein neuer Paragraph 8a ins SGB VIII aufgenommen mit der Bezeichnung *Schutzauftrag bei Kindeswohlgefährdung*. Mit Inkrafttreten des Bundeskinderschutzgesetzes (BKSchG) 2012 wurde der § 8a SGB VIII nochmals präzisiert.

5.6.1 Schutzauftrag nach § 8a SGB VIII

Der Schutzauftrag gilt zum einen für die Träger der öffentlichen Jugendhilfe, formuliert in § 8a Abs. 1–3 SGB VIII, und zum anderen für die Träger der freien Jugendhilfen, geregelt in § 8a Abs. 4 SGB VIII.

Sowohl für den öffentlichen als auch für die freien Träger gilt der Auftrag, bei Bekanntwerden *gewichtiger Anhaltspunkte für die Gefährdung des Wohls eines Kindes* oder Jugendlichen, das *Gefährdungsrisiko* nach dem »Vieraugenprinzip« einzuschätzen. Soweit der wirksame Schutz des Kindes oder Jugendlichen bei der Einschätzung nicht in Frage gestellt wird, sind die Erziehungsberechtigten sowie der junge Mensch einzubeziehen.

Ausschließlich dem Jugendamt ist aufgetragen, sich bei gewichtigen Anhaltspunkten einen unmittelbaren Eindruck vom Kind und seiner Umgebung zu verschaffen, sofern dies nach fachlicher Einschätzung erforderlich ist. Es hat den Erziehungsberechtigten zur Abwendung der Gefährdung Hilfen anzubieten (vgl. § 8a Abs.1 SGB VIII).

Sollte das Jugendamt zu dem Schluss kommen, dass das Tätigwerden des Familiengerichts erforderlich ist, so hat es dieses anzurufen. Dies kommt auch dann in Betracht, wenn die Erziehungsberechtigten nicht bereit oder in der Lage sind, bei der Einschätzung der Gefährdung des Kindeswohls mitzuwirken. Besteht eine dringende Gefahr und kann die Entscheidung des Gerichts nicht abgewartet werden, ist das Jugendamt verpflichtet, das Kind gemäß § 8a Abs. 2 SGB VIII in Obhut zu nehmen.

Ist das Tätigwerden anderer Leistungsträger, wie Einrichtungen der Gesundheitshilfe oder der Polizei notwendig, muss das Jugendamt auf die Inanspruchnahme bei den Erziehungsberechtigten hinwirken oder selbst die entsprechenden Stellen einschalten (vgl. § 8a Abs. 3 SGB VIII). Die Polizei ist beispielsweise hinzuzuziehen, wenn dem Kind in der elterlichen Wohnung Gefahr droht und selbst die Fachkräfte des Jugendamts sich keinen gefahrlosen Zutritt zur Wohnung verschaffen können, um das Kind in Obhut zu nehmen. Ebenso ist die medizinische Versorgung eines Säuglings durch einen Arzt im Rahmen der Inobhutnahme unmittelbar erforderlich, wenn das Kind durch Vernachlässigung oder Gewalt geschädigt ist.

Die Träger der freien Jugendhilfe werden über Vereinbarungen in den Schutzauftrag eingebunden und informieren das Jungendamt, wenn es ihnen nicht gelingt, die Gefahr für den jungen Menschen durch Beratung und Hinweise auf Hilfsangebote abzuwenden (vgl. § 8a Abs. 4 SGB VIII). Die Weitergabe von Daten im Rahmen dieser Meldung ist in § 8a Abs. 5 SGB VIII geregelt.

Neben dem § 8a SGB VIII, der ein Verfahren regelt, ist gemäß § 72a SGB VIII vorgebeben, dass einschlägig vorbestrafte Personen für die Aufgaben der Jugendhilfe nicht eingesetzt werden dürfen. Dies gilt sowohl beim öffentlichen Träger als auch beim freien Träger, der rechtssystematisch wiederum über eine Vereinbarung daran gebunden wird.

5.6.2 Handeln bei gewichtigen Anhaltspunkten einer Kindeswohlgefährdung

Neben § 8a SGB VIII, gültig für die Jugendhilfe, ist nach dem Gesetz zur Kooperation und Information im Kinderschutzgesetz (KKG) weiteren Berufsgruppen, denen es nach § 203 Strafgesetzbuch (StGB) verboten ist, unbefugt fremde Geheimnisse zu offenbaren, ein Verfahren bei der Wahrnehmung von gewichtigen Anhaltspunkten vorgegeben. Zu dieser Berufsgruppe gehören z. B. Lehrer, Ärzte, Hebammen, Entbindungspfleger und Angehörige eines andern Heilberufs, der für die Berufsausübung oder die Führung der Berufsbezeichnung eine staatlich geregelte Ausbildung erfordert. Zu dieser Berufsgruppe zählen somit auch die Fachkräfte der (Familien)Gesundheits- und Kinderkrankenpflege.

Wenn diesen Berufsgruppen in der Ausübung ihrer beruflichen Tätigkeit im Kontakt zu Kindern gewichtige Anhaltspunkte für die Gefährdung des Wohls eines Kindes oder eines Jugendlichen bekannt werden, muss eine Gefährdungseinschätzung durch eine insoweit *erfahrene Fachkraft* erfolgen (▶ Kap. 5.4). Für die Bereitstellung einer insoweit erfahrenden Fachkraft ist gemäß § 8b SGB VIII der örtliche Träger der Jugendhilfe verantwortlich.

Die folgende Übersicht zeigt die unterschiedlichen Verfahren und Regelungen für verschiedene Personengruppen sowie den gesetzlichen Handlungsrahmen.

Tab. 5.2: Verfahren/Regelungen bei »gewichtigen Anhaltspunkten«

Personen	Rechtsgrundlage	Verfahren/Regelung bei der Wahrnehmung von gewichtigen Anhaltspunkten für eine Kindeswohlgefährdung
Berufsgruppe der Geheimnisträger nach § 203 StGB i.V.m. KKG	§ 4 KKG	• Mit dem Kind bzw. Jugendlichen und den Personensorgeberechtigten die Situation erörtern, soweit der Schutz dadurch nicht in Frage gestellt wird • Auf Inspruchnahme von Hilfe hinwirken • Anspruch auf Beratung durch eine insoweit erfahrene Fachkraft • Bei erfolgloser eigener Gefahrenabwendung *Befugnis* zur Weitergabe von Daten an das Jugendamt
Fachkräfte mit Schutzauftrag beim öffentlichen Träger der Jugendhilfe	§ 8a Abs. 1–3 SGB VIII	• Einschätzung des Gefährdungsrisikos im Zusammenwirken mit mehreren Fachkräften • Einbeziehung des Kindes bzw. Jugendlichen und Erziehungsberechtigten, soweit der Schutz dadurch nicht in Frage gestellt ist • Unmittelbaren Eindruck von dem Kind und seiner persönlichen Umgebung verschaffen • Hilfen anbieten • Ggf. Anrufung des Familiengerichts • Bei Gefahr Inobhutnahme
Fachkräfte beim freien Träger der Jugendhilfe	§ 8a Abs. 4 SGB VIII	• Einschätzung des Gefährdungsrisikos unter Einbezug einer insoweit erfahrenen Fachkraft mit spezifischen Qualifikationen • Einbeziehung des Kindes bzw. Jugendlichen und Erziehungsberechtigten, soweit Schutz dadurch nicht in Frage gestellt wird • Auf die Inspruchnahme von Hilfen hinwirken • Bei erfolgloser eigener Gefahrenabwendung *Verpflichtung* zur Weitergabe von Daten an das Jugendamt

Personen	Rechtsgrundlage	Verfahren/Regelung bei der Wahrnehmung von gewichtigen Anhaltspunkten für eine Kindeswohlgefährdung
Personen, die beruflich in Kontakt mit Kindern und Jugendlichen stehen	§ 8b Abs. 1 SGB VIII	• Einschätzung einer Kindeswohlgefährdung • Anspruch auf Beratung durch eine insoweit erfahrene Fachkraft gegenüber den Trägern der öffentlichen Jugendhilfe

Tab. 5.2:
Verfahren/Regelungen bei »gewichtigen Anhaltspunkten« – Fortsetzung

Die Frage der Einschätzung einer Kindeswohlgefährdung ist somit für viele Berufsgruppen in und außerhalb der Jugendhilfe mittlerweile eine besondere Herausforderung, selbst wenn sich je nach Berufsgruppe und Aufgabe unterschiedliche Konsequenzen ergeben.

Für die zuständigen Mitarbeiter der öffentlichen Jugendhilfe ist eine Einschätzung des Gefährdungsrisikos prinzipiell keine neue Aufgabe, aber wie schon ausgeführt seit 2005 durch ein Verfahren vorgegeben.

Die Einschätzungsaufgabe ist nicht gleichzusetzen mit der konkreten Ermittlung einer Kindeswohlgefährdung. Diese erfolgt erst, wenn ein gewichtiger Anhaltspunkt gegeben ist.

Die Reflexion ist jedoch sowohl bei der *Einschätzung des Anhaltspunkts* als auch bei der Ermittlung einer Kindeswohlgefährdung abhängig von der Definition von *Kindeswohlgefährdung* und den zu unterscheidenden Ursachen und Folgen.

5.7 Der Begriff der Kindeswohlgefährdung

Der Begriff der Kindeswohlgefährdung findet sich im Bürgerlichen Gesetzbuch (BGB) in dem Bereich, der die Rechtsverhältnisse zwischen den Eltern und dem Kind beschreibt. Der Abs. 1 § 1666 BGB lautet:

> »Wird das körperliche, geistige oder seelische Wohl des Kindes oder sein Vermögen gefährdet und sind die Eltern nicht gewillt oder nicht in der Lage, die Gefahr abzuwenden, so hat das Familiengericht die Maßnahmen zu treffen, die zur Abwendung der Gefahr erforderlich sind.«

§ 1666 BGB Abs. 2 gibt vor, welche gerichtlichen Maßnahmen bei der Gefährdung des Kindeswohls geboten sind. In der Fachliteratur wird jeweils auf eine maßgebliche Entscheidung des Bundesgerichtshofs zum § 1666 BGB aus dem Jahre 1956 verwiesen. Der Begriff der Gefährdung wurde definiert als

> »[...] eine gegenwärtige, in einem solchen Maße vorhandene Gefahr, dass sich bei der weiteren Entwicklung eine erhebliche Schädigung mit ziemlicher Sicherheit voraussagen lässt.«

Aus dieser Definition ergeben sich die Kriterien für die Feststellung einer Kindeswohlgefährdung, die erfüllt sein müssen:

- gegenwärtig vorhandene Gefahr,
- Erheblichkeit der Schädigung sowie
- Sicherheit der Vorhersage« (Schmid und Meysen 2006, S. 2–5).

5.7.1 Ursachen von Kindeswohlgefährdung

»Die Vorschrift des § 1666 Abs. 1 BGB nennt vier mögliche Ursachen für eine Kindeswohlgefährdung:

- die missbräuchliche Ausübung der elterlichen Sorge,
- die Vernachlässigung des Kindes,
- das unverschuldete Elternversagen oder
- das Verhalten eines Dritten« (Meysen 2006, S9–11).

Im Handbuch *Kindeswohlgefährdung nach § 1666 BGB*, eine Orientierung für die Fachkräfte mit Schutzauftrag im Jugendamt und herausgeben von Deutschen Jugendinstitut, finden sich eine Fülle von Beispielen zu gerichtlichen Entscheidungen und Hinweisen zur Unterscheidung der Ursachen, die im Folgenden auszugsweise dargelegt werden (Kindler et al. 2006).

Missbräuchliche Ausübung der elterlichen Sorge

Missbrauch ist ein aktives Verhalten der Personensorgeberechtigten, in der Regel der Eltern. Das Tatbestandsmerkmal ist die bewusste Ausnutzung des Sorgerechts mit dem Ziel, dem Kind Schaden zuzufügen. Die Berücksichtigung der Interessen und Bedürfnisse des Kindes werden dabei negiert.

Zu den Fallgruppen des Missbrauchs gehören Tötungsversuche oder körperliche Schädigungen, die gezielt oder in unkontrollierter Art und Weise ausgeführt wurden. Auch psychische Misshandlungen, die schwerwiegend und nachhaltig sein können, zählen zu den Gefährdungsursachen. Kinder haben grundsätzlich seit dem Jahr 2000 das Recht auf eine gewaltfreie Erziehung. Körperliche Bestrafungen, seelische Verletzungen und andere entwürdigende Maßnahmen sind in der Erziehung unzulässig (vgl. § 1631 Abs. 2 BGB). Dennoch stellt nicht jede Situation, in der ein Kind gezüchtigt wird, unmittelbar eine Kindeswohlgefährdung dar.

Zum Missbrauch elterlicher Sorge gehört auch der sexuelle Missbrauch, z. B. das Anhalten zur Prostitution oder das Hineinziehen in sexuelle Handlungen. Unter anderem zählt dazu auch die Verweigerung, dem Kind gebotene ärztliche Behandlungen zu gewähren. Daneben stellen gefährdende Erziehungsstile wie Überfürsorglichkeit Missbrauch dar, denn sie geben dem Kind keinen Entwicklungsraum und unterdrücken seine Autonomiebedürfnisse. Das Abhalten vom Schulbesuch, die mangelnde Rücksicht auf die Neigungen des Kindes bei der Schul- und Berufslaufbahn und das Untersagen von Fördermaßnahmen gehören auch zum missbräuchlichen Gebrauch elterlicher Sorge (vgl. Meysen 2006, S. 9, S. 12).

Vernachlässigung des Kindes

Der Begriff der Vernachlässigung umfasst die gesamte Palette an Unterlassungen. Vernachlässigung versteht sich als »andauernde oder wiederholte Unterlassung fürsorglichen Handelns sorgeverantwortlicher Personen (Eltern oder andere von ihnen autorisierte Betreuungspersonen), welches zur Sicherstellung der physischen und psychischen Versorgung des Kindes notwendig wäre« (vgl. dazu Kindler 2006, Kap. 3, S. 1). Gerade bei kleinen Kindern in den ersten Lebensjahren kann Vernachlässigung unter Umständen schnell zu lebensbedrohlichen Situationen führen. Körperliche Vernachlässigung ist z. B. gegeben, wenn die Versorgung mit Nahrung, mit Flüssigkeit und sauberer Kleidung sowie das Sicherstellen von Hygiene unzulänglich ist. Bei kognitiver und erzieherischer Vernachlässigung fehlt die Konversation mit dem Kind oder es besteht ein Mangel an anregender Erfahrung und erzieherischem Einfluss. Vernachlässigung ist auch das Unbeachten von Delinquenz oder Suchtmittelgebrauch des Kindes oder Jugendlichen. Zur emotionalen Vernachlässigung gehört der Mangel an Wärme in der Beziehung, fehlende Reaktion auf emotionale Signale des Kindes sowie unzureichende Beaufsichtigung und Gleichgültigkeit beim Fernbleiben des Kindes über einen längeren Zeitraum.

> Im oben genannten Fallbeispiel sind einige dieser Kriterien wieder zu finden, so dass eine Vernachlässigung des Kindes schnell im Raum steht und durch das Jugendamt geklärt werden muss. Tom macht einen ungepflegten Eindruck und wird von seiner körperlichen und psychosozialen Entwicklung nicht altersentsprechend beschrieben. Seine Mutter wirkt liebevoll im Umgang mit ihrem Sohn, kommt jedoch nur sehr sporadisch zu Besuch, so dass auch hier die Vermutung einer nicht kontinuierlichen häuslichen Versorgung naheliegt. Ob dieses stimmt und wie groß der Unterstützungsbedarf, bzw. die Auflagen des Jugendamtes sind, muss von einer Fachkraft des Jugendamtes geklärt werden.

Unverschuldetes Elternversagen

Unverschuldetes Elternversagen wäre beispielsweise die Unfähigkeit oder die mangelnde Bereitschaft eines Elternteils, eine Misshandlung des Kindes durch den anderen Elternteil abzuwenden. Des Weiteren fällt unter unverschuldetes Elternversagen, wenn eine Schädigung für das Kind droht, weil die Eltern nicht belastbar, wechselhaft oder labil sind, ein schwankendes Verhalten zeigen und bei ihnen insgesamt Persönlichkeitsdefizite auszumachen sind. Wenn Eltern an paranoiden Psychosen leiden oder Wahnvorstellungen haben, muss auch von einem unverschuldeten Mangel an Erziehungsfähigkeit ausgegangen werden (vgl. dazu Meysen 2006, Kap.10, S. 1–2).

Das Verhalten eines Dritten

Die personensorgeberechtigten Eltern haben das Kindeswohl zu verantworten und auch zu schützen, wenn eine Gefahr für das Kind von Dritten, beispielsweise Stiefeltern, Lebensgefährten eines Elternteils, Pflegepersonen, Geschwistern, Verwandten oder Nachbarn ausgeht. Dritte können Gewalt gegenüber Kindern anwenden, sie zu Drogenkonsum, Prostitution, Gewaltverbrechen anhalten, als Angehörige von Sekten indoktrinieren, um nur einige Beispiele zu nennen. Insgesamt kommen vergleichbare Negativeinflüsse durch Dritte in Betracht, wie sie auch von sorgeberechtigten Eltern selbst ausgehen könnten (vgl. dazu Meysen 2006 Kap. 11, S. 1–2).

5.7.2 Folgen einer Kindeswohlgefährdung

Wenn von Kindeswohlgefährdung als Tatbestand gesprochen wird, ist von einer erwarteten Schädigung auszugehen. Die Folgen von Kindeswohlverletzungen lassen sich beispielsweise unterteilen in psychische, körperliche, psychosomatische und kognitive Beeinträchtigungen. Sie sind zum einen abhängig von der Schwere der Kindeswohlgefährdung und zum anderen von der Widerstandsfähigkeit und den zu aktivierenden Ressourcen des Kindes als Reaktion auf eine gefährdende Situation (vgl. Maywald 2013, S. 20).

So können Schädigungen aller Bereiche die betroffenen Kinder und Jugendliche schwer beeinträchtigen und sie akut gefährden. Aber auch lebenslange psychische und/oder physische Entwicklungsverzögerungen bzw. Einschränkungen sind möglich.

5.8 Vorgehen des Jugendamts beim Schutzauftrag

Die über 500 Jugendämter in Deutschland sind unterschiedlich organisiert, wenn es darum geht, Anhaltspunkte für eine Kindeswohlgefährdung aufzunehmen. Es gibt Jugendämter mit eigenen Kinderschutzanlaufstellen oder Jugendämter, bei denen die Mitarbeiter sowohl für die erzieherischen Hilfen als auch für den Kinderschutz im Sinne des staatlichen Wächteramts zuständig sind.

Jugendämter erfahren über unterschiedliche Wege vom Anhaltspunkt einer Kindeswohlgefährdung. Beispielsweise durch die Eltern selbst, wenn sie Förderansprüche oder Ansprüche auf Hilfe zur Erziehung geltend machen und dabei indirekt Hinweise geben, oder weil sie selbst anzeigen, dass ihre Kinder einer Gefährdung ausgesetzt sind (Selbstmelder).

Anhaltspunkte werden den Jugendämtern darüber hinaus durch freie Träger der Jugendhilfe, die Einrichtungen oder Dienste unterhalten, übermittelt. Mit den Trägern der freien Jugendhilfe sind Vereinbarungen nach § 8a Abs. 4 SGB VIII abgeschlossen, die das Weitergeben von gewichtigen Anhaltspunkten unter bestimmten Voraussetzungen vorgeben. Auf die Rechtsgrundlage der Vereinbarungen wurde bereits in diesem Kapitel beim § 8a SGB VIII eingegangen.

Darüber hinaus wenden sich z. B. Lehrkräfte aus Schulen und Fachkräfte aus dem Gesundheitswesen, die gemäß KKG eine Einschätzung zu einer Kindeswohlgefährdung vorgenommen haben und nun aufgrund ihrer Befugnis eine Meldung machen, an das Jugendamt.

Nicht zuletzt gehen Meldungen von besorgten Bürgern oder Nachbarn ein, die von ihren Wahrnehmungen berichten und sich um bestimmte Kinder und deren Wohl sorgen.

Kinder und Jugendliche könnten auch selbst Anhaltspunkte für eine Kindeswohlgefährdung liefern, wenn sie das Jugendamt im Rahmen ihres Beratungsanspruchs bei Not- und Konfliktlage (vgl. § 8 Abs. 3 SGB VIII) aufsuchen.

5.8.1 Meldung einer Kindeswohlgefährdung und erste Einschätzung

Eine erste Anforderung für die zuständigen Mitarbeiter des Jugendamts besteht darin, wertschätzend mit den Meldern umzugehen, aufmerksam und wertneutral Informationen aufzunehmen, ehe ein Anhaltspunkt gewichtet wird. Zu klären ist, ob die meldende Person anonym bleiben oder ihre Kontaktdaten angeben will.

Das gesetzliche Verfahren nach § 8a SGB VIII schreibt vor, dass nur bei gewichtigen Anhaltspunkten eine Gefährdungseinschätzung vorzunehmen ist. Insofern ist jede Meldung zu prüfen. Die Fachkraft des Jugendamts muss eine erste Einschätzung vornehmen und bewerten, wie ernst die Situation sich darstellt und wie dringend zu handeln ist. Sie reflektiert in dieser Phase auch die Motive und die Glaubwürdigkeit der meldenden Person.

In der Regel haben Jugendämter einen standardisierten Meldebogen, um abzusichern, dass die wichtigsten Fragen an die meldende Person gestellt werden. Je nachdem wie die vorläufige Einschätzung ausfällt, ist der nächste Schritt einzuleiten. Das Ergebnis der Einschätzung kann in unterschiedlichen Abstufungen, mit den Extremen keine Gefahr bis akute Gefahr, zusammengefasst werden. Auch der Handlungsbedarf wird in Abhängigkeit zur Sicherungsfrage abgestuft bewertet, von sofortigem Handlungsbedarf bis hin zum Handlungsbedarf erst in mehreren Wochen.

Wird der Anhaltspunkt als gewichtig eingestuft, ist das Gefährdungsrisiko im Zusammenwirken mit mehreren Fachkräften einzuschätzen. Für die Melder ist wichtig zu wissen, dass dies unabhängig davon geschieht, ob die meldende Stelle oder Person selbst schon im Rahmen ihres Auftrags mit einer insoweit erfahrenen Fachkraft eine Einschätzung vorgenommen hat (vgl. § 4 Abs. 2 KKG, §8a Abs. 4, § 8b Abs. 1 SGB VIII).

Schätzt das Jugendamt den Anhaltspunkt abschließend als gewichtig ein, sind der Kontakt zu den Eltern und die in Augenscheinnahme des Kindes vorzubereiten, sofern dadurch der Schutz des Kindes nicht gefährdet wird. Ob ein Hausbesuch unternommen wird, um sich einen Eindruck vom Kind und seiner Umgebung zu machen, ist abhängig von der fachlichen Einschätzung. Der Gesetzgeber schränkt die »Inaugenscheinnahme« auf Kinder im Sinne des SGB VIII ein. Kind ist demnach, wer noch nicht 14 Jahre alt ist (vgl. § 7 SGB VIII).

Eine Sofortreaktion ist erforderlich bei folgenden Annahmen: es ist zu schweren Verletzungen bei dem jungen Menschen gekommen, Gesundheitsgefahren drohen, Suchtmittelmissbrauch oder eine psychische Erkrankung spielen eine Rolle, es sind schon Schädigungen in der Vergangenheit erfolgt und das Jugendamt muss dann davon ausgehen, dass niemand das Kind derzeit schützt. Die Sofortreaktion ist auch angezeigt, wenn die Informationen rudimentär sind.

Eine wesentliche Belastung bei den bisher beschriebenen und den folgenden Einschätzungsaufgaben, besteht darin, dass die Aufgaben gewöhnlich unter Zeitdruck erledigt werden müssen.

5.8.2 Schlüsselprozess Risikoeinschätzung

Ein Schlüssel zur Bewältigung der Risikoeinschätzung ist eine klare Strukturierung beim Vorgehen. Die Struktur ist einerseits bestimmt durch den Kindeswohlbegriff des BGB und andererseits durch fachliche Standards der Entwicklungspsychologie und den abzuleitenden kindlichen Bedürfnissen. Die Informationsgewinnung erfolgt auf der Grundlage von Beobachtungen und Gesprächen mit Beteiligten.

Risiko einer Misshandlung und Vernachlässigung des Kindes

Da der Zusammenhang von Selbsterfahrungen der Eltern und der Erziehungspraxis gegenüber den eigenen Kindern in Langzeitstudien und durch Fallstudien belegt ist, wird hier zu ermitteln sein, wie die Entwicklung der Eltern verlaufen ist. Gab es Defizite in der Versorgung, wurden sie beispielsweise gedemütigt, im Stich gelassen, mussten sie sich selbst Nahrung beschaffen oder erlebten sie entwürdigende Erziehungspraktiken? Darüber hinaus ist über die Eltern zu erfassen, ob destruktive Persönlichkeitsmerkmale, psychische und körperliche Auffälligkeiten und mangelnde Intelligenz festzustellen sind. Was lässt sich in der familiären Lebenswelt als desolat ausmachen? Ist das Kind sichtlich geschädigt? Kommt zutage oder ist sogar aktenkundig, dass eine Misshandlung oder Vernachlässigung durch die Eltern schon zum wiederholen Male zu beklagen ist?

> Es könnte sein, dass der Vater von Tom seine eigenen Erfahrungen mit seinem gewalttätigen Vater nicht verarbeitet hat und er vor diesem Hintergrund selbst zu Wutausbrüchen neigt. Vielleicht sind Toms Hämatome auf Schläge seines Vaters zurückzuführen.

Risiko durch mangelnde Förderung des Kindes

Hier wäre ein Risiko auszumachen, wenn Schwierigkeiten zur Hauptbezugsperson bestehen, das Kind keine Förderung erfahren hat oder gesundheitliche Beeinträchtigungen durch ungenügende Versorgung festgestellt werden. Wenn das Kind beispielsweise in einem entsprechenden Alter nicht mit Gleichaltrigen oder Freunden zusammenkommt oder Schwierigkeiten im Umgang mit diesen hat, wenn es ständig im Kindergarten oder in der Schule mit Autoritätspersonen in Konflikt kommt und gesetzte Regeln ignoriert, dabei selbst keine Orientierung hat, was richtig oder falsch ist. Aufzunehmen ist, ob das Lern- und Leistungsvermögen eingeschränkt und dem Kind keine Erfahrungsmöglichkeiten und Lernkontexte geboten werden. In der Zusammenschau wird es darauf ankommen, ob die Entwicklung des Kindes zu einer eigenständigen Persönlichkeit gefährdet ist.

Risiko durch geringe Ressourcen des Kindes

Das Risiko der Verletzung des Kindeswohls ist groß, wenn das Kind selbst keine bzw. geringe Ressourcen hat, um seine Bedürfnisse zu regulieren. Es ist evident, dass hier das Alter des Kindes maßgeblich ist.

Hierzu gehören auch Kinder mit gesundheitlichen Einschränkungen, chronischen Erkrankungen und frühkindlichen Regulationsstörungen. Aber auch bei fehlender emotionaler Stabilität des Kindes ist eine Kindeswohlgefährdung mit einem höheren Risiko einzuschätzen. Wenn Kompetenzen, wie beispielsweise Stärken in der Schule, besondere Fähigkeiten beim Sport oder im technischen Bereich, beim Kind vorhanden sind und somit eine deutlich hohe Motivationslage auszumachen ist, dann können Kinder eine mangelnde Förderung im häuslichen Bereich eher ausgleichen, wodurch das Risiko einer Kindeswohlgefährdung sinkt.

Risiko durch Unveränderbarkeit der Erziehungskompetenz der Sorgeberechtigten

Bei der Einschätzung, inwieweit Eltern ein bisher für das Kind riskantes Erziehungsverhalten ändern werden, sind ihre Haltung zur Situation und ihre Vorstellungen und Hoffnungen auf Veränderung aufzunehmen. Ebenso ist ihre Bereitschaft Hilfe in Anspruch zu nehmen festzuhalten. Es gilt einzuschätzen, ob es ihnen gelingen wird, Alternativen zum bisherigen Erziehungsstil umzusetzen. Hier ist sicher aufschlussreich, ob schon einmal und mit welchem Erfolg Hilfe in Anspruch genommen wurde. Von Relevanz ist zudem die Haltung der Eltern zu belegbaren Situationen, in denen Sie ihrem Kind schon einmal einen Schaden zugefügt haben.

5.8.3 Bewertung der Kompetenz der Sorgeberechtigten zur Sicherung des Kindeswohls

Wenn die Informationsgewinnung und die Risikoeinschätzung abgeschlossen sind, muss der aktuelle Stand der Erziehungsfähigkeit bemessen werden. Denn danach wird zu entscheiden sein, wie weiter vorgegangen wird.

Pflege und Versorgung

Die Situation, in der das Kind aktuell lebt, muss erfasst werden. Zu beantworten sind Fragen nach der Umgebung, in der das Kind sich aufhält, beispielsweise dem hygienischen Zustand in der Wohnung und der Versorgung mit Nahrung.

Bindung

Hier ist zu beantworten, ob die Beziehungsgeschichte des Kindes darauf schließen lässt, dass eine ausreichende Bindung zu einer oder mehreren Hauptbezugspersonen gesichert ist. Es ist zu fragen, ob die Bezugspersonen ihre Fürsorgerolle ernst nehmen und sich bei dieser unterstützen lassen.

Regeln und Werte

Zu klären ist, ob die Eltern von ihrer Persönlichkeit her in der Lage sind, Regeln und Werte zu vermitteln. Halten sie es durch, Regeln nachhaltig zu vertreten? Darüber hinaus ist einzuschätzen, ob die Eltern ein Maß für altersgemäße Vermittlung von Sozial- und Urteilskompetenz haben. Zu ermessen ist auch, inwieweit Eltern bei einer Anleitung zur Erziehung ihre Aufgabe bewältigen können.

Förderung

Hier geht es zunächst um die anregende und gestaltete Umgebung im Elternhaus. Zu fragen ist, ob sie dem Kind gerecht wird, um eine angemessene Förderung sicher zu stellen. Ist für das Jugendamt sichtbar, dass die Eltern ihre Aufgabe, das Kind zu fördern oder es in entsprechenden Fördereinrichtungen fördern zu lassen, erkennen und ausüben? Wenn das Kind schulpflichtig ist, gilt es zu überprüfen, ob die Eltern für den regelmäßigen Schulbesuch sorgen.

Instrumente zur Einschätzungsunterstützung

Um die Einschätzungsaufgabe für die Personen innerhalb und außerhalb des Jugendamtes systematisch vornehmen zu können, wurden in der Fachwelt Erfassungsbögen mit unterschiedlichen Differenzierungsgraden entwickelt, von denen hier einige angesprochen werden.

- KiWo-Skala: Kinderschutz in Tageseinrichtungen für Kinder und KiWo-Skala Kinderschutz in Tageseinrichtungen für Kinder im Schulalter
  Der Kommunalverband für Jugend- und Soziales (KVJS) Baden-Württemberg (Landesjugendamt) hat mit der Forschungsgruppe »Verhaltensbiologie des Menschen« (Kandern) eine Checkliste entwickelt: die »KiWo-Skala KiTa«. Sie ist ein Instrument zur angeleiteten Bewertung und Einschätzung von Auffälligkeiten von Kindern in Kindertageseinrichtungen. Die Einschätzungsskala soll dann zum Einsatz kommen, sobald ein begründeter Verdacht der Kinderwohlgefährdung vorliegt. Die KiWo-Skala KiTa gibt den Fachkräften mehr

Sicherheit bei der Erfüllung des Schutzauftrags und bei der Überprüfung einer Gefährdungsvermutung. Es werden Ankerbeispiele z. B. für mangelnde Körperpflege: »das Kind kommt mehrfach ungewaschen und übelriechend in den Kindergarten« zur Orientierung vorgeben. Nach den Erfahrungen mit der KiWo-Skala KiTa wurde eine weitere Skala für Kinder im Schulalter entwickelt. Die Anleitungen für die beiden Skalen – mit entsprechenden Erhebungsbögen – stehen auf der Internetseite des KVJS zur Verfügung (http://www.kvjs.de/jugend/kinderschutz/kiwo-skala-kinderschutz-in-tageseinrichtungen.html).

- Wahrnehmungsbogen »Rund um die Geburt« und Wahrnehmungsbogen »Klein- und Vorschulkinder«

  Die Kinder- und Jugendpsychiatrie Ulm macht auf zwei Wahrnehmungsbögen in ihrem Internetauftritt aufmerksam. Erfahrungen mit der Anwendung der Wahrnehmungsbögen seien im Rahmen von Pilotprojekten in Vorarlberg (Österreich), im Ostalbkreis (Baden-Württemberg) und durch Hebammen sowie Tageseltern in Baden-Württemberg gesammelt worden. In beiden Versionen werden neben Fragen zur familiären Situation, die in erster Linie der Ressourcenermittlung dienen, wahrgenommene Formen von Kindeswohlgefährdung und einzelne empirisch belegte Risiko- und Belastungsfaktoren abgefragt. Die erfragten Risiken unterscheiden sich in beiden Versionen des Wahrnehmungsbogens, da je nach Alter der Kinder und Betreuungskontext andere Belastungsfaktoren relevant und wahrgenommen werden können (vgl. dazu Künster et al. 2011 S. 206–223). Die Bögen sind u. a. auf der Internetseite des Landratsamts Fürstenfeldbruck, Koordinierende Kinderschutzstelle (KoKi) abrufbar.

- Risikoanalysebogen für Säuglinge und Kleinkinder 0–3 Jahre, für Vorschulkinder 4–6 Jahre und für Schulkinder 7–13 Jahre.

  Jugendämter nutzen selbst oder mit der Wissenschaft entwickelte Bögen zur Gefährdungseinschätzung. Die systematische Vorgehensweise mittels Checklisten ist zum Standard geworden. So hat beispielsweise die Stadt Nürnberg Bögen zur Risikoabschätzung für ihre Fachkräfte im Jugendamt zum Herunterladen bereitgestellt.

Darüber hinaus ziehen Fachkräfte des Jugendamts Experten verschiedener Disziplinen bei ihrer Einschätzungsaufgabe hinzu, z. B. psychologische Sachverständige oder Erziehungsberater. Sie geben schwierig einzuschätzende Fälle von Kindeswohlgefährdung in interdisziplinäre Fallbesprechungsgruppen ein oder holen sich Unterstützung in Form von Supervision.

5.8.4 Gewährleistung des Kindeswohls durch eine geeignete Hilfe

Sollte sich nach der Risikoeinschätzung und der Bewertung der Kompetenz der Erziehungsberechtigten zeigen, dass eine Beeinträchtigung des Kindeswohls unterhalb der Schwelle einer Kindeswohlgefährdung nach § 1666 BGB liegt, ist die zuständige Fachkraft des Jugendamts dennoch dazu angehalten, den Eltern eine geeignete Hilfe anzubieten, die das Wohl des Kindes für die Zukunft sichert. Diese Handlungsverpflichtung (Garantenpflicht) begründet sich durch die Verpflichtung des Staates sozialrechtliche Leistungen zur Unterstützung der Eltern anzubieten.

Die Hilfe soll mit den Erziehungsberechtigen und dem betroffenen jungen Menschen erörtert und geplant werden. Auf der Grundlage des grundgesetzlich geschützten Elternrechts darf die Hilfe in dieser Sachlage nicht gegen den Willen der Eltern geschehen.

Relevant können in diesem Kontext zwar alle im Leistungskatalog des zweiten Kapitels des SGB VIII genannten Maßnahmen sein, von der Jugendarbeit über die Tagesbetreuung bis hin zur allgemeinen Familienförderung, aber explizit ist die erzieherische Hilfe angesprochen. Gemeint ist die Hilfe zur Erziehung für Eltern, die in Form von ambulanter oder stationärer Hilfe geleistet wird und die Hilfe für Kinder und Jugendliche, wenn sie seelisch behindert oder von einer seelischen Behinderung bedroht sind. Neben den im SGB VIII benannten Formen (§§ 28–35 i.V.m. § 27, § 35a SGB VIII) kann es weitere Hilfsformen geben, die individuell konzipiert werden.

Der Hilfeplanprozess wird in § 36 SGBVIII vorgegeben. Die Wahrnehmung des Verfassungsauftrags an die Jugendhilfe, Eltern zu unterstützen, vollzieht sich im Steuerungsinstrument des § 36 SGB VIII. Ihm kommt eine fachliche und rechtliche Bedeutung zu. Im Hilfeplan werden die Art und die Qualität der Hilfeleistung sowie die zeit- und zielgerichtete Intervention festgelegt. Die Hilfeplanung wird regelmäßig überprüft und ggf. fortgeschrieben. Je nach Alter und Situation der betroffenen jungen Menschen ist die Hilfeplanfortschreibung kurz oder lang dimensioniert. Die Verantwortung für die Hilfeplanung liegt als hoheitliche Aufgabe grundsätzlich beim Jugendamt. Sinnvollerweise werden alle beteiligten Stellen und Personen, die an der Begleitung der Familie beteiligt sind, mit einbezogen.

> Wie bereits oben beschrieben, könnten den Eltern von Tom unterschiedliche Hilfen angeboten werden. Hierzu gehören Unterstützungsangebote aus dem Bereich der Frühen Hilfen, wie z. B. aufsuchende Hilfe durch eine Familiengesundheits- und Kinderkrankenpflegerin zur Unterstützung der Tagesstrukturierung, Pflege und Förderung der Eltern–Kind Bindung und/oder Einbindung in offene Eltern-Kind-Gruppen. Weiterhin gibt es verschiedene Hilfen zur Erziehung durch das Jugendamt und Möglichkeiten der Vermittlung eines Kitaplatzes.

> Diese Leistungen würden im Rahmen der Hilfeplanung durch das Jugendamt koordiniert und regelmäßig mit den Akteuren aus den Frühen Hilfen, der Kita usw. reflektiert und angepasst.

5.8.5 Inobhutnahme

Kommt das Jugendamt nach Abwägung aller Einschätzungen zu dem Schluss, dass eine Kindeswohlgefährdung akut vorliegt und die Eltern nicht gewillt oder in der Lage sind, selbst unter Einbezug von Hilfen das Kindeswohl zu sichern, ist das Jugendamt gehalten eine gerichtliche Anordnung beim Familiengericht zur Einleitung von Hilfen zu bewirken. Ist die Gefahr groß und kann die Entscheidung nicht abgewartet werden, muss das Jugendamt von seiner Befugnis Gebrauch machen, das Kind in Obhut zu nehmen.

Die Inobhutnahme gehört zu den *anderen Aufgaben der Jugendhilfe* und versteht sich als Krisenintervention oder als vorläufige Schutzmaßnahme. Eine Inobhutnahme ist immer eine stationäre Unterbringung Sie kann gegen den Willen der Eltern erfolgen, denn sie stellt eine hoheitliche Aufgabe im Sinne des grundgesetzlich verankerten staatlichen Wächteramts dar.

> »Das Jugendamt ist berechtigt und verpflichtet, ein Kind oder einen Jugendlichen in seine Obhut zu nehmen, wenn das Kind oder der Jugendliche um Obhut bittet oder eine dringende Gefahr für das Wohl des Kindes oder des Jugendlichen die Inobhutnahme erfordert und die Personensorgeberechtigten nicht wiedersprechen oder eine familiengerichtliche Maßnahme nicht abgewartet werden kann«(§ 42 SGB VIII).

Auch ausländische Kinder, die sich unbegleitet in Deutschland aufhalten, sind in Obhut zu nehmen. Das Jugendamt hat während der Inobhutnahme alle notwendigen Rechtshandlungen im Sinne des Kindes wahrzunehmen.

Da es dem jungen Menschen selbst möglich ist, um Inobhutnahme zu bitten, ist es denkbar, dass das Jugendamt nach Prüfung der Situation die Kindeswohlgefährdung bestätigt oder von diesem Tatbestandsmerkmal Abstand nehmen muss. Die Inobhutnahme endet dann bei der Übergabe des Kindes an die Personensorgeberechtigten bzw. Erziehungsberechtigten. Anderenfalls endet die Inobhutnahme nach der Entscheidung des Familiengerichts.

Der § 8a Abs. 2 SGB VIII gibt dem Jugendamt die Anrufung des Gerichts vor, wenn es das Tätigwerden des Familiengerichts für erforderlich hält. Dies ist der Fall, wenn die Eltern nicht gewillt oder in der Lage sind, das Kindeswohl zu wahren. Dies gilt auch, wenn sie an der Risikoeinschätzung nicht mitwirken.

5.9 Gerichtliches Verfahren

Das Familiengericht ist eine Abteilung des Amtsgerichts und zuständig für die Entscheidung von Familiensachen. Neben dem sozialrechtlichen Kinderschutzauftrag der öffentlichen Jugendhilfe gemäß SGB VIII obliegt dem Familiengericht der zivilrechtliche Kinderschutzauftrag. Das Familiengericht handelt nach Maßgabe des *Gesetzes über das Verfahren und in Angelegenheiten der freiwilligen Gerichtsbarkeit* (FamFG). Die Familiengerichte haben die erforderlichen Maßnahmen zu treffen, um eine Kindeswohlgefährdung abzuwenden, wenn die Voraussetzungen nach § 1666 BGB vorliegen. Ferner ist die Verhältnismäßigkeit gemäß § 1666a BGB zu beachten. Demnach sind öffentliche Hilfen vorrangig vor Maßnahmen, die das Kind von seinen Eltern trennen.

Das Familiengericht ist gemäß FamFG daran gebunden, das Jugendamt mit seinen Einschätzungen zur Situation einzubeziehen und muss die Eltern, und je nach Alter das Kind, anhören. Darüber hinaus kann es, wie auch das Jugendamt, von Amtswegen ermitteln, um Sachverhalte aufzuklären. Dadurch werden viele Aspekte, die über das, was von den Beteiligten am Verfahren eingebracht wird, in die Entscheidung einbezogen. Z. B. können Gutachten oder Informationen von Personen, die von Berufs wegen mit dem Kind in Kontakt standen, eingeholt werden. Das Jugendamt unterstützt das Familiengericht durch seine Mitwirkung. Es unterrichtet über bisher angebotene und erbrachte Leistungen für das Kind und das Familiensystem, bringt erzieherische und soziale Gesichtspunkte ein, weißt auf mögliche Hilfen hin und unterrichtet über den Beratungsprozess in der Familie (vgl. § 50 SGB VIII i.V.m. § 155 Abs. 2 FamFG).

Das Familiengericht kann den teilweisen oder vollständigen Entzug des Sorgerechts anordnen. Dies bedeutet bei der Ausübung des gesamten Sorgerechts eine Vormundschaft und beim teilweisen Entzug des Sorgerechts eine Ergänzungspflegschaft für spezifische Angelegenheiten.

Je nach Konstellation ist eine dauerhafte Beheimatung in einer anderen als der Herkunftsfamilien (Adoption) zu überprüfen. Auch in diesen Fallkonstellationen wirkt das Jugendamt bei der Entscheidung des Familiengerichts mit.

5.10 Zusammenarbeit mit der Polizei

Kindesmisshandlung und Vernachlässigung sind schwerwiegende Tatbestände. Daher ist die Zusammenarbeit mit der Polizei unbedingt im Sinne der Opfer auszurichten. Die Aufgabe des Jugendamts und der Polizei sind jedoch vom Grundsatz her unterschiedlich. Stehen beim Jugendamt der Schutz des Kindes vor Gefahren und das rechtzeitige Einleitung von Hilfen im Vordergrund, so ist die Aufgabe der Polizei in erster Linie die Strafverfolgung der Tatpersonen. Für die Jugendhilfe gibt es grundsätzlich keine Anzeigepflicht, wenn sie von einer Straftat erfährt. Eine Anzeigepflicht ergibt sich nur dann, wenn eine Strafanzeige das einzige Mittel ist, eine Straftat abzuwenden. In diesen Fällen handelt es sich um einen rechtfertigenden Notstand im Sinne des § 34 StGB.

Bei der Entscheidung bezüglich einer Anzeige muss immer abgewogen werden, ob eine Strafanzeige den Erfolgsaussichten, das Kindeswohl zu sichern, eher entgegensteht oder diese fördert. Ein positiver Effekt ist z. B. wenn zur Sicherung von Beweismitteln die Einschaltung der Polizei notwendig ist. Negativ hingegen wäre, wenn es wegen der Belastung in einem Strafverfahren zu keiner Aussagebereitschaft oder Aussagefähigkeit des Kindes kommt und dadurch ein Freispruch oder eine Einstellung des Verfahrens folgt. Jugendämter und Polizei können jedoch unter Wahrung ihrer jeweiligen Aufgaben anonyme Fallbesprechungen wählen, die ihnen erlauben, Möglichkeiten durchzuspielen, ohne gleich im rechtlich nicht mehr veränderbaren Rahmen handeln zu müssen.

Literatur

BeKD (Hrsg.) (2009). Lehrplan der Qualifizierungsmaßnahme zum/zur Familien-Gesundheits- und Kinderkrankenpfleger/-in (FGKIKP) Hannover

Bensel J, Prill T, Haupg-Schnabel G, Fritz B, Nied F (2012). Einschätzskala Kindeswohlgefährdung in Kindertageseinrichtungen, Projektbericht, Stuttgart: Kommunalverband für Jugend- und Soziales Dezernat Jugend, Landesjugendamt Baden-Württemberg. http://www.kvjs.de/fileadmin/publikationen/jugend¬/Bericht_KiWo_Skala.pdf (Zugriff am 26.06.2016)

Bundesgerichtshof (BGH) Beschluss vom 14.07.1956 IV ZD 22/56

Bürgerliches Gesetzbuch (BGB) idF der Bekanntmachung vom 2. Januar 2002, BGBl. I S. 42, 2909; 2003 I S. 738, geändert durch Art. 3 des G v. 24. Mai 2016, BGBl. I S. 1190

Bundeskinderschutzgesetz (BKiSchG) vom 22.12.2011 mit Gültigkeit ab 01.01.2012, BGBl. I 2011, S. 2975

Deutsches Rotes Kreuz e. V., Generalsekretariat (Hrsg.) (2013). Arbeitshilfe zum Bundeskinderschutz, www.drk.de, Berlin

Grundgesetz (GG) für die Bundesrepublik Deutschland idF der Bekanntmachung im BGBl. Teil III, Gliederungsnummer 1001, veröffentlichte bereinigte Fassung, zuletzt geändert durch Art. 1 des G v. 23. Dezember 2014, BGBl. I S. 2438

Gesetz zur Kooperation und Information im Kinderschutz (KKG), vom 22.12.2011 mit Gültigkeit ab 01.01.2012, BGBl. I 2011, S. 2975

Kindler H, Lillig S, Blüml H, Meysen T, Werner A (Hrsg.) (2006). Handbuch Kindewohlgefährdung und Allgemeiner Sozialer Dienst (ASD). München: Deutsches Jugendinstitut e. V. grafik+druck gmbH, Kap. 3, S. 1–2, Kap. 9, S. 1–2, Kap. 10, S. 1–2, Kap. 11. S. 1–2

Künster A K, Wucher A, Thurn L, Kindler H, Fischer D, Ziegenhain U (2011). Risikoepidemiologie und Kinderschutzstatistik in der frühen Kindheit – eine

Pilotuntersuchung. In: Praxis der Kinderpsychologie und Kinderpsychiatrie. Heft 3 Jahrgang 60, S. 206–223

Künster AK, Thum A, Fischer D, Wuchter A, Kinder H, Ziegenhain U (2011). Wahrnehmungsbogen für den Kinderschutz »Rund um die Geburt« und Wahrnehmungsbogen für die Klein- und Vorschulkinder. Koordinierende Kinderschutzstelle (KoKi). http://www.lra-ffb.de/lra/jugend/jugend-3koki3.shtml (Zugriff am 26.06.2016)

Ministerium für Soziales, Gesundheit, Wissenschaft und Gleichstellung, Schleswig-Holstein, Freie und Hansestadt Hamburg, Behörde für Gesundheit und Verbraucherschutz.; »Gemeinsame Qualifizierung von Hebammen zur Familienhebamme und Gesundheits- und KinderkrankenpflegerInnen zur Familien-Gesundheits- und KinderkrankenpflegerInnen«, vorläufiges Curriculum für Hamburg und Schleswig-Holstein. (April 2013)

Meusers M (o. J.). Traumatische Belastungen in der Entwicklung und ihre Folgen. http://www.ev-jugendhilfe-menden.de/Praesentation%20Herr%20Dr.%20Meusers.pdf: (Zugriff am 26.06.2016)

Meysen T (2006). Welche Formen einer missbräuchlichen Ausübung der elterlichen Sorge sind bekannt? In: Handbuch Kindeswohlgefährdung und Allgemeiner Sozialer Dienst (ASD). Kindler H, Lillig S, Blümle H, Meysen Th, Werner A (Hrsg.) München: Deutsches Jugendinstitut e. V. grafik+druck gmbH, Kap. 9, S. 1–2

Meysen T, Eschelbach D (2012.) Das neue Kinderschutzgesetz, Baden-Baden: Nomos Verlag Gesellschaft

Meysen T, Schönecker L, Kindler H (2009). Rechtliche Rahmenbedingungen und Risikodiagnostik in der Kooperation von Gesundheits- und Jugendhilfe, Weinheim und München: Juventa Verlag

Maykus S und Schone R (Hrsg.) (2010). Handbuch der Jugendhilfeplanung. 3. Aufl. Wiesbaden: Springer Fachmedien, S. 10

Maywald J (2013). Schutz vor Kindeswohlgefährdung in der Kindertagespflege. In: Wissenschaftliche Texte. München: Deutsches Jugendinstitut, S. 20

Nationales Zentrum Frühe Hilfen, NZFH (Hrsg.) (2016). Verwaltungsvereinbarung Bundesinitiative Netzwerke Frühe Hilfen http://www.fruehehilfen.de/fileadmin/user_upload/fruehehilfen.de/pdf/Verwaltungsvereinbarung_zur_Bundesinitiative (Zugriff am 22.01.2016)

Nationales Zentrum Frühe Hilfen, NZFH, Datenschutz in den Frühen Hilfen, Praxiswissen Kompakt, Deutsches Institut für Jugendhilfe und Familienrecht e. V. Auflage 5.10.07.13, Rasch Druckerei und Verlag

NZFH (Hrsg.) (2012). Kompetenzprofil »Familienhebamme«; (2015) Kompetenzprofil »Familien- Gesundheits- und Kinderkrankenpflege«. http://www.fruehehilfen.de/fruehe-hilfen/qualifizierung/kompetenzprofile/

see you, Stifung familienorientierte Nachsorge Hamburg, www.seeyou-hamburg.de/babylotse/ (Zugriff am 16.03.2016)

Sorsberg A, Neumann C, Neisheiser R (2006). Krankenpflegegesetz. Mit Ausbildungs- und Prüfungsverordnung für die Berufe in der Krankenpflege; 6. Auflage, Stuttgart: Kolhammer, S. 70–71

Stadt Nürnberg (2009). Risikoanalysebogen 0–3 Jahre, 4–6 Jahre, 7–13 Jahre. http://www.jugendamt.nuernberg.de/service/downloads.html (Zugriff am 26.06.2016)

Strafgesetzbuch (StGB) idG vom 13. November 1998, BGBl. I S. 3322, zuletzt geändert durch Art. 1 des Gesetzes vom 30. Mai 2016, BGBl. I S. 1254, Stand: Neugefasst durch Bek. v. 13.11.1998 I 3322; zuletzt geändert durch Art. 1 G v. 30.5.2016 I 1254

Sozialgesetzbuch (SGB) – Achtes Buch (VIII) – Kinder- und Jugendhilfe – Artikel 1 des Gesetzes v. 26. Juni 1990, BGBl. I. S. 1136 idF der Bekanntmachung vom 11. September 2012, zuletzt geändert durch Art. 1. G v. 28. Oktober 2015, BGBl. I. S. 1802

Wegemann H (1992). Antonia Zerwer. Ein Leben für die Kinder. 75 Jahre Kinderkrankenpflege. Berlin: Edition Hentrich

6 Das internationale Berufsbild der Schulgesundheitspflege *oder* der Paul kann nicht pinkeln

Andreas Kocks

Pflegende in Schulen, macht das Sinn? So könnte man die Frage formulieren, wenn man über das Thema Schulgesundheitspflege in Deutschland nachdenkt. Im Gegensatz zu internationalen Erfahrungen wird Pflege in Deutschland immer noch im Kern mit Krankenhaus, Arztpraxis oder ambulanten Diensten verbunden. Dass der Bedarf weitaus größer ist und das Pflegende das Potenzial und ideale Voraussetzungen haben auch in anderen Lebensbereichen alltagsnahe Angebote im Sinne einer gelungene Gesundheitsförderung und der Gesundheitsversorgung zu machen, zeigen internationale Erfahrungen. Exemplarisch für diese Diskussion kann die Frage nach gesundheitsbezogenen Angeboten für Kindern und Jugendlichen im Setting Schule stehen. Nach der Familie ist die Schule der Lebensbereich, in dem Kinder und Jugendliche einen Großteil Ihrer Zeit in dieser Altersklasse verbringen. Darüber hinaus ist der Erfolg oder eben Nichterfolg der schulischen Bildung maßgeblich für den weiteren Lebensweg. Und was hat das mit Gesundheit zu tun? Sehr viel. Gesundheit und Bildung hängen vielfältigste zusammen und beeinflussen sich wechselseitig. Dabei gilt der Satz »*wer gesund ist, geht in die Schule und wer krank ist bleibt Zuhause*« schon lange nicht mehr. Chronische Erkrankungen, Inklusion, Armut oder Migrationshintergrund zeigen, dass das Thema Gesundheit und Krankheit in der Schule weit über die einfache Notfallversorgung bei leichten Verletzungen hinausreicht. International sind mit dem Tätigkeitsfeld Pflegende, sogenannte School Health Nurses –Schulgesundheitspflegende- betraut. Im Sinne eines erweiterten Gesundheitsverständnisses umfasst ihre Arbeit an Grund- und weiterführenden Schulen sowohl Gesundheitsförderung als auch Gesundheitsversorgung. Sie trägt erfolgreich dazu bei, dass das Thema Gesundheit im Kontext Schule einen festen Platz und einen Kümmerer bekommt, der den primären Bildungsauftrag der Schule maßgeblich unterstützt. Ein Modell, das auch in Deutschland, gerade für Fachkräfte der Gesundheits- und Kinderkrankenpflege Schule machen sollte.

Die Geschichte von Paul oder ein Schulleben mit Dialyse

Paul (19 Jahre) kann sich nicht mehr erinnern, wie es angefangen hat. Seine Mutter sagte ihm er sei damals etwa ein Jahr alt gewesen, als ein Medikamentenfehler seine Nieren angegriffen habe. Zu Beginn der Grundschulzeit hat er noch zu Hause mit seiner Mutter »Bauchfell-Dialyse« gemacht. Das hat ihn damals stark angestrengt. Oft war er in der Schule müde und unkonzentriert, wollte sich aber nichts anmerken lassen. Er sollte auch immer viel trinken, mindestens zwei Liter. Die schaffte er nur, wenn er während dem Unterricht trinken durfte, eine Sonderstellung, die ihm erste Fragen seiner Mitschüler und Lehrer einbrachte. Da es mit der Ernährung und seinem Gewicht starke Probleme gab, wurde er eine Zeit lang zusätzlich über Magensonde ernährt. Mit der Sonde durch die Nase besuchte er die Schule weiter. Jetzt war die Sonderstellung für alle sichtbar. Manche nannten ihn Elefanti, weil er ja einen so schönen Rüssel hatte. Irgendwann war es klar, entweder brauchte er eine Nierentransplantation oder er musste an die Dialyse und das, wo er doch gerade aufs Gymnasium gewechselt hatte.

Schulen und Gesundheit

Die Vorstellung, dass Schule die Gesundheit junger Menschen beeinflussen kann, ist nicht neu. Diese Beeinflussung kann dabei positiv wie auch negativ sein. So erleben Kinder und Jugendliche Schule einerseits als ihren bedeuteten Stressor (ProKids 2013), andererseits ist Schule ein lang und international etablierter und verbreiteter Ansatz der Gesundheitsförderung und Prävention. Wie keine andere Institution bietet die Schule mit der Schulpflicht einen strukturierten und kontinuierlichen Zugang zu Kindern und Jugendlichen eines Landes. Die Weltgesundheitsorganisation WHO propagiert Schule beispielsweise mit dem Ansatz der gesundheitsfördernden Schule neben der Familie und dem Stadtteil als einen der wichtigsten lebensweltlichen Ansätze der Gesundheitsförderung (Setting-Ansatz) (World Health Organization (WHO), 1997; World Health Organisation (WHO), 1999). Auch in Deutschland werden Ansätze der Gesundheitsförderung in Schulen verfolgt (Arbeitsgemeinschaft der Spitzenverbände der Krankenkassen (MDS) 2004; Bundesministerium für Gesundheit 2008; Deutscher Bundestag 2009; Kultusministerkonferenz 2012; Medizinischer Dienst des Spitzenverbandes Bund der Krankenkassen (MDS) 2014), wobei sich hier, im Gegensatz zu internationalen Entwicklungen, häufig auf Gesundheitserziehung- und Gesundheitsbildung beschränkt wird. So sind beispielsweise gesundheitsbezogene Unterrichtsinhalte, z. B. zur Sexualaufklärung, Ernährungsberatung oder Suchtprävention, in den jeweiligen landesspezifischen Schulgesetze und Curricular festgelegt.

Neben diesen Unterrichtsangeboten existiert in deutschen Schulen eine Vielzahl von lokalen Einzelprojekten und Initiativen, die die Gesundheit von Kindern und Jugendlichen in den Blick nehmen. Häufig handelt es sich hierbei um Angebote zur Förderung eines gesunden Ernährungsverhalten oder der Bewegung. Einen guten Überblick über die Vielzahl der Projekte bietet beispielsweise das Landesprogramm Bildung und Gesundheit NRW. Gemeinsam ist vielen Projekten, dass die Verantwortung und Initiative meist von einzelnen Schulen bzw. Lehrern ausgeht, Projekte nur für eine begrenzte Zeit durchgeführt werden und lediglich einzelne Aspekte der Gesundheit wie eben Ernährung oder Bewegung in den Blick genommen werden. Das Thema Gesundheit und Krankheit im Lebensbereich Schule ist aber sehr facettenreich und schließt vielfach gerade auch soziale Aspekte (Klocke und Lamper 2005; Cloes 2010) oder auch Fragen der Integration von gesundheitlichen Bedarfen in den Lebensalltag Schule mit ein.

Eine geregelte Gesundheitsversorgung während der Schulzeit ist in Deutschland nur ansatzweise zu finden. Allzu oft ist die Erstversorgung von erkrankten oder verunfallten Schülern Aufgabe der Schulsekretärin oder des Hausmeisters. Sie sind dafür verantwortlich, die kleinen und großen alltäglichen »Wehwehchen« wie Übelkeit, Kopfschmerzen, kleine Verletzungen oder Verstauchungen zu versorgen. So schätzen sie beispielsweise den Gesundheitszustand von Kinder nach einem Unfall ein, geben Kopfschmerztabletten, Coolpacks oder Pflaster raus und verständigen im schlimmsten Fall die Eltern oder einen Arzt. In einigen Schulen existieren auch sog. Schulsanitätsdienste, die von interessierten Schülern angeboten werden. Eine Versorgungssicherheit mit dem hierzu nötigen Material und Kompetenz ist in deutschen Schulen in der Regel jedoch nicht gegeben. Die Personen mit dem dichtesten und kontinuierlichsten Kontakt zu den Kindern und Jugendlichen sind die Lehrer. Ob und wenn ja wie sie sich diesem Thema aber annehmen, ist ihrer individuellen Entscheidung und Prioritätensetzung überlassen. Oft geschieht Engagement aus eigener Betroffenheit bzw. eigener Erfahrung, wobei Krankheitslehre nicht Bestandteil des pädagogischen Studiums ist. Verantwortlichkeiten für die Schulgesundheitspflege sind in den jeweiligen landesrechtlichen Schulgesetzen geregelt (Niehues, Höldke und Gericke 2006). Diese sehen hier in der Regel den Amtsarzt der Stadt in der Verantwortung. In der direkten Versorgung vor Ort sind es jedoch eher dann die Schulsekretärinnen und Hausmeister, die neben den Lehrern und insbesondere den Eltern die schulische Gesundheitsversorgung prägen. Vor dem Hintergrund der Stundenausweitung im Zuge der Schulzeitverkürzung und den Entwicklungen zur Ganztagsschule sowie der aktuellen Diskussion zur Inklusion stellt diese Versorgungslücke für Eltern wie auch für Lehrer eine erhebliche Unsicherheit und Belastung dar.

2009 hat die Bundesregierung die UN-Behindertenrechtskonvention unterschrieben. Hierbei geht es um die Verpflichtung zur gleichberechtigten Teilhabe von Menschen mit Behinderung bzw. gesundheitlichen Unterstützungsbedarfen, dazu gehört nach Artikel 24 auch ein inklusives Bildungssystem. Allen Kindern soll es möglich sein, gemeinsam im allgemeinen Bildungssystem unterrichtet zu werden (Deutscher Bundestag 2011). Wie das in einem Schulsystem gelingen kann, ist national noch eine offene Frage, die einen Blick auf international erfolgreichen Ansätzen nahe legt.

Im Schuljahr 2012/2013 besuchten in Deutschland etwa 8,5 Millionen Kinder und Jugendliche eine Schule (Autorengruppe Bildungsberichterstattung, 2014). Dies entspricht etwa 11 % der Gesamtbevölkerung, was die Relevanz und das Potential eines schulischen Ansatzes der Gesundheitsförderung/Gesundheitsversorgung unterstreicht.

Kinder- und Jugendgesundheit

Wer gesund ist, geht in die Schule und wer krank ist, bleibt Zuhause. Diese klare Trennung zwischen gesund und krank kann für Schulkinder in vielen westlichen Ländern heute nicht uneingeschränkt gelten. Neben den klassischen Kinderkrankheiten wie einfache grippale Infekte, Verletzungen oder ausgeprägter Infektionskrankheiten wie Masern, Mumps, Windpocken oder Röteln gewinnen chronische Erkrankungen im Schulalter immer mehr an Bedeutung. Etwa 10–30 % der Schüler an deutschen Schulen gelten heute medizinisch als chronisch krank (Bilz, Hähne, Melzer 2003; Deutsches Kinderhilfswerk 2004; Kinder- und Jugendgesundheitssurvey 2007; Holling, Schlack, Dippelhofer, Kurth 2008; Neuhauser, Poethko-Muller, KiGGS Study Group 2014). Synchron zur Erwachsenenwelt verschiebt sich ihr Krankheitsspektrum von kurzzeitigen, zeitlich begrenzten Krankheitsgeschehnissen und Infektionen zu chronischen Erkrankungen und psychischen Auffälligkeiten (Thomson und Gustafson 1999; Gerste, Niemeyer, Lauterberg 2000; van Cleave, Gortmaker, Perrin 2010). Als chronische Erkrankungen werden zumeist zivilisatorische Erkrankungen in den Statistiken geführt.

Zu nennen sind hier beispielsweise Herz-Kreislaufkrankheiten, Allergien, Tumorerkrankungen, Stoffwechselstörungen oder rheumatische Krankheiten. Chronische Krankheiten sind bei Kindern und Jugendlichen als solche zwar absolut seltener als bei Erwachsenen, aber aufgrund der Auswirkungen auf die weitere Entwicklung und die schulische Leistungsfähigkeit von besonderer Bedeutung.

Tab. 6.1: Chronische Erkrankungen im Kindes- und Jugendalter: ausgewählte Ergebnisse der KIGGS-Studie (2003–2006)

Chronische Erkrankungen	Prozentzahl
Allergische Erkrankungen (Schlaud, Atzpodien und Thierfelder 2007)	16 %
Neurodermitis	13,2 %
Heuschnupfen	10,7 %
Asthma	4,7 %
Übergewicht (Kurth und Schaffrath Rosario 2007)	15 %
adipös	6,3 %
Herzerkrankungen	2,8 %
Psychischen Auffälligkeiten (Schlack 2004; Ravens-Sieberer, Wille, Bettge, Erhart 2007)	15 %
Ängste	10 %
Depressionen	5,4 %
Migräne (Neuhauser et al. 2014)	3,7–5,0 %

Große nationale Studien, wie etwa die Studie zur Gesundheit von Kindern und Jugendlichen in Deutschland (KIGGS; www.kiggs-studie.de), bestätigen diese Entwicklung. Ob es sich bei diesen Zahlen um eine wirkliche Zunahme chronischer Erkrankungen im Kindes- und Jugendalter handelt ist umstritten. Neben einer besseren medizinischen Versorgung ist hier auch die deutlich verbesserte Diagnostik und demnach gesteigerte Sensibilität und Sensitivität anzuführen. Festzuhalten ist aber, dass das chronisch kranke Kind in der Schule heute nicht das »Sonderkind«, sondern der Normalfall ist.

Chronisch krank und Schule

Auch wenn die Verhaltensmaßnahmen und Auswirkungen der einzelnen chronischen Erkrankung sehr unterschiedlich sind, gibt es zentrale immer wiederkehrende Aspekte, die sie mehr oder weniger gleichermaßen betreffen. Kinder und Eltern empfinden es als Belastung bzw. ständigen Kampf, sich immer wieder an den unterschiedlichsten Stellen für ihre Erkrankung erklären zu müssen. Ob es Klassenkameraden sind, die nachfragen, was für ein komisches Gerät denn dieses Blutzuckermessgerät sei, ob Eltern sich durch die Schulinstanzen kämpfen müssen, um für ihr nierenkrankes Kind die direkte Toilettenbenutzung neben dem Klassenzimmer zu ermöglichen oder ob es Klassenlehrer sind, die für eine Klassenfahrt die Verantwortung und Betreuungssicherheit bei einem Kind mit Asthma ablehnen. Alle Beteiligten reagieren mit Unsicherheit, wobei die betroffene Kinder und Eltern in Ermangelung professioneller Ansprechpartner sehr unterschiedliche Strategien entwickeln. Manche lehnen es ab, die Klasse oder die Lehrer der Schule über die Erkrankung zu informieren. Sie wollen selbstständig agieren und legen besonderen Wert darauf, dass sie behandelt werden wie alle anderen auch; sei es bei der Notengebung, den Hausaufgaben oder bei der Beteiligung an Schulaktivitäten. Das kann gut gehen, kann aber auch zu Belastungs- und Risikosituationen führen.

Auf der anderen Seite erkennen Kinder und Eltern aber auch, dass es in manchen Fällen wichtig bzw. in einigen Fällen nicht vermeidbar ist, dass die Klasse oder die Schule über die Erkrankung informiert ist. Ob sie hier entsprechende und interessierte Ansprechpartner finden ist sehr unterschiedlich. Grundsätzlich sind Lehrer nicht verpflichtet, sich dem Thema Kindergesundheit anzunehmen. Einige Kinder erleben hier auch eine Art von Angst der Lehrer Verantwortung für etwas übernehmen zu müssen, für das sie keine ausreichenden Kompetenzen haben. Letztendlich lässt sich festhalten, dass es immer die individuelle Bereitschaft der Lehrer ist, Unterstützung anzubieten.

Betroffene erleben sich hier in einem Dilemma, einerseits wünschen sie sich eine Sonderrolle, die ihre gesundheitlichen Bedarfe berücksichtigt, andererseits wünschen sie sich Normalität. Von Eltern wie auch Kindern wird hier der Bedarf nach einer professionellen Begleitung in der Schule geäußert, die diese Aushandlung zwischen Normalität und Sonderrolle sowie der bedarfsgerechten nötige Information und Unterstützung in der Schule begleitet.

Chronische Erkrankungen beeinflussen in einem hohen Maß die Lebenssituation der Betroffenen. Sie erfordern Auseinandersetzungen und Anpassungsleistungen. Medikamente sind regelmäßig einzunehmen, Diätvorschriften oder Verhaltensregeln einzuhalten, Therapien regelmäßig aufzusuchen oder die sich täglich verändernde Belastungsgrenzen neu zu bewerten und zu berücksichtigen. Schon allein aufgrund der teilweise lebenslangen Dauer des Krankheitsverlaufs ist immer eine Integration der Erkrankung und der Auswirkungen in den Lebensalltag der Betroffenen sowie deren sozialen Umfeld nötig. In diesem Sinne macht die chronische Erkrankung bei betroffenen Kindern und Jugendlichen auch nicht vor der Schultür halt und stellt hier als ständiger Begleiter neben dem allgemeinen Schul- und Leistungsstress eine relevante Sonderbelastung dar. Das Spektrum der Herausforderungen zur Integration von veränderten gesundheitlichen Situationen in das Schulsystem ist komplex. Vielfach sind neben den betroffenen Kindern selbst auch deren Eltern, Lehrer oder die Schulsekretärin mit eingebunden. Betroffene Kinder besuchen die Schule in der Regel so lange, wie es ihre Erkrankung zulässt. Nur bei akuten Problemen bleiben sie der Schule fern, was folglich dazu führt, dass chronische Erkrankungen im Schulalltag präsent sind. Je nach Definition und Untersuchung ist davon auszugehen, dass im Schnitt pro Klasse ein bis zwei Kinder an einer chronischen Erkrankung leiden und es stellt sich die Frage, wie diese Integration von gesundheitlichen Herausforderungen gelingt.

Chronische Erkrankungen haben direkte Auswirkungen auf das Schulleben. Kinder versuchen bestmöglich ihre Therapien und Verhaltensregeln in den Schulalltag zu integrieren. Für die betroffenen Kinder stellt sich die Aufgabe, die nicht unerheblichen krankheitsbedingten Handlungen selbstständig und eigenverantwortlich durchzuführen, Verhaltensregeln zu beachten und dies mit den Anforderungen des Schullebens in Übereinstimmung zu bringen. Dies gelingt nicht problemlos und fordert neben hohen Selbstpflegekompetenzen immer auch familiäre Unterstützungsleitungen, was nicht unproblematisch ist. Die Blutzuckermessung im Klassenzimmer oder auf dem Pausenhof, selbstständige Medikamenteneinnahmen, häusliche Infusionstherapie in der Pause oder nachmittägliche Therapien und Arztbesuche müssen geplant und durchgeführt werden. Chronische Erkrankungen brauchen Aufmerksamkeit und Zeit. Vielfach sind Eltern in diese Maßnahmen eingebunden, einerseits weil es keinen entsprechenden Ansprechpartner in der Schule gibt, andererseits weil es Eltern das für sie sehr wichtige Gefühl der Sicherheit gibt. So fahren Eltern in der Pause in die Schule und verabreichen Medikamente oder sind ständig per Handy für Notfallsituation erreichbar und abrufbar, um beispielsweise Blutzuckerwerte zu erfragen. Die Frage der Ausgrenzung stellt sich für chronisch kranke Kinder in den unterschiedlichsten Situationen, ob es die Frage der Teilnahme am Sportunterricht für das Kind mit einem Herzfehler ist, der Ausflug bei einem Kind mit Allergien, der nachmittägliche Besuch bei Klassenkameraden oder das bewusste Ausgrenzen durch Klassenkameraden.

Gesundheitsexperten in Schulen – das Konzept der Schulgesundheitspflege

Schule wandelt sich von einem Ort des reinen Lernens zu einem Lebensraum. In diesem sind neben Fragen des Lernens oder des sozialen Zusammenlebens selbstverständlich auch Themen wie Gesundheit und Krankheit relevant. Bildungserfolge und Gesundheit hängen zusammen: sie bedingen sich gegenseitig (Dadaczynski 2012). Chronische Erkrankungen stellen die Betroffenen im Kontext Schule vor Herausforderungen. Nicht erst die aktuelle Diskussion um Integration bzw. Inklusion von Kindern mit besonderen Unterstützungsbedarfen verdeutlicht die Relevanz des Themas. Themen von Gesundheit, Gesundheitsförderung, Prävention bis hin zu Erkrankung und gesundheitlichen Einschränkungen brauchen einen zentralen Ansprechpartner in den Schulen. Neben der Vermittlung von Gesundheits- und Krankheitskompetenz stellt sich die Frage der Versorgungssicherheit in der Schule im Sinne der bestmöglich Unterstützung bzw. Ermöglichung des primären Bildungsauftrags. International ist dies ein Bereich der wie beispielsweise in England, Finnland, Schweden, Australien, Korea oder den USA von Pflegeexperten, sog. School Health Nurses, ausgefüllt wird. Als zentrale Ansprechpartner sind sie dort für alle gesundheitlichen Fragestellungen und Belange der Schüler während der Schulzeit verantwortlich und bieten Gesundheitsförderung, Prävention und Gesundheitsversorgung an, ein Ansatz, der auch in Deutschland Antworten und Möglichkeiten auf die beschriebenen Herausforderungen liefern könnte.

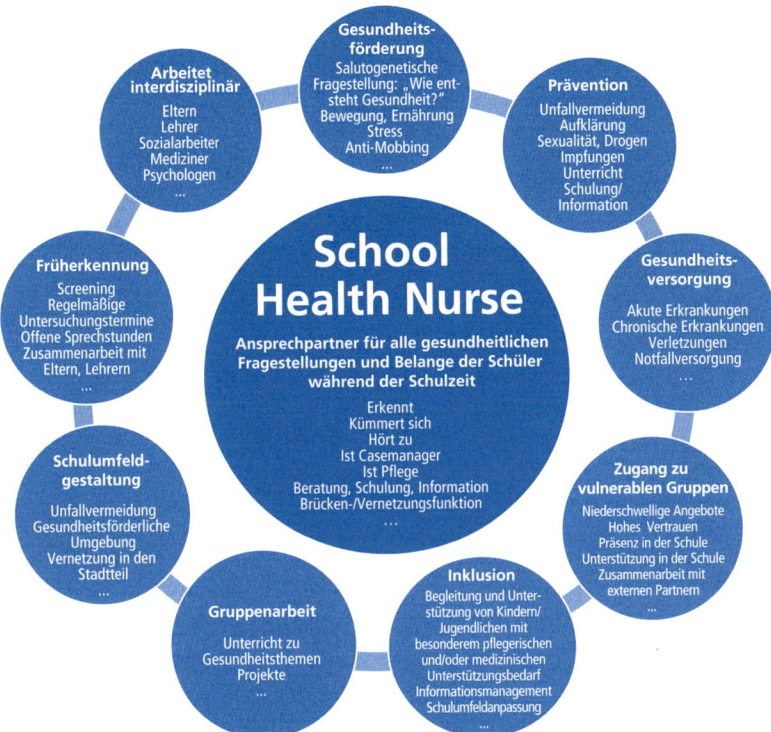

Abb. 6.1:
Das Tätigkeitsfeld der School Health Nurse (eigene Darstellung)

Ein Beispiel: Die schwedischen School Health Nurse (Skolsköterska)

In Schweden haben Pflegende an Schulen eine lange Tradition, die bis ins 19. Jahrhundert zurückreicht. Ihre Entstehung ist eng mit dem Aufkommen staatlich organisierter, ärztlicher Reihenuntersuchungen von Kindern und Jugendlichen verbunden. Die primäre Aufgabe der School Health Nurse war auf die ärztliche Assistenz dieser Untersuchungen ausgerichtet (Cotton et al. 2000). Die School Health Nurse erfasste in regelmäßigen Abständen Größe und Gewicht, führte einfache Seh- und Hörtest durch und untersuchte die Schüler auf übertragbare Krankheiten und Parasitenbefall. Noch heute kann man in Schweden den Begriff der Läuse-Schwester finden. Im Rahmen dieser Untersuchungen gaben Pflegende erste Verhaltens- und Behandlungshinweise. Mit dem Aufkommen staatlich organisierter Impfkampagnen wurden diese von Pflegenden an Schulen durchgeführt. In der zeitlichen Entwicklung verlagerte sich diese pflegerische Arbeit von der ärztlichen Assistenz zu einer eigenständigen und eigenverantwortlichen Aufgabe. Heute arbeiten in Schweden etwa 2.800 aktive School Health Nurses von denen 2.500 als Mitglieder in der Swedish Association of School Nurses organisiert sind. Sie betreuen zusammen etwa eine Millionen Schüler.

Das System der School Health Nurse ist integraler Bestandheil des schwedischen staatlichen Gesundheitssystems und ergänzt die auf gemeindenahe Gesundheitszentren und Krankenhäuser ausgerichtete Gesundheitsversorgung. Jede Schule ist verpflichtet, seinen Schülern Schulgesundheitspflege anzubieten. Im Schnitt betreut eine Schulgesundheitspflegerin ca. 600 Schüler. Je nach Größe der Schule können mehrere Schulgesundheitspflegernnen an einer Schule zusammenarbeiten bzw. eine School Nurse betreut mehrere kleine Schulen gleichzeitig. Als niederschwelliges Angebot ist die School Health Nurse im Schulleben sehr präsent und wird von Kindern und Jugendlichen rege genutzt. Jede School Health Nurse hat täglich bis zu 25 und mehr Kontakte mit Kindern/Jugendlichen oder Eltern, nicht mit eingerechnet die vielen spontanen Fragen und Beratungen auf dem Flur, in der Mensa oder im Lehrerzimmer. Im Schnitt besucht jeder schwedische Schüler viermal jährlich aus eigenem Antrieb die Schulgesundheitspflegerin. Zahlen, die im Einzelfall und bei komplexen Problemlagen weitaus höher liegen können. Die Arbeit der School Health Nurse ist in ein schulisches Gesundheitsteam integriert. Dieses besteht in der Regel aus einer School Health Nurse, einem Sozialarbeiter, einem Schulpsychologe und einem Schularzt, der bei Bedarf hinzugezogen werden kann.

Die Rolle der School Health Nurse – Gesundheitsversorgung in der Schule

Zentraler Anlaufpunkt all ihrer Aktivitäten in der Schule sind ihre Untersuchungsräume. Hier hat sie alle nötigen Materialien und den Raum, um die Gesundheitsversorgung der Schüler während der Schulzeit sicherzustellen. Immer wieder sind kleine oder große Verletzungen der Schüler zu versorgen oder kommen Kinder/Jugendliche mit unterschiedlichsten akuten oder schon länger bestehenden Erkrankungen. Da in Schweden vielfach beide Eltern arbeiten und die Schulen bis 16 Uhr unterrichten, ist die School Health Nurse ein großer Gewinn an Versorgungssicherheit. Kinder und Jugendliche erhalten im Rahmen der Möglichkeiten der School Health Nurse die nötigen Untersuchungen, eine erste Diagnose und wenn nötig eine weitere Therapie. Wenn dies nicht möglich ist, lotst sie die Schüler zielgerichtet zu einer entsprechenden Weiterbehandlung außerhalb der Schule. Dies verdeutlicht die hohen Anforderungen, die mit dieser Diagnoseaufgabe an die School Health Nurse gestellt werden. Schmerzt ein Arm, weil er gebrochen oder gestaucht ist? Bedürfen Bauchschmerzen einer weiteren ärztlichen Diagnostik oder spielt jemand etwas vor, weil er früher nach Hause möchte? Hohes pädiatrisches Fachwissen und eine enge Kommunikation mit den Schülern, mit den Elternhäusern, Lehrern und Ärzten ist hier von entscheidender Bedeutung. Im Sinne der Substitution und der möglichen Umverteilung der Aufgaben im Gesundheitswesen können School Nurses hier auch arztnahe Tätigkeiten wie einfache diagnostische Untersuchungen, wie z. B. einen Hörtest oder auch Blutabnahmen übernehmen. Gerade in ländlichen Regionen, die nicht zwingend eine hohe Arztdichte aufweisen, können School Health Nurses so die nötige gesundheitliche Versorgung kompetent ergänzen. Konzepte des Advanced Nursing Practise (ANP) sind hier in einigen Ländern umgesetzt (Deutscher Berufsverband für Pflegeberufe (DBfK) 2012).

Screeninguntersuchungen

In regelmäßigen Abständen erhebt die School Health Nurse den Gesundheitszustand aller Schüler. Dazu werden bis zum Abschluss der schwedischen Grundschule in der neunten Klasse alle Kinder mindestens einmal jährlich von ihr untersucht. Im weiterführenden Gymnasium erfolgen diese Untersuchungen in größeren Abständen. Das Screening überprüft Größe, Gewicht, Seh- und Hörvermögen sowie die körperliche Konstitution und Bewegungsfähigkeit. Ziel ist es, die kindliche Entwicklung zu begleiten und frühzeitig mögliche Probleme wie Über- oder Untergewicht oder Haltungsschäden zu erkennen. Hierzu kann die School Health Nurse auf die seit der Geburt der Kinder im lokalen Gesundheitszentrum geführte Krankenakte zugreifen und diese bis zum Ende der Schulzeit fortführen. Im Falle von besonderen Fragestellungen die einer weiteren ärztlichen Abklärung bedürfen, besteht entweder die Möglichkeit den Schularzt zu den Untersuchungen hinzuzuziehen oder an weiterführende Ärzte außerhalb der Schule zu vermitteln. Im Rahmen dieser Untersuchungen verabreicht die School Health Nurse die nötigen Impfungen. In Verbindung mit der allgemeinen Schulpflicht garantiert dieser Zugang eine fast hundertprozentige Impfquote.

Die Aussagekraft und der Wert der hier erhobenen Screeningdaten kann kritisch diskutiert werden, trotzdem sind diese regelmäßigen Untersuchungen als Türöffner zu den Schülern mit die Basis für ein sich entwickelndes Vertrauensverhältnis.

Integration und Inklusion von Schülern mit Pflegebedarf

Die School Health Nurse leiste einen großen Beitrag zur Integration und Inklusion von Kindern mit Pflegebedarf in ein Regelschulsystem. Sie gibt Unterstützung, sorgt für Sicherheit durch ihre Präsenz im Schulalltag und steht bei Fragen, Problemen oder Hilfebedarf mit Fachexpertise und Können zur Verfügung. Eine intensive Zusammenarbeit mit Eltern und Lehrern ist hierzu die Basis. Dies erreicht sie beispielsweise durch das Erstgespräch vor der Einschulung, wo sie mit dem Kind und den Eltern sowohl mögliche Bedarfe als auch die möglichen Angebote der School Nurse abklären kann. Darüber hinaus gibt es die regelmäßigen Untersuchungen, Besuche in der offenen Sprechstunde und die vielen spontanen möglichen Kontakten im allgemeinen Schulalltag sowie die Informationen aus den interdisziplinären Besprechungen mit Lehrern, Schulpsychologen, Sozialarbeitern oder dem Schularzt.

Nur wenn die School Health Nurse um mögliche Problembereiche und Gefahren wie Asthma, Diabetes oder Krampfleiden weiß, kann sie aktiv werden. Die School Health Nurse kann auf der Grundlage dieser ständig sich weiter entwickelnden Anamnese und Informationssammlung dazu beitragen, betroffene Kinder im Schulalltag zu begleiten und Lehrer zu instruieren. Darüber hinaus kann Sie ein adäquates Notfallmanagement anbieten und die Gegebenheiten dort wo möglich gesundheitsförderlich oder präventiv anpassen, beispielsweise das Essensangebot in der Mensa oder bauliche Veränderungen in der Schule.

Mit Zustimmung des betroffenen Schülers informiert die School Nurse die Klasse über die Erkrankung des Klassenkameraden. Gerade nach langen Krankenhausaufenthalten oder besonderen Gesundheitskonstellationen im Rahmen der Einschulung fällt es Kindern und Jugendlichen nicht immer leicht, über ihre Erkrankung zu sprechen. Kinder und Jugendliche haben hier einerseits ein großes Erkenntnisinteresse. Sie sind neugierig, wollen wissen, woran sie einen Asthmaanfall erkennen, was es heißt an Diabetes erkrankt zu sein oder warum ein Kind einen Katheter in der Nase hat. Andererseits sind die betroffenen Kinder manchmal müde, sich immer wieder erklären zu müssen oder es ist ihnen einfach unangenehm. Eine Fachperson die in der Schule bekannt und anerkannt ist an der Seite zu haben, kann hier eine große Unterstützung sein und für alle Beteiligte Klarheit herbeiführen. Ziel ist die bestmögliche Integration dieser Kinder in den Schulalltag, um frühzeitig Gefahren der Ausgrenzung oder des Mobbings zu begegnen.

Lehrer werden in die Arbeit der School Health Nurse wo möglich miteinbezogen. Gerade weil sie so dicht und so kontinuierlich mit Kindern und Jugendlichen in der Schule zusammen sind, sind sie für das Gelingen der schulischen Gesundheitsversorgung eine zentrale Konstante. So besteht in regelmäßigen gemeinsamen Besprechungen ein reger Austausch über die Schüler und ihre Probleme. Da viele Lehrer in Gesundheitsfragen unsicher sind, wurde in vielen Schulen durch die School Health Nurses Ordner und Schulungen entwickelt, die die an der Schule wichtigsten Erkrankungen und mögliche Notfallsituationen behandeln. Eltern steht die School Health Nurse ebenfalls als Ansprechpartner für ihre Fragestellungen, Probleme und Sorgen hinsichtlich der Gesundheit ihrer Kinder telefonisch oder im direkten Kontakt zur Verfügung. Ein Angebot, das von vielen Eltern rege genutzt wird.

Beratung, Schulung und Information nehmen demnach sowohl in der Kommunikation mit Schülern als auch mit Lehrern und Eltern in der täglichen Arbeit der School Health Nurse großen Raum ein. Für alle Beteiligte der Schule bedeuteten die Angebote der School Health Nurse einen großen Gewinn an Versorgungssicherheit.

Gesundheitsförderung und Prävention

Die Arbeit der School Health Nurse ist eng mit dem Anspruch der Gesundheitsförderung verbunden. Die regelmäßigen Untersuchungen und vielen Kontakte mit den Schülern bieten ihr hierzu vielfältige Ansatzmöglichkeiten. Basis ist eine breite Definition von Gesundheit. Neben den für die Gesundheitsförderung typischen Themen wie Ernährung und Bewegung können hier auch Themen wie Schlaf, Freundschaft, Mobbing oder ein positives Selbstbildnis behandelt werden. Mit ihrer individuellen personenbezogenen Arbeit kann die School Health Nurse beraten, informieren und Anregungen geben. Soziale und psychische Aspekte der Schüler sind in diesem Zusammenhang sehr wichtig. Diese können mit Gesprächen über das Freizeitverhalten oder die Situation zu Hause weit über den Bereich der Schule hinausgehen. So haben beispielsweise regelmäßige nächtliche Online-Spiele, Liebesprobleme, die plötzliche Arbeitslosigkeit des Vaters oder die Trennung der Eltern sowohl Auswirkungen auf die direkte Gesundheit als auch die Schulleistung. Die Arbeit der School Health Nurse im Bereich der Gesundheitsförderung ist neben klassisch pflegerischen, medizinischen Themen durchaus im Schnittbereich zur Sozialarbeit zu sehen.

Neben der direkten Einzelarbeit mit Schülern bieten viele School Health Nurses auch gesundheitsförderliche Angebote für Schülergruppen an. An erster Stelle sind hier ihre Unterrichtsangebote zu gesundheitsbezogenen Fragestellungen zu nennen. Klassisch sind hier Unterrichtseinheiten, die im Lehrplan vorgesehen sind, wie Sexualität, Drogen, Unfallvermeidung oder Ernährung. Dass die kindgerechte Vermittlung dieser Themen schwierig ist, wissen wir aus etlichen Untersuchungen. Das Rauchen ungesund ist, Obst, Gemüse und Bewegung jedoch gesund sind, wissen Kinder und Jugendliche auch. Es ist die Frage, wie diese und andere Themen für sie relevant gemacht werden können und wie sie altersgerecht und individuell zu vermitteln sind. Eine Krebserkrankung als mögliche Folge des Rauchens liegt weit in der Zukunft, jetzt sind die Schüler stark und gesund und möchte das Leben austesten und genießen. Es gilt also immer auch diese Themen altersentsprechend und kreativ aufzuarbeiten, was eine herausfordernde Aufgabe für Pflegende ist.

Unterrichtsangebote können sich aber auch aus aktuellen Fragestellungen der Klasse ergeben. Stellt ein Lehrer beispielsweise fest, dass viele Schüler häufig im Unterricht müde sind, kann er für ein gemeinsames Unterrichtsangebot zum Thema Schlaf und Entspannung die School Health Nurse hinzuziehen. Ist das Thema Doping in der Klasse aktuell, weil ein Kind in kurzer Zeit deutlich Muskelmasse und überdurchschnittlich Leistung aufbaut, kann auch dieses Thema behandelt werden.

Zu bestimmten Fragestellungen oder Anlässen bieten die School Health Nurse gesundheitsbezogene Projekte an. Sportaktionstage, Projekttage zu Gesundheitsthemen wie HIV oder Leben im Alter sowie das Ausschreiben eines Fahrradfahrwettbewerbs sind hier nur einige Möglichkeiten. In der Zusammenarbeit mit dem Klassenlehrer und den Schülern kann die School Health Nurse bedarfsorientiert Themen behandeln und ihr Wissen einbringen. Dies nutzt sowohl die Kreativität und den Wissensdurst der Schüler als auch den pädagogisch günstigen Moment, Informationen und Angebote dann zu liefern, wenn sie nachgefragt werden.

Weitere pflegerische Angebote zur Gesundheitsförderung an den Schulen sind von Schule zu Schule unterschiedlich. Sie orientieren sich am Bedarf, den lokalen Gegebenheiten und den individuellen Prioritätensetzungen. Gesundheitsförderung kann in der einen Schule bedeuten, dass die School Health Nurse mit Schülern und Lehrern zusammen Anti-Mobbing-Gruppen anbietet. In anderen Schulen wird gemeinsam versucht, die Angebote der Schulküche gesundheitlich auszurichten. Ziel muss es sein, Mahlzeiten anzubieten, die sowohl kindgerecht und schmackhaft sind als auch gesundheitliche Aspekte berücksichtigen. Gemeinsame Kochkurse und die Erstellung von Speiseplänen oder die Betreuung eines Schulgartens mit einem Gemüsebeet können hier Möglichkeiten sein. Die Beteiligung, eigene Verantwortung- und Entscheidungsmöglichkeiten sowie die eigene sinnliche Erfahrung sind wichtige Schlüssel zu einem nachhaltigen Erfolg schulischer Gesundheitsförderung. Mit der Orientierung an einem gesunden Schulleben und einem gesunden schulischen Umfeld verfolgt die School Health Nurse weitere Möglichkeiten. Hier ist Gesundheit als Thema von baulichen Maßnahmen sowohl in der Schule als auch in dem Stadtteil angesprochen, sowie die Kooperation und Vernetzung zu außerschulischen Partnern und Diensten. Woran ist zu denken, wenn ein Schulhof umgestaltet wird? Wie sicher ist der Schulweg? Welche gesundheitlichen Angebote und welche Fachexpertise im Stadtteil können für die Schule genutzt werden? Gesundheit und Krankheit sind in der Schule weit und über die Grenzen der Schule hinaus zu denken.

Ziel aller Bemühungen im Rahmen der pflegerischen Gesundheitsförderung an einer Schule ist es, das Thema Gesundheit in einen bestehenden Alltag innerhalb wie außerhalb der Schule zu integrieren. Gesundheit und Gesundheitsförderung sind kein eigenes Fach mit festgelegtem Curriculum, sondern Teil eines gelebten Schullebens, sowie

Ausdruck und Quelle des jugendlichen Lebens an sich. Gerade in der Beiläufigkeit von Gesundheits- und Krankheitsthemen, wie es die Arbeit und die ständige Präsenz einer School Health Nurse an Schulen ermöglicht, liegen ihr Gewinn und ihre Chance.

Prävention, Früherkennung und Lotsenfunktion

Die School Health Nurse hat viele Möglichkeiten präventiv tätig zu werden. Durch ihr Arbeit an der Schule, welches als Angebot für die Schüler zu verstehen ist, ist es ihr möglich, viele Probleme und Fragestellungen schon im Vorfeld zu erkennen und bestenfalls zu verhindern. Bei bestehenden Problemen und Erkrankungen stellt die Arbeit der School Health Nurse eine Früherkennung weitestgehend sicher. Die regelmäßigen Untersuchungen sowie Impfungen, die Präsenz in der Schule, ihre Unterrichtsangebote und vor allem die enge vertrauensvolle Zusammenarbeit mit den Schülern sind hierfür Voraussetzung. In vielen dieser Fälle ist die School Health Nurse auch als eine Art Case Manager/Lotse tätig. Nicht alle Probleme und Herausforderungen kann sie im Rahmen ihrer Arbeit direkt lösen. Sie kann sie aber erkennen und an eine geeignete weitere Unterstützung/Diagnostik/Therapie vermitteln.

Zugang zu vulnerablen Gruppen

Die School Health Nurse unterliegt einer Schweigepflicht. Diese unterstützt sie in ihrer Arbeit maßgeblich. Keiner anderen Berufsgruppe wird an schwedischen Schulen so viel Vertrauen entgegengebracht. Sie gibt keine Noten und es ist im Gegensatz zu einem möglichen Austausch mit einem Schulpsychologen akzeptiert und neutral mit einer Pflegekraft zu sprechen. Da geht man eben hin, weil man Kopfschmerzen hat oder ein Pflaster braucht. Zu einem Schulpsychologen oder Sozialarbeiter geht man aber, weil man Probleme hat und wer gibt diese schon gerne zu? Durch den niederschwelligen Zugang und der kontinuierlichen Betreuung und Präsenz an der Schule entwickelt sich vielfach ein intensives Vertrauensverhältnis zwischen ihr und den Schülern. Dies ermöglicht ihr, sensible Bereich mit ihrer Arbeit anzusprechen und vulnerable Gruppen wie beispielsweise Schüler in Missbrauch- oder Misshandlungssituationen oder bei häusliche Vernachlässigung zu erreichen. Vielfach fallen solche Themen eher als Nebensatz, z. B. in einer Untersuchung oder einem Gespräch. All diesen Kinder bzw. Jugendlichen fällt es sehr oft schwer, sich jemanden zu öffnen oder anzuvertrauen. Zur Identifikation dieser vulnerablen Gruppen ist die School Health Nurse in Schweden gesetzlich verpflichtet. Eine Arbeit, die einer besonderen fachlichen wie auch sozialen und psychologischen Expertise bedarf. Auch hier ist eine direkte Lösung aller Probleme in vielen Fällen durch die School Nurse nicht sofort möglich. Sie kann jedoch dafür sorgen, dass die Probleme auch außerhalb der Schule durch die entsprechenden Fachdisziplinen einer Lösung zugeführt werden und die Schüler durch sie in der Schule begleitet und unterstützt werden.

Das Angebot der School Health Nurse richtet sich an alle Schüler einer Schule. Kinder mit Migrationshintergrund, Kinder mit psychisch- oder alkoholkranken Eltern oder Kinder aus armen Familienverhältnissen können in diesem Rahmen speziell in den Blick genommen werden. Hilfe- und Unterstützungsbedarf sind jedoch nicht nur da gegeben, wo er offensichtlich ist. Auch Kinder aus Familien mit gutem sozialem und finanziellem Hintergrund können Probleme haben. Stress, Schlafstörungen, Ängste, Erfolgsdruck oder Suizidgedanken sind hier nur einige Beispiele. Gerade in diesem Graubereich, wo keine Probleme oder Erkrankungen direkt vermutet werden, ist die Arbeit einer School Health Nurse ein großer Gewinn.

Interdisziplinäre Zusammenarbeit

Die Arbeit der School Health Nurse ist eingebunden in ein schulisches Gesundheitsteam. Bei Besprechungen und in regelmäßigen schulischen Fallkonferenzen ist Raum, einzelne Schüler oder bestimmte Probleme der Schule aus den unterschiedlichen Blickwinkeln der verschiedenen Professionen mit dem Ziel zu behandeln, Lösungsstrategien gemeinsam zu entwickeln. Da Lehrer die meiste Zeit mit den Schülern verbringen, ist die Zusammenarbeit und der Austausch mit ihnen für eine erfolgreiche Arbeit der School Health Nurse sehr wichtig. Auch wenn die School Nurses in diesen Besprechungen einer Schweigepflicht unterliegt, ist diese Zusammenarbeit möglich. Die Schweigepflicht ist die Basis für das hohe Vertrauen, das sie bei den Schülern genießt. Nur mit Zustimmung des Schülers und ggf. der Eltern kann die School Health Nurse ihr Wissen und ihre Informationen über Schüler in Besprechungen mit den Lehrern weitergeben.

Im Focus der Arbeit der School Health Nurse steht das Kind und der Jugendliche im Setting Schule. Das Problem der Lehrergesundheit wird von ihr primär nicht behandelt. Zur Verbesserung der Lehrergesundheit trägt sie nur indirekt bei. Durch ihre Arbeit und Expertise entlastet sie die Lehrer von gesundheitlichen Fragestellungen. Gleichzeitig trägt sie zu einer Verbesserung der physischen, psychischen und sozialen Schülergesundheit bei, was die Voraussetzungen und Möglichkeiten der Schüler in der Schule verbessert. Gesundheit und Lernerfolg stehen in einem sich gegenseitig bedingenden Wechselverhältnis.

Auch außerschulische Dienste und Partner wie das Gesundheits- oder Sozialamt sowie andere lokale Angebote werden in die interdisziplinäre Zusammenarbeit der School Health Nurse nach Bedarf miteinbezogen. Für den fachlichen Austausch und die professionellen Weiterentwicklung der School Health Nurses sind diese untereinander vernetzt und organisiert. Regelmäßige lokale wie nationale/internationale Treffen,

Fortbildungen und Kongresse sind etabliert und stärken die Arbeit der vielfach alleine arbeitenden School Nurses.

Qualifizierung

School Health Nurses müssen breit und fundiert qualifiziert sein, um den vielfältigen Aufgaben gerecht zu werden. Hierzu gehören beispielsweise Diagnosefähigkeiten, Wissen zum Thema Gesundheit und Krankheit bei Kindern und Jugendlichen, sowie zum Thema kindliche Entwicklung, bis hin zu sozialrechtlichen oder auch psychologischen Fragestellungen. International etabliert ist eine universitäre Pflegeausbildung. Dies gilt für viele Länder mit Pflegenden an Schulen entsprechend, wobei die Qualifikation einer School Health Nurse im Ausland nicht einheitlich geregelt ist. Häufig wird ein Abschluss auf Bachelor- oder Masterebene mit dem Schwerpunkt Kinderkrankenpflege oder School Nursing gefordert.

Schulgesundheitspflege: ein Gewinn für Gesundheit und Bildung in Deutschland?

Das System der School Health Nurse ist internationale integraler Bestandteil der Gesundheitsversorgung und Gesundheitsförderung. Hierzu leisten Pflegende einen großen Beitrag. Schüler werden durch die Besuche bei ihr sehr früh an einen selbständigen und selbstbewussten Umgang mit ihrer Gesundheit/Krankheit herangeführt. Gesundheitliche Problembereiche werden erkannt, während der Schulzeit durch sie begleitet und wo nötig einer weiteren Behandlung durch andere Fachdisziplinen zugeführt. Die Förderung der Gesundheit von Kindern und Jugendlichen erfährt mit ihr einen breiten Raum. Gesundheit und Krankheit werden so als Teil eines gelebten Alltags in der Schule erfolgreich integriert, was den primären Bildungsauftrag der Schule maßgeblich unterstützt.

Es ist zu erwarten, dass die Bedeutung von Gesundheit bzw. Gesundheitsversorgung im Kontext Schule, Bildungsqualität und Schulentwicklung zukünftig eine wesentlich größere Bedeutung erlangen wird. Schon jetzt deuten die nationalen Diskussionen wie beispielsweise im Rahmen der Ergebnisse der unterschiedlichen PISA-Test (Internationale Schulleistungsstudie der OECD) in diese Richtung. Die derzeitige Situation der schulischen Gesundheitsförderung in Deutschland ist geprägt von einer kaum zu überblickenden Anzahl an lokalen Aktionen, Initiativen und Projekten. Insgesamt ist jedoch im Gegensatz zu internationalen Entwicklungen immer noch ein geringer Verbreitungsgrad der schulischen Gesundheitsförderung zu konstatieren. Eine strukturierte Gesundheitsversorgung an Schulen wie im Ausland üblich ist in Deutschland nicht zu finden. Dies ist im Wesentlichen darauf zurückzuführen, dass schulische Gesundheitsförderung und Versorgung in Deutschland sich nicht aus der Schule selbst heraus entwickelt hat. Sie wird als ein Zusatzangebot empfunden, dass von außen aus der Logik der Gesundheitsförderung und Prävention mit gesundheitspolitischen Zielsetzungen an die Schulen herangetragen wurde. Die sich wechselseitig bedingende Verknüpfung von Bildungsqualität und Gesundheit wird dabei allzu oft immer noch übersehen.

Eine erfolgreiche Gesundheitsintervention im Setting Schule ist von ihrem primären Bildungsauftrag her zu denken. Ziel ist die nachhaltig wirksame Steigerung der Schulqualität im Rahmen von Schulentwicklung. Dabei ist die Gesundheitsqualität von prinzipieller Bedeutung (Paulus 2003, 2010). Hierzu kann die Arbeit der Schulgesundheitspflegerin einen entscheidenden Beitrag leisten. Als zentraler Ansprechpartner für alle gesundheitlichen Fragestellungen und Belange der Schüler an der Schule hat sie die Funktion eines »Kümmerers«, der niederschwellig fachliches Wissen und Können einbringt. Sie untersucht den Gesundheitszustand der Schule, erstellt schulische Gesundheitsberichte, ermittelt den individuellen Bedarf und das Potential an Gesundheitsförderung und Gesundheitsversorgung, organisiert, koordiniert und evaluiert entsprechende Maßnahmen und stellt ein adäquate Gesundheitsversorgung während der Schulzeit sicher. Derzeit bestehende nationale wie internationale Projekte der schulischen Gesundheitsförderung, welche aufgegriffen und integriert werden können.

Dies kann nicht darüber hinweg täuschen, dass die Pflege in Deutschland mit ihrem derzeitigen beruflichen Selbstverständnis und ihrer Ausbildung dem Anforderungsprofil einer »Schulgesundheitspflegerin« nicht gerecht werden kann. Hierzu bedarf es geeigneter Strukturen sowie einer fachlichen Aus- und Weiterbildung bzw. ein eigenständiges Studium. Aussagen zu anteiligen Akademisierung der Pflege wie durch den Wissenschaftsrat (2012) wie auch der Aussagen des Sachverständigenrates zur Begutachtung der Entwicklung im Gesundheitswesen (2007, 2012, 2014) zeigen jedoch, dass das Thema erkannt wurde. Nun gilt es, die Chancen zu nutzen und aktiv zu gestalten. Fachpflegende der Gesundheits- und Kinderkrankenpflege sind hierzu ideal prädestiniert, weil sie über die nötigen pflegefachlichen Expertisen und über Ansätze und Konzepte im Zugang zu Kindern und Jugendlichen wie auch Eltern verfügen.

Mit dem Modell der Schulgesundheitspflege würden deutsche Schulen ein niederschwelliges, aufsuchende System der kinder- und jugendorientierten Gesundheitsförderung und Gesundheitsversorgung gewinnen (Deutscher Berufsverband für Pflegeberufe (DBfK) 2014). Ein Plus an Versorgungssicherheit und eine gesundheits- wie auch bildungsförderliche Investition in die Zukunft im Sinne einer gesunden Schule und ihrer Schüler.

Und Paul?

Eine Nierentransplantation brachte ihm nur kurzzeitig Besserung. Mit dem neuen Organ im Bauchraum behandelten ihn alle wie ein rohes Ei. Hängen geblieben ist bei ihm, dass er nur eingeschränkt am normalen Schulleben teilnehmen durfte. So durfte er damals beispielsweise nicht in die Pause, weil man Angst hatte, er würde sich mit seinem neuen Organ verletzen können. Leider hat er das Organ nach einem Jahr wegen einer Abstoßung wieder verloren, so dass er wieder an die Dialyse musste. Die regelmäßigen, nachmittäglichen Dialysetermine führten bei ihm zu einer Teilleistung in der Schule, da er regelmäßig den Matheunterricht verpasst hat. Vom Gymnasium ging es an die Hauptschule und von dort an eine Förderschule für sprachbehinderte Kinder, damals die einzige Förderschule die er gut erreichen konnte. Heute hat er die Schule erfolgreich abgeschlossen und plant mittels Nachtdialyse seine berufliche Ausbildung. Er weiß, dass sein Schulabschluss nicht seinen Möglichkeiten entspricht. Vielleicht will er das in der Zukunft noch nachholen. Aktuell plant er seine Berufsausbildung. Dazu will er in die Nachtdialyse wechseln. Eine fachliche Unterstützung und bessere Begleitung in gesundheitlichen Fragestellungen in der Schule hätte ihm damals sicherlich geholfen.

Literatur

Arbeitsgemeinschaft der Spitzenverbände der Krankenkassen (MDS) (2004). Empfehlungen zur Gesundheitsförderung in Schulen. http://www.dguv.de/medien/inhalt/praevention/themen_a_z/gesundheitsfoerderung/documents/anlage_4_empfehlungen_gf_in_schulen.pdf1166 (Zugriff am 05.09.2016)

Autorengruppe Bildungsberichterstattung (2014). Bildung in Deutschland 2014 – Ein indikatorengestützter Bericht mit einer Analyse zur Bildung von Menschen mit Behinderungen. http://www.bildungsbericht.de/de/bildungsberichte-seit-2006/bildungsbericht-2014/bildung-in-deutschland-2014 (Zugriff am 21.09.2016)

Bilz L, Hähne C, Melzer W (2003). Die Lebenswelt Schule und ihre Auswirkungen auf die Gesundheit von Jugendlichen. In K. Hurrelmann, A. Klocke, W. Melzer & U. Ravens-Sieberer (Hrsg.), Jugendgesundheitssurvey. Internationale Vergleichsstudie im Auftrag der Weltgesundheitsorganisation WHO. Weinheim: Juventa

Bundesministerium für Gesundheit (2008). Strategie der Bundesregierung zur Förderung der Kindergesundheit. http://www.bmg.bund.de/fileadmin/redaktion/pdf_misc/psychische-Gesundheit_01.pdf2057 (Zugriff am 05.09.2016)

Cloes R. (2010). Kindergesundheit: Armut macht Kinder krank. Deutsches Ärzteblatt: Ausgabe A, Praxis-Ausgabe niedergelassene Ärzte, 107(50)

Cotton L, Brazier J, Hall D M, Lindsay G, Marsh P, Polnay L, Williams T S (2000). School nursing: costs and potential benefits. J Adv Nurs, 31(5), 1063–1071

Dadaczynski K (2012). Stand der Forschung zum Zusammenhang von Gesundheit und Bildung. Zeitschrift für Gesundheitspsychologie, 20(3), 141–153. doi: 10.1026/0943-8149/a000072

Deutscher Berufsverband für Pflegeberufe (DBfK) (2012). Advanced Nursing Practice in Deutschland, Österreich und der Schweiz Eine Positionierung von DBfK, ÖGKV und SBK. https://www.dbfk.de/media/docs/download/DBfK-Positionen/ANP-DBfK-OeGKV-SBK_2013.pdf1578 (Zugriff am 03.09.2016)

Deutscher Berufsverband für Pflegeberufe (DBfK) (2014). Schulgesundheitspflege in Deutschland. http://www.dbfk.de/download/download/Schulgesundheitspflege_Brosch-2014-12-03.pdf3164 (Zugriff am 03.09.2016)

Deutscher Bundestag (2009). Bericht über die Lebenssituation junger Menschen und die Leistungen der Kinder- und Jugendhilfe in Deutschland – 13. Kinder- und Jugendbericht – und Stellungnahme der Bundesregierung. http://dip21.bundestag.de/dip21/btd/16/128/1612860.pdf (Zugriff am 21.09.2016)

Deutscher Bundestag (2011). Stellungnahme der Kinderkommission des Deutschen Bundestages zum Thema »Kinder mit Behinderungen/Inklusion«. http://webarchiv.bundestag.de/archive/2013/1212/bundestag/ausschuesse17/a13/kiko/Empfehlungen_und_Stellungnahmen/17-08_Stellungnahme_Kinder_mit_Behinderungen.pdf (Zugriff am 21.09.2016)

Deutsches Kinderhilfswerk (2004). Kinderreport Deutschland 2004 – Daten, Fakten, Hintergründe. München: Kopaes

Gerste B, Niemeyer M, Lauterberg (2000). Wie viele chronisch Kranke gibt es? Eine Annäherung mit Hilfe einer Analyse von Routinedaten. In M. Arnold, M. Litsch, F. Schwartz (Hrsg.), Krankenhausreport '99. Stuttgart: Schattauer Verlag, S. 67–92

Holling H, Schlack R, Dippelhofer A, Kurth B M (2008). [Personal, familial and social resources and health-related quality of life in children and adolescents with chronic conditions]. [Comparative Study]. Bundesgesundheitsblatt Gesundheitsforschung Gesundheitsschutz, 51(6), 606–620. doi: 10.1007/s00103-008-0537-2

Kinder- und Jugendgesundheitssurvey (2007). Der Kinder und Jugendgesundheitssurvey (KiGGS) 2003–2006: Meilenstein für die Kinder- und Jugendmedizin in Deutschland. Bundesgesundheitsblatt -Gesundheitsforschung – Gesundheitsschutz, 50(5–6):529–530

Klocke A, Lamper T (2005). Gesundheitsberichterstattung des Bundes: Heft 4 Armut bei Kindern und Jugendlichen.http://www.rki.de/DE/Content/Gesundheitsmonitoring/Gesundheitsberichterstattung/GBEDownloadsT/armut.pdf?__blob=publicationFile2392 (Zugriff am 21.09.2016)

Kultusministerkonferenz. (2012). Empfehlung zur Gesundheitsförderung und Prävention in der Schule. http://www.kmk.org/fileadmin/Dateien/veroeffentlichungen_beschluesse/2012/2012_11_15-Gesundheitsempfehlung.pdf2391 (Zugriff am 06.09.2016)

Kurth B M, Schaffrath Rosario A (2007) [The prevalence of overweight and obese children and adolescents living in Germany. Results of the German Health Interview and Examination Survey for Children and Adolescents (KiGGS)]. Bundesgesundheitsblatt Gesundheitsforschung Gesundheitsschutz, 50(5–6):736–743. doi: 10.1007/s00103-007-0235-5

Medizinischer Dienst des Spitzenverbandes Bund der Krankenkassen (MDS) (2014). Präventionsbericht 2013: Krankenkassen stärken Gesundheitsförderung in Kitas, Schulen und Betrieben. http://www.gkv-spitzenverband.de/media/dokumente/presse/pressemitteilungen/2013/Gem_PM_2013-11-25_PM_Praeventionsbericht_2013.pdf (Zugriff am 03.09.2016)

Neuhauser H, Poethko-Muller C, KiGGS Study Group (2014): [Chronic and vaccine-preventable diseases in children and adolescents in Germany: Results of the KiGGS study: first follow up (KiGGS wave 1)]. Bundesgesundheitsblatt Gesundheitsforschung Gesundheitsschutz, 57(7):779–788. doi: 10.1007/s00103-014-1976-6

Niehues C, Höldke B, Gericke C A (2006). Vergleich der Schulgesetze der Länder der Bundesrepublik Deutschland im Hinblick auf die Verankerung von Prävention und Gesundheitsförderung im Gesetzestext. Das Gesundheitswesen, 68(2):101–109

Paulus P (2003). Schulische Gesundheitsförderung – vom Kopf auf die Füße gestellt. Von der Gesundheitsfördernden Schule zur guten, gesunden Schule. In K. Aregger & U. Lattmann (Hrsg.), Gesundheitsfördernde Schule – eine Utopie? Konzepte, Praxisbeispiele, Perspektiven. Luzern: Sauerländer

Paulus P (2010). Bildungsförderung durch Gesundheit: Bestandsaufnahme und Perspektiven für eine gute gesunde Schule: Juventa

ProKids (2013). Die Elefanten-Kinderstudie 2011/2012 Zur Situation der Kindergesundheit in Deutschland. http://mb.cision.com/Public/3295/9337091/939cc¬288af986d17.pdf1454 (Zugriff am 05.09.2016)

Ravens-Sieberer U, Wille N, Bettge S, Erhart M (2007). [Mental health of children and adolescents in Germany. Results from the BELLA study within the German Health Interview and Examination Survey for Children and Adolescents (KiGGS)]. Bundesgesundheitsblatt Gesundheitsforschung Gesundheitsschutz, 50(5–6):871–878. doi: 10.1007/s00103-007-0250-6

Sachverständigenrat zur Begutachtung der Entwicklung im Gesundheitswesen (2007). Kooperation und Verantwortung: Voraussetzungen einer zielorientierten Gesundheitsversorgung. http://dipbt.bundestag.de/dip21/btd/16/063/1606¬339.pdf189 (Zugriff am 03.09.2016)

Sachverständigenrat zur Begutachtung der Entwicklung im Gesundheitswesen (2012) Sondergutachten 2012: Wettbewerb an der Schnittstelle zwischen ambulanter und stationärer Gesundheitsversorgung. http://dip21.bundestag.¬de/dip21/btd/17/103/1710323.pdf711 (Zugriff am 03.09.2016)

Sachverständigenrat zur Begutachtung der Entwicklung im Gesundheitswesen. (2014). SVR-Gutachten 2014 Kurzfassung: Bedarfsgerechte Versorgung – Perspektiven für ländliche Regionen und ausgewählte Leistungsbereiche. http://¬www.svr-gesundheit.de/fileadmin/user_upload/Aktuelles/2014/SVR-Gutachte¬n_2014_Langfassung.pdf3849 (Zugriff am 03.09.2016)

Schlack H (2004). Die neuen Kinderkrankheiten. Einflüsse der Lebenswelten auf Gesundheit und Entwicklung. Frühe Kindheit 6:18–21

Schlaud M, Atzpodien K, Thierfelder W (2007). [Allergic diseases. Results from the German Health Interview and Examination Survey for Children and Adolescents (KiGGS)]. Bundesgesundheitsblatt Gesundheitsforschung Gesundheitsschutz, 50(5–6):701–710. doi: 10.1007/s00103-007-0231-9

Thomson R J, Gustafson K E (1999). Adaption to chronic childhood illness. Washington: American Psychological Association

van Cleave J, Gortmaker S L, Perrin J M (2010). Dynamics of obesity and chronic health conditions among children and youth. JAMA 303:623–630

Wissenschaftsrat (2012). Empfehlungen zu hochschulischen Qualifikationen für das Gesundheitswesen. http://www.wissenschaftsrat.de/download/archiv/241¬1-12.pdf1768 (Zugriff am 21.09.2016)

World Health Organisation (WHO) (1999). Improving Health Through Schools National and International Strategies. http://www.who.int/school_youth_¬health/media/en/94.pdf?ua=11176 (Zugriff am 21.09.2016)

World Health Organization (WHO) (1997). The health promoting school – an investment in education, health and democracy, Report of the first conferenc of the European Network of Health Promoting Schools, Thessaloniki, Greece 1-5 may 1997. http://www.euro.who.int/__data/assets/pdf_file/0013/120307/¬E72971.pdf2555 (Zugriff am 06.09.2016)

Stichwortverzeichnis

§

§ 203 Strafgesetzbuch   189

A

Abhängigkeit   46
Adaptationsprozess   33
Adaption   65
Advanced Nursing Practise   215
Ainsworth   133
Alkohol   120
Alleinerziehende   94
Allergie   112
Allergieprävention   93
Allergierisiko   112
Als und Brazelton   130
Angst   56, 135
Anleitung   19, 86, 96
Anpassung   32
Anpassungsleistungen   138, 211
Anpassungsprozess   62
Ansprechbarkeit   145
Anzeigepflicht   204
APGAR-Scores   66
Asthma bronchiale   112
Atemwegserkrankung   114
Atopische Dermatitis   105
Aufgeschlossenheit   139
Aufmerksamkeit   36, 139
Autonomes System   138
Autonomie   42
Autonomiebedürfnisse   193

B

Baby Blues   164
Babypflegecreme   67
Badezusatz   67
Bauchlage   85
Bedürfnis nach Nähe   131
Bedürfnisse   40
Begleitung   161
Behandlung   161
Beikost   73, 101, 159
BeKD   182
Belastetheit   138 f.

Belastung   27, 151
Beratung   19, 96, 161, 217
Beratungsangebote   123
Berufsgeheimnisträger   173
Bewältigungsstrategien   30
Bewegung   101
Bewegungsförderung   94
Bewegungskompetenz   75
Bewegungsmuster   75
Bezahlte Stillzeiten   71
Beziehungskompetenz   173
Bezugspersonen   28
Bildung   30
Bildungsauftrag   213
Bindung   30
Bindungsmuster   133
Bindungsorganisation   129
Bindungsstörung   136
Bindungsverhalten   29
Biographische Geschichte   80
BKiSchG   178
Blickkontakt   139
BMI   106
Bowlby   131
Bundesinitiative Frühe Hilfen
    (BIFH)   97, 171
Bundeskinderschutzgesetz
    (BKiSchG)   97, 171 f.

C

Case Manager   219
Chancengleichheit   24
Chatoor   148
Chronisch kranke Kinder   99
Chronische Erkrankungen   180, 210
Co-Sleeping   85
Curriculum   218

D

Darmtätigkeit   76
Datenschutz   183
Dependenzpflege   44
Depression   40, 151
Diabetes mellitus   119
Dialog   42

DRK-Heinrich-Schwesternschaft
e. V.   182
Drogenabhängige Mütter   85
Durchschlafstörung   153

E

Early Excellence Centres   94
Einschätzungsunterstützung   199
Einschlafhilfen   158
Einschlafstörung   153
Einzelfallberatung   96
Elterliche Feinfühligkeit   77
Elterliche Fürsorge   39
Elterliche Kompetenz   22, 38
Elterliche Sorge   192
Eltern   18
Eltern-Kind-Beziehung   30, 129
Eltern-Kind-Bindung   19
Elternkompetenz   22
Elternschaft   77
Elternschule   95
Elternseminare   100
Elterntreffs   96
Emotionale Kompetenz   35
Emotionale Stabilität   27
Empowerment   24
Entwicklung   18, 171
Entwicklungsauffälligkeiten   27
Entwicklungsaufgaben   26, 62
Entwicklungsfördernde Pflege   19, 32
Entwicklungsförderung   26
Entwicklungsmodell   130
Entwicklungsschritt   33
Entwicklungstest   35
Entwicklungsverzögerungen   178
Erfassungsbögen   199 f.
Ernährung   46
Ernährungsgewohnheiten   101
Ernährungsplan   74
Erregungsniveau   42
Erschöpfung   151
Erstarren   135
Erstsprache   109
Erwachsenenbildung   93, 122
Erzieherinnen   91
Erzieherische Hilfen   187
Erziehungsauftrag   171
Erziehungsfähigkeit   194
Erziehungskompetenz   171
Essen   101
Essensentwicklung   148
Essverhalten   108, 129, 147
Exploration   134
Explorationsbedürfnis   129
Exzessives Schreien   129

F

Fachteam   178
Fallbesprechung   177
Familiäre Netzwerke   92
Familie   21, 77
Familienbildung   95
Familienförderung   187
Familiengericht   203
Familien-Gesundheits- und Kinderkrankenpflegerin   51, 91, 175
Familienhebamme   97, 175
Familienmitglieder   51
Familienzentren   19, 31, 91, 181
Familienzentrierte Pflege   22, 51
Fast Food   100, 103
Feinfühligkeit   31
Feinfühligkeitsstufen   78
Feinmotorik   107
Feinzeichen   130
Fernsehkonsum   100
FGKiKP   91, 175
Fisch   103
Flaschenfütterung   70
Fleisch   103
Fluorid   111
Folgenahrung   73
Fontanelle   82
Förderung   19
Freiberufliche Tätigkeit   181
Freie Träger   190
Fremdeln   141
Fremde-Situations-Test   133
Frühe Hilfen   95, 173
Früherkennungsuntersuchungen   112
Frühförderstellen   110
Frühgeborenes   64
Frühkindliche Regulationsstörungen   130
Frustration   141
Fürsorgeverhalten   132
Fütterinteraktion   153
Fütterstörung   150, 153

G

Geburt   43, 64
Geburtsgewicht   64
Gedeihstörungen   136
Gefährdungseinschätzung   195
Gefahrenabwendung   190
Gefühle   36, 134
Geheimnisträger   183
Gemüse   103
Gesäßpflege   68
Geschmacksvorlieben   147
Geschwister   51
Gesichtsausdruck   79

Gestationsalter 64
Gesunde Entwicklung 21
Gesunde Ernährung 93
Gesundheits- und Kinderkrankenpflege 179
Gesundheits- und Kinderkrankenpflegerinnen 31
Gesundheitsämter 177
Gesundheitsbildung 208
Gesundheitserziehung 23, 208
Gesundheitsfördernde Angebote 27
Gesundheitsförderung 17, 21, 206
Gesundheitsressourcen 22
Gesundheitsrisiken 22
Gesundheitssprechstunde 96
Gesundheitsversorgung 206, 208
Gesundheitsverständnis 206
Gesundheitswesen 215
Gesundheitszentren 214
Gesundheitszustand 215
Gewalterfahrung 170
Gewicht 106
Gewichtige Anhaltspunkte 188
Gewinnung und Aufbewahrung von Muttermilch 71
Gleichgewicht 54
Grenzsteine 35
Grobmotorik 107
Größe 106
Grußreaktion 42
Guthrie-Test 82

H

Haltbarkeit der Muttermilch 72
HA-Nahrungen 73
Handhabbarkeit 26
Handlungsbedarf 196
Hausstaubmilbenallergie 114
Haut des Neugeborenen 67
Herz-Kreislauferkrankungen 119
Heuschnupfen 112
Hilfen zur Erziehung 186
Hilfeplan 201
Hilfesystem 184
Hoheitliche Aufgabe 186
Hör- und Sehvermögen 82
Hormonausschüttung 70
Hüfte 82
Hunger 129
Hunger- und Sättigungssignale 102
Hungersignale 149

I

Ich-Entwicklung 35
Impfkalender 83
Impfung 80, 113

Inaugenscheinnahme 196
Individuation 56
Informationen 113
Inklusion 99, 206
Inklusives Bildungssystem 209
Inobhutnahme 186, 189, 202
Insoweit erfahrene Fachkraft 184, 190
Interaktionsmuster 151
Intrusivität 164
Intuitive elterliche Kompetenzen 41

J

Jakarta-Erklärung 24
Jugendamt 172
Jugendarbeit 187
Jugendhilfe 172
Jugendliche 18
Jungen 31

K

Kariesprävention 93
KIGGS-Studie 210
Kinaesthetics 75
Kinaesthetics Infant Handling 74, 156
Kinder 18
Kinder- und Jugendgesundheit 209
Kinder- und Jugendhilfe 185
Kinderakademie 121
Kinderarzt 110
Kindergarten 27, 181
Kindergartenalter 92
Kindern mit Behinderung 94
Kinderschutz 186
Kindertagesstätte 31, 91
Kindesschutz 97
Kindeswohlgefährdung 97, 165, 171
Kita 19
KiWo-Skala 199
KKG 173, 175
Klassifikation eines Neugeborenen 64
Kleinkinder 92
Kognitive (geistige) Entwicklung 35
Kognitive Entwicklung 108
Kohärenzgefühl 25
Kommunikation 42
Kompetenter Säugling 41
Kompetenzprofil 98, 176, 179
Kongruenz 54
Kontingenzerfahrungen 42
Kontrolle 29
Kooperationsbeziehung 185
Kopfumfang 82, 106
Koregulation 151

Körperbeherrschung 83
Körperkontakt 155
Körpermotorik 34
Körperpflege 67
Krankenpflegegesetz 18, 180
Krankheit 27, 218
Krankheitsverlauf 211
Krise 151
Kuhmilch 74
Kultur 27

L

Lächeln 79, 131
Landesrecht 186
Lebensbedingungen 28
Lebenslagen 31
Lebensmittel 102
Lernen 34, 121
Lernprozesse 42
Lotse 180 f., 219
Lotsenfunktion 179

M

Mädchen 31
Mahlzeiten 102
Medienkonsum 101
Meilensteine 35
Meldebogen 196
Meldung einer Kindeswohlgefährdung 195
Mentale Arbeitsmodelle 131
Migration 92
Migrationshintergrund 99
Milchpumpe 71
Milieu 27
Mindestanforderungen 183
Mindestanforderungen der BIFH 98
Mischkost 108
Missbrauch 135
Misshandlung 135
Motivation 40
Motivierende Gesprächsführung 113
Motorische Entwicklung 34
Motorisches System 139
Müdigkeit 129
Multiprofessionelles Team 177
Muttermilch 70, 101
Mutterschutzgesetz 71

N

Nabelbinde 69
Nabelpflege 69
Nabelschnur 69
Nabelschnurrest 69
Nahrungsaufnahme 36, 147

Nahrungsmittelallergie 105
Nahrungsunverträglichkeit 105
Nationales Zentrum Frühe Hilfen 176
Netzwerk 40, 92, 172
Netzwerkkoordinatoren 176
Netzwerkpartner 94
Neugeborenenperiode 64
Neugeborenes 36, 62
Neurodermitis 112
Neurologische Untersuchung 82
Nicht-organisierter-Bindungsstatus 135
Niederschwellig 110
Niederschwelliger Zugang 219
Non-REM-Schlaf 143
NZFH 176

O

Obhut 189
Objektpermanenz 140
Obst 103
Offenheit 138 f.
Öffentlicher Träger 190
Organisierter Bindungsstatus 133
Ottawa-Charta 23

P

Paarbeziehung 30
Paarkonflikt 151
Pädiatrische Pflege 17, 179
Pädiatrisches Fachwissen 215
Parenting 38
Partnerschaft 77
Passivität 164
Peripartale psychische Erkrankungen 130
Personensorgeberechtigte 187, 192, 202
Persönlichkeitsdefizite 194
Persönlichkeitsmerkmal 28
Perzentilenkurven 106
Petrussa Index 65
Pflegecreme 68
Plötzlicher Kindstod 85
Polizei 203
Positionswechsel 76
Prävention 17, 21
Präventionsangebote 178
Präventive und gesundheitsfördernde Arbeit 17
Problemfamilien 123
Psychische Erkrankung 28, 196
Psychotherapie 163
Pucken 157

Q

Qualifizierung 182
Qualifizierung zur FGKiKP 96
Qualität der Eltern-Kind-Beziehung 78

R

Rauchen 85, 113
Rechtsansprüche 187
Reflexe 81
Regulationsaufgaben 130
Regulationsfähigkeit 140
Regulationsstörung 129, 180
Reifebeurteilung 64
Reifes Neugeborenes 64
Reifezustand 64
Reifung 33
Reizsensitivität 151
REM-Schlaf 142
Resilienz 25
Responsivität 164
Ressourcen 24
Risiken 23
Risikoanalysebogen 200
Risikofaktoren 171
Ritual 156
Rollen 47
Rückenlage 85

S

Salutogenese 24
Sättigung 149
Sättigungssignale 149, 159
Saugen 131
Säuglingshaut 67
Säuglingsnahrung 72
Säuglingspflege 67
Säuglingsschlaf 84
Schlafbedarf 145
Schlafbedürfnis 84
Schlafhomöostase 143
Schlafmangel 152
Schlafphasen 142, 145
Schlafprotokoll 155
Schlafsack 86
Schlafstörung 129, 150
Schlafumgebung 82
Schlafverhalten 130
Schlaf-Wach-Regulation 129
Schlaf-Wach-Rhythmus 36, 140
Schnuller 160
School Health Nurses 206
Schreiphasen 152
Schulalltag 216
Schule 19, 27, 120, 206
Schulgesetze 208
Schulgesundheitspflege 19, 206
Schulgesundheitspflegerin 222
Schulküche 218
Schulung 217
Schütteltraumen 116
Schutzauftrag 188
Schutzfaktoren 25
Schwangerschaft 43, 64
Schwangerschaftsverlauf 151
Schwangerschaftswoche 64
Schweigepflicht 183
Screening 215
Selbständiges Essen 160
Selbsthilfepotenziale 94
Selbstpflege 44
Selbstpflegeerfordernisse 45
Selbstpflegekompetenzen 212
Selbstregulation 30, 62, 129
Selbstständigkeit 35, 47
Selbstständigkeitsentwicklung 140
Selbstvertrauen 25
Selbstwirksamkeit 123
Selbstwirksamkeitserwartung 30
Sensitivität 164
Setting 17, 178
Setting-Ansatz 207
Sicherheit 27
Sicherheitsmaßnahmen 117
Sicherheitsverhalten 116
SIDS 82
Signale 37, 131
Signale des Kindes 78
Sinnhaftigkeit 26
Sitzposition 160
Skala elterlicher Feinfühligkeit 78–80
Sleeping 153
Soziale Isolation 151
Soziale Kompetenz 35
Soziale Netzwerke 92
Soziale Umgebung 28
Soziale und emotionale Entwicklung 107
Soziale Unterstützung 30
Soziales Bezugssystem 21
Sozialkompetenz 29
Sozialmedizinische Nachsorge 19
Sozialpädiatrische Zentren 110
Sozialstaatliche Leistungen 185
Sozioökonomischer Status 30
Spiritualität 54
Sprach- und Sprechentwicklung 35
Sprachentwicklung 108
Sprachförderung 94
Sprachstörungen 70
Staatliches Gesundheitssystem 214
Staatliches Wächteramt 185

Stabilisierung 33
Stabilität 54
Ständige Impfkommission (STIKO) 83, 113
Still- und Laktationsberaterin 72
Stillberatung 158
Stilldauer 70
Stillen 43, 69
Stillen ad libidum 71
Stillprobleme 72
Störung 151
Strafanzeige 204
Stress 131
Stressoren 25
Sturz 115
Subsysteme 51
Suchtmittelkonsum 119
Sudden infant death syndrome 85
Symptomtrias 150
System 21, 50
Systemänderung 56
Systemerhaltung 55
Systemischer Ansatz 36
Systemtheorie 52

T

Tabakrauch 113
Tagesbetreuung 187
Tageseinrichtungen 199
Tagesstrukuierung 161
Tagschlaf 144
Teilstillen 69
Temperament 30, 151
Todesursache von Kindern 115
Transparenzgrundsatz 184
Traumatisierung 136
Trennung 131
Trennungsangst 141
Trotzen 150

U

Überforderung 151
Übergewicht 101
Überlastung 42
Überstimulation 138
Übertragenes Neugeborenes 64
Umgebungsgestaltung 47
Unfälle 93
Unfallprävention 115
Unfallverhütung 83
Unruhe 150
Unterrichtsangebote 218

Unterstimulierend 134
Unverschuldetes Elternversagen 193

V

Vater 154
Verbrühungen 72
Verhaltensauffälligkeiten 48
Verhaltenskybernetik 75
Verhaltenszustand 42
Verhältnismäßigkeitsgrundsatz 184
Verletzungen 93
Verletzungsprävention 83, 115
Vernachlässigung 135, 170, 192 f.
Vernetzung 97
Versteckte Zucker 73
Verstehbarkeit 26
Verwaltungsvereinbarung 175
Verwaltungsvereinbarung \Bundesinitiative Netzwerke Frühe Hilfen und Familienhebammen« 98
Vieraugenprinzip 188
Vitamin D 82
Vitamin K Prophylaxe 81
Vokalisieren 79
Vorsorgeuntersuchung 80, 100, 165
Vorteile der Muttermilch 70

W

Wachstum 54
Wachzustand 144
Weinen 131
WHO 207
Wickeln 76
Widerstandsressourcen 25
Windel 68
Wochenbettdepression 163
Wohlbefinden 44
Wohnumgebung 114

Z

Zähne 110
Zahnfehlstellungen 70
Zahngesundheit 110
Zahnpflege 83, 111
Zirkadianer Prozess 143
Zubereitung der Flasche 73
Zusätzliche Flüssigkeit 74
Zweitsprache 109